T0258610

Pon en forma tu cerebro

Pon en forma tu cerebro

Plan de actividades
y recetas para mejorar tu cerebro

Raquel Marín

Rocaeditorial

© 2019, Raquel Marín

Primera edición: octubre de 2019
Segunda reimpresión: junio de 2022

© de esta edición: 2022, Roca Editorial de Libros, S. L.
Av. Marquès de l'Argentera 17, pral.
08003 Barcelona
actualidad@rocaeditorial.com
www.rocalibros.com

Impreso por QP PRINT
Printed in Spain - Impreso en España

ISBN: 978-84-17771-19-5
Depósito legal: B. 19198-2019

RE7119A

A mi madre, Pilar,
por toda una vida de amor incondicional.

A mis lectoras/es y seguidoras/es,
el motor que da sentido a mi profesión.

Índice

No hay mente sana con alimentación de mala calidad

El cuidado de tu cerebro es tu mejor proyecto de vida.

*E*l cerebro es una máquina muy poderosa y dinámica. Nunca deja de modificarse y adaptarse al contexto medioambiental. Lo necesitamos para casi todo lo que somos y seremos y, si empieza a fallar, las secuelas inmediatas harán que nuestra calidad de vida se resienta. Por añadidura, la merma en nuestra mente afecta a las personas que nos quieren o se ocupan de nosotros.

El cerebro es un comensal exigente que consume mucho oxígeno y kilocalorías para funcionar. Desde el nacimiento y en todas las etapas de la vida, tanto lo que comemos como lo que hacemos en nuestra rutina cotidiana tiene importantes repercusiones en la manera en la que nuestro cerebro envejece y enferma. En particular, los dos primeros años son cruciales para trazar el destino futuro de nuestra capacidad cognitiva y memorística.

El intestino y el cerebro están en constante comunicación. Están unidos para lo bueno y para lo malo. Muchos desequilibrios en el ejército de microorganismos del intestino pueden generar secuelas en la salud mental.

¿Sabes qué alimentos son los necesarios durante los primeros años de vida y posteriormente para mejorar tu capacidad intelectual, creativa, la calidad del sueño, el humor, la memoria, la concentración y un largo etcétera de funciones que dependen del cerebro? ¿Qué actividades contribuyen a potenciar las capacidades mentales y el equilibrio emocional? ¿Conoces las proporciones de las bacterias intestinales en cada etapa de la vida? ¿Sabes qué factores provocan alteraciones en los microorganismos del intestino que acaban enfermando el cerebro? ¿Quieres disponer de programas específicos para estar al máximo de tu capacidad intelectual, con plena efervescencia creativa, para desintoxicar el cerebro, mejorar tu estado anímico decaído, prepararte para los cambios en la menopausia o prevenir que tu cerebro envejezca?

Si estas preguntas suscitan tu interés, tienes en tus manos el libro apropiado. Su lectura te aportará lo que necesitas aprender, hacer y comer para tener una cabeza sana y una mente maravillosa.

Aspectos del libro:

- Proporciona una información fehaciente y amplia de los nutrientes que el cerebro necesita y dónde encontrarlos.
- Está basado en datos científicos contrastados seleccionados, incluyendo mi propia experiencia tras muchos años de estudio e investigación como neurocientífica y catedrática de fisiología.
- Recorre las facetas desde la infancia y la adolescencia hasta la tercera edad. Incluye los mejores nutrientes para el intestino y los microorganismos que lo habitan, y qué podemos hacer para mejorarlos.
- Aporta una completa información sobre los tipos de microorganismos del intestino, para qué sirven, qué comen y qué pasa en la cabeza cuando se ven afectados.
- Analiza cuáles son los mejores alimentos y pautas de vida tanto física, mental como emocional para estar en óptima salud mental en todas las etapas de la vida.
- Proporciona planes específicos de alimentación y tareas físicas y mentales para tener pleno rendimiento intelectual en el trabajo, encontrar la inspiración creativa en la faceta artística, llevar a cabo un plan de detoxificación cerebral en

vacaciones, mejorar el equilibrio emocional y optimizar la salud mental en los más mayores.

- Dedica un interés particular a los cambios hormonales en la mujer y cómo abordar la etapa de la menopausia con pautas nutricionales y productos naturales para aliviar los síntomas, así como un plan específico integral de alimentos, ejercicios físicos y mentales para que esta transición no suponga un problema.

Este libro es de lectura imprescindible para aquellos que quieren cuidar y mejorar las capacidades intelectuales y mentales, y disfrutar de un estado de ánimo inmejorable. Está escrito en un lenguaje sencillo y ameno, para que sea de lectura fácil y accesible para todos. La adquisición de nueva información y nuevos aprendizajes se consigue cuando estamos relajados y sonrientes. Esta lectura te hará pasar un buen rato.

13

De «cerebro a cerebro», te invito a conseguir una mente maravillosa y sana que te ayude a que tu actividad mental sea satisfactoria toda la vida.

Guía para la lectura de *Pon en forma tu cerebro*

*E*l libro está dividido en diversas partes diferenciadas que se pueden consultar en el orden que prefieras.

El capítulo 1, «El cerebro: un comensal exigente» y el capítulo 2, «Tu cerebro hace juego con tu vida» introducen al fascinante cerebro de una forma resumida y amena. Se comentan las características y particularidades que contribuyen a entender mejor la importancia de la nutrición para una buena cabeza. Se introducen algunos aspectos de la función del intestino y los tipos más representativos de bacterias intestinales que juegan un papel esencial en el desarrollo del cerebro en las distintas etapas de la vida. También se detallan los nutrientes imprescindibles para el intelecto y el equilibrio emocional, así como las pautas nutricionales que pueden ser perjudiciales. En este apartado se aporta una importante y amplia información sobre los tipos de bacterias comunes en el intestino, cómo se ven modificadas en la infancia, la adolescencia, la menopausia y la tercera edad. También se desglosa qué desequilibrios se han identificado en diversas enfermedades mentales como la depresión, la ansiedad, el autismo, la anorexia, así como en relación con dietas selectivas. Se describe cómo afectan los cambios de vida a la microbiota intestinal y la repercusión en la actividad mental y emocional.

En el capítulo 2 encontrarás información sobre los cambios hormonales que experimentan las mujeres en la menopausia. Esta transición puede afectar la motivación, la fatiga mental, la memoria, el equilibrio emocional y el sueño. Para que esta etapa femenina sea armoniosa y cómoda es fundamental identificar de qué manera se pueden aliviar los cambios en el organismo que afectan al cerebro.

La longevidad saludable del cerebro no se basa únicamente en una buena alimentación o en el ejercicio físico. El mundo de las emociones es una de las actividades más complejas que nuestro cerebro alberga, a la que más energía dedica y la que predomina en nuestra existencia. Uno de los aspectos más importantes para gestionar mejor las emociones se basa en retomar el contacto con el cuerpo como parte integrada en la percepción de nuestra realidad. ¡No solo de actividad mental vive el cerebro! La actitud corporal representa un parámetro primordial muchas veces olvidado. En el capítulo 2 encontrarás una amplia información sobre este aspecto esencial de la vida del cerebro. Este capítulo también destaca la adolescencia como etapa crucial para el desarrollo de las habilidades sociales, la empatía, las estrategias de comunicación e interacción con otras personas y con el contexto sociocultural. Es el momento en el que se forja la arquitectura cerebral que determinará el cerebro adulto ulterior. Se expone la información científica disponible al respecto.

El **capítulo 3** se centra en los «Entrenamientos neurofuncionales para cada cerebro», según el momento de la vida y la actividad cerebral predominante. Así, puedes consultar a modo de guía práctica los mejores nutrientes, actividad física y otras prácticas que optimizan la alta actividad intelectual, la creatividad, el descanso mental o el cuidado del cerebro en la menopausia y la tercera edad.

El **capítulo 4** introduce «La neurococina al alcance de todos». Contiene recetas neurosaludables inspiradas en elaboraciones tradicionales de la cocina mediterránea para estar en plena forma, así como muchos truquillos prácticos culinarios útiles. La dieta mediterránea es una de las más saludables del mundo para la longevidad y la salud del cerebro. En cada receta se incluye la información nutricional y el tiempo de preparación, y se destacan las más sencillas y rápidas, que se pueden elaborar sin necesidad de conocimientos culinarios o un presupuesto elevado, pero sin dejar de ser neurosaludables. También se incluyen algunas que se pueden elaborar por los cocineros junior de la casa. Se ha demostrado que cuando los menores participan en la preparación de los platos no solo disfrutan cocinando, sino que además tienen más apetito a la hora de comer. Todas las recetas han sido elaboradas por mí con mucho esmero, estudio, conocimiento y cariño, y las he degustado con deleite en primera persona. Con mucho entusiasmo e ilusión espero que esta lectura sea una guía de referencia que contribuya a poner en forma tu cerebro.

1

El cerebro: un comensal exigente

El mayor bien es pequeño cuando te falta el cerebro.

El cerebro gasta mucho, pero se lo merece

El cerebro es un trabajador incansable que funciona las 24 horas del día. Incluso cuando dormimos o cuando nos quedamos «en blanco», el cerebro presenta registros de alta actividad. Nosotros dormimos, pero el cerebro no.

Esta frenética actividad es consecuencia del gran número de funciones que este maravilloso órgano efectúa. Aunque sea silencioso en su trabajo, el cerebro realiza de un sinfín de actividades de las que ni siquiera eres consciente (nunca mejor dicho).

El cerebro se encarga de todo lo relacionado con las funciones cognitivas, memoria y aprendizaje. Gestiona el circuito de las percepciones que generan la conciencia, de las emociones, del estado anímico, de los sentimientos, de nuestra interacción con los demás y con nosotros mismos. Otras actividades que el cerebro desempeña están relacionadas con la coordinación del movimiento, de la respiración, del apetito, de la digestión, del sueño, de la temperatura corporal, de los sentidos, etcétera. Una parte importante de la actividad cerebral se consagra a funciones menos «prácticas», como son el pensamiento abstracto, la creatividad, la empatía, las habilidades sociales, el ensoñamiento o la espiritualidad. También coordina los latidos del corazón y la respiración. En definitiva, es el centro principal de la gestión de nuestras tareas cotidianas, del mundo imaginario, del estado anímico y emocional en el presente y futuro de nuestra vida.

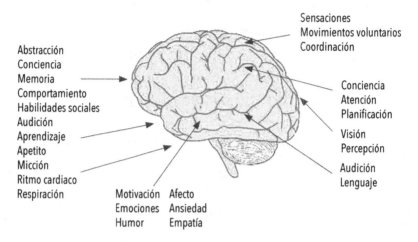

Sensaciones
Movimientos voluntarios
Coordinación

Abstracción
Conciencia
Memoria
Comportamiento
Habilidades sociales
Audición
Aprendizaje
Apetito
Micción
Ritmo cardiaco
Respiración

Conciencia
Atención
Planificación

Visión
Percepción

Audición
Lenguaje

Motivación   Afecto
Emociones   Ansiedad
Humor   Empatía

Figura 1.1 Las funciones del cerebro. Un resumen somero de la enorme cantidad de actividades del cuerpo que el cerebro regula y controla.

18

El cerebro también se encarga del dolor. Aunque solemos evitar el dolor, sin la sensación dolorosa pondríamos nuestra vida en peligro. No seríamos conscientes de anomalías o patologías de nuestro cuerpo que necesitaran atención. Por tanto, el dolor es un gran aliado de la preservación de nuestra salud e integridad física que el cerebro gestiona.

Un aspecto que invita a la reflexión respecto a la gestión del dolor reside en el hecho de que en muchas ocasiones un dolor crónico se puede aliviar de forma milagrosa aplicando cambios en los patrones mentales sobre esa dolencia. Una muestra que ilustra este fenómeno es el efecto placebo de muchos analgésicos en los ensayos clínicos. En estos se hablaba a los participantes sobre la toma de un analgésico de última generación que podía aliviar el dolor que padecían (por ejemplo, un dolor paralizante de espalda). Aunque las personas no sabían que estaban tomando un placebo, es decir, un preparado inocuo que nada tiene que ver con el efecto analgésico, un 25-45 por ciento de las personas manifestaba haber conseguido aliviar los dolores de espalda. Incluso reiniciaban actividades físicas que antes de tomar el placebo les resultaban imposibles. El sorprendente efecto placebo nos indica que incluso el dolor puede a veces ser una elección subjetiva respecto a las sensaciones que el cuerpo experimenta.

> ### ¿SABÍAS QUE...?
>
> Todos los órganos del cuerpo dependen de la actividad del cerebro.

Para el desarrollo de todas estas funciones esenciales de nuestra vida, el cerebro cuenta con un inmenso ejército de células. Entre las células cerebrales más importantes podemos destacar un número aproximado de 85.000 millones de neuronas. Las neuronas son células que se han especializado en la comunicación, hasta el punto de que cuando están aisladas o comunican poco se degradan y mueren.

19

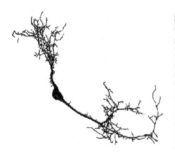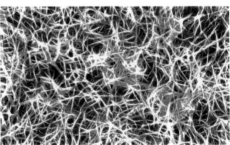

Figura 1.2 La neurona. La imagen de la izquierda ilustra un modelo general de neurona con sus prolongaciones para «conectar» con otras neuronas. En la práctica, la visión real se parecería más a la imagen de la derecha, un entramado complejo de conexiones por millones.

Las neuronas son tan eficaces en su forma de comunicación que se calcula que pueden llegar a tener 100.000 conexiones con otras neuronas adyacentes o lejanas. Además, la información que comparten entre ellas se propaga a alta velocidad, pudiendo transmitirse hasta 1.000 impulsos nerviosos por segundo. Toda una compleja red de comunicación para que no se pierda ningún mensaje que pueda ser relevante.

Estas conexiones se pueden fortalecer o reducir de acuerdo a la cantidad de estímulos que reciban y les induzca a activarse. Los estímulos pueden ser de muchos tipos: sensoriales, memorísticos, relacionados con nuevos aprendizajes, o incluso aquellos que nos conectan con la autopercepción y con nuestro yo interior más íntimo. Como se comenta en el capítulo 2, «Tu cerebro hace juego con tu vida», hay incluso algunos estudios que demuestran que la práctica de los ejercicios mente-cuerpo (actualmente denominados cuerpo-cuerpo), como la meditación, activan regiones cerebrales similares que las que se despiertan cuando hacemos ejercicio físico. Por ello, es siempre importante que mantengamos nuevos retos, proyectos e ilusiones que fomenten la estimulación viva y activa de la mente. Nunca renuncies a lo que todavía está por descubrir y experimentar, tanto dentro como fuera de ti.

El cerebro no solo contiene neuronas, sino que también posee otras células que son incluso más abundantes que las neuronas, y que reciben diversos nombres. Por ejemplo, los **astrocitos*** son células que reciben ese nombre porque tienen forma estrellada. Estas células son diez veces más abundantes que las neuronas y cumplen funciones muy importantes, como la de contribuir a que la glucosa se distribuya en el cerebro.

El cerebro utiliza una alta cantidad de energía metabólica para su actividad. Si bien todas las células de nuestro organismo respiran y consumen oxígeno, en esta labor las células del cerebro son las grandes campeonas. El cerebro es el mayor consumidor de oxígeno de todo el organismo. Consume aproximadamente un 20 por ciento del total de oxígeno del organismo, lo que representa 10 veces más consumo de lo que le correspondería en proporción a su peso. Se calcula que tan solo por «existir», el cerebro gasta 70 litros de oxígeno al día y consume unas 560 kcal. Todo ello con in-

---

* Al final del libro encontrarás un glosario de términos de las palabras en negrita describiendo su significado.

dependencia de que atravieses una etapa de plena efervescencia intelectual o, por el contrario, estés relajado en una playa contemplando cómo rompen las olas.

¿SABÍAS QUE...?

La actividad del cerebro es increíblemente constante en el tiempo, tanto de día como de noche.

El oxígeno se transporta por la sangre. Como consecuencia, el cerebro cuenta con una amplísima vascularización para permitir el acceso de oxígeno y nutrientes a todas las células de manera eficaz. Esta red de vasos sanguíneos es tan amplia que se calcula que puede llegar a medir unos 600 kilómetros, y por ella circula 1 litro de sangre por minuto. ¡Todo ello dentro de una única cabeza!

La alta tasa metabólica de las neuronas tiene también sus consecuencias. Al respirar oxígeno se producen residuos que, de manera genérica, se han denominado **radicales libres**. Estas moléculas son los residuos resultantes de la respiración. Cuando la actividad es muy alta, el acúmulo de radicales libres produce un aumento de los procesos de oxidación en las células que pueden resultar tóxicos. Como las neuronas consumen mucho oxígeno también son mayores productoras de agentes prooxidativos, que se consideran uno de los causantes del envejecimiento y el deterioro cerebral.

Para paliar esta oxidación, las células cuentan con sistemas antioxidantes, es decir, proteínas que previenen y eliminan los potenciales procesos tóxicos de la oxidación. Cuando el sistema está equilibrado, a medida que se genera una oxidación también se activan los mecanismos antioxidantes para contrarrestar el posible daño. Sin embargo, este sistema antioxidante puede resultar ineficaz si el número de «desechos de la respiración» es muy elevado.

Además de la propia respiración, algunos agentes externos que pueden causar estrés oxidativo: son el alcohol, el tabaco, los contaminantes ambientales, la comida rápida ultraprocesada, el exceso de azúcar refinado, el estrés nervioso, la ansiedad y el insomnio.

21

Por esa razón, es particularmente importante que tanto en nuestra alimentación como en el estilo de vida incorporemos mecanismos para limpiar las neuronas de los radicales libres.

¿SABÍAS QUE...?

Mover el esqueleto aporta calidad de vida para la mente.

Una magnífica estrategia para eliminar los residuos de la oxidación se basa en la práctica de ejercicio físico. Hacer ejercicio, sobre todo al aire libre, favorece la circulación de la sangre y de esa manera se contribuye a eliminar «la basura cerebral» que se pueda acumular. En el capítulo 2, «Tu cerebro hace juego con tu vida», se habla más sobre los beneficios de esta actividad.

Junto con el ejercicio físico, una nutrición adecuada contribuye a la limpieza de la sangre cerebral. Podemos incorporar a la dieta agentes antioxidantes naturales como microminerales (cobre, hierro, manganeso, selenio, zinc), coenzima Q, vitaminas (vitamina E, vitamina C, carotenoides, provitamina A, vitamina A) y otros nutrientes (flavonoides, polifenoles, compuestos organoazufrados). Se sabe que el déficit de cobre y hierro agota el cerebro, el exceso de manganeso provoca delirio, la falta de selenio provoca deterioro cerebral y la deficiencia en zinc se relaciona con estados depresivos. Por otra parte, la escasez de zinc produce una reducción de la apreciación del gusto (los alimentos se vuelven insípidos).

En mi anterior libro, *Dale vida a tu cerebro*, incluía información sobre pautas prooxidantes y antioxidantes. Por si no tuviste ocasión de acceder a esa información, te servirá de referencia la tabla de «Alimentos antioxidantes beneficiosos para el cerebro» que se ilustra a continuación. Conviene consumirlos en abundancia para una dieta neurosaludable. Tienen la ventaja de encontrarse en una amplia gama de alimentos. Los más eficaces son los frutos y verduras de colores vivos (naranja, rojo, amarillo) debido a su alto contenido en carotenoides. Más adelante encontrarás información específica de los alimentos ricos en estos compuestos coloridos.

El kiwi es la fruta que más provitamina A, vitamina C y microminerales contiene. Se complementa bien con la manzana, la pera, la uva y el limón. Por otra parte, las hierbas aromáticas y los condimentos son muy ricos en antioxidantes, y no añaden calorías sino sabor a los platos.

ALIMENTOS CON PROPIEDADES ANTIOXIDANTES PARA EL CEREBRO		
Grupo de alimento	Alimentos sugeridos	Principio activo antioxidante
Bebidas y aceites	Café (máximo 2 tazas/día), cacao, té verde, rooibos, vino (tinto de preferencia, máximo de consumo 1-2 copas/día), aceite de oliva, aceite de nuez, aceite de cacahuete, aceite de sésamo*	Polifenoles
Hierbas aromáticas y condimentos	Perejil, cilantro, tomillo, comino, orégano, eneldo, laurel, estragón, mejorana, albahaca, menta o hierba buena, canela, curry, guindilla, pimienta picona, pimienta negra y blanca, amaranto, pimentón, azafrán, fenugreco, cebollino, brotes de ajo	Hierro, zinc vitaminas A y E
	Canela, clavo, comino, tomillo, romero, salvia, lavanda, cúrcuma, hinojo, cardamomo, estrella de anís, cacao	Polifenoles
Frutos secos, granos, semillas, cereales	Alubias, piñones, lentejas, garbanzos, semillas de soja, guisantes, aceitunas, semillas de sésamo, pistachos, almendras, anacardos, pepitas de calabaza, chocolate, té verde, café	Hierro, manganeso, cobre
	Pipas de girasol, pipas de calabaza, salvado de trigo, levadura de cerveza, anacardos, piñones, nueces, nueces de Brasil, altramuces, semillas de lino, semillas de soja, semillas de chía, semillas de amapola, semillas de sésamo	Selenio, zinc

* A veces me preguntan qué pasa con los metales pesados como el mercurio, el hierro y el plomo que están, inevitablemente, presentes en algunos alimentos y pueden acumularse en el cerebro. El neurólogo Sergio Abanades, que practica la medicina ortomolecular, me comentó que la mejor manera de ayudar a la eliminación de los metales pesados es consumir aceites. Uno de los más potentes es el aceite de sésamo, que contiene sesamol como principio activo, potente antioxidante y eficaz para eliminar estos residuos metálicos.

ALIMENTOS CON PROPIEDADES ANTIOXIDANTES PARA EL CEREBRO		
Grupo de alimento	**Alimentos sugeridos**	**Principio activo antioxidante**
Frutos secos, granos, semillas, cereales	Cacahuetes, pistachos, nueces, avellanas, semillas de sésamo, semillas de lino, germen de soja, habas tiernas, frijoles, quinoa	Resveratrol, coenzima Q, polifenoles
	Aceites vegetales (girasol, colza, palma, lino, cártamo, germen de trigo), pipas de girasol, almendras, avellanas, cacahuetes	Vitamina E
	Legumbres (garbanzos, habas blancas pintadas y rojas, frijoles, guisantes) Quinoa	Ácido fítico (complemento de los microminerales como el calcio, magnesio, hierro y zinc)
Verduras, hortalizas, frutas	Espinacas, acelgas, kale, rúcula, berros, espárragos, ajo, ajo negro, setas	Vitaminas A y C, hierro, manganeso, selenio
	Frutas: kiwi, melón, fresa, papaya, guayaba, naranja, mango, caqui, melocotón, níspero, mandarina, jackfruit, albaricoque, coco, manzana, plátano, higo chumbo, pitahaya, guanábana, membrillo, moringa, sandía, granada, frutos del bosque, grosella, mora, frambuesa, uva, arándano, zarzamora, endrina, cereza, tomate (con piel), aguacate **Verduras:** pimiento rojo, brécol, coles de Bruselas, coliflor, col, espinaca, kale, berros, apio, zanahoria, lechuga, col roja o lombarda, remolacha, aguacate, setas, jícama, ruibarbo, berza, ajo negro, calabaza, espárragos, maíz, guisantes	Vitaminas A, C, E, carotenoides, Polifenoles
	Cereales (trigo, avena, sorgo, centeno, espelta, cebada), maíz, setas, rabanitos, judías verdes (habichuelas), guisantes	Vanadio

ALIMENTOS CON PROPIEDADES ANTIOXIDANTES PARA EL CEREBRO		
Grupo de alimento	Alimentos sugeridos	Principio activo antioxidante
	Cebolla, cebolla negra*, cebollino, puerro, ajo, ajo negro, brotes de ajo, cebolleta	Compuestos azufrados
Lácteos y huevos	Leche, quesos frescos y curados, yogur natural sin azúcar, kéfir	Cobre, zinc
	Huevo	Hierro, polifenoles
Pescados, mariscos	Ostras, mejillones, almejas, berberechos y otros moluscos, algas de mar, pescados grasos (sardina, caballa, chicharro, boquerón, atún, arenque, salmón)	Cobre, hierro, manganeso, selenio, zinc, coenzima Q
	Hígado de bacalao	Vitamina A
Carnes (en el hígado sobre todo)	Hígado de vaca, de buey, de cerdo, de pollo, de conejo, de pavo, de cordero	Hierro, selenio, zinc, coenzima Q

* La cebolla negra se obtiene a partir de la cebolla fresca mediante un largo tratamiento en condiciones particulares de humedad y temperatura. El resultado es una cebolla de color oscuro, textura y sabor suaves que recuerdan la ciruela pasa. Al estar parcialmente deshidratada, la cebolla concentra sus propiedades beneficiosas. Por consiguiente, es una fuente excelente de fibra y antioxidantes naturales con bajas kilocalorías.

¿SABÍAS QUE...?

El perejil es rico en calcio y hierro. En proporción, contiene 150 miligramos de calcio y 6 miligramos de hierro en 100 gramos de perejil. Solo con perejil no cubrirás las necesidades diarias, pero añadir perejil y otras hierbas frescas a tus platos puede enriquecer tu dieta.

Para que sea más fácil elegir los mejores alimentos al alcance de todos los bolsillos, en la tabla siguiente he seleccionado aquellos que son ricos en antioxidantes y no causarán estragos en tu cesta de la compra.

ALIMENTOS ECONÓMICOS Y RICOS EN NUTRIENTES CON PROPIEDADES ANTIOXIDANTES	
Alimentos sugeridos (relación contenido/precio)	Principio activo antioxidante
Zanahoria, espinaca, brécol, remolacha, kale	Pro-vitamina A (betacaroteno)
Hígado de pollo, huevos, mantequilla	Vitamina A (retinol)
Perejil, limón, kiwi, pimiento, col	Vitamina C
Aceite de oliva, aceite de girasol, yema de huevo, cereales, cacahuetes, espinacas, acelgas	Vitamina E
Hígado de ternera o pollo, lentejas, alubias, champiñones	Cobre
Sardina, pavo, lentejas, perejil, aceitunas, guisantes, trigo	Hierro
Arroz, perejil, lentejas	Manganeso
Lentejas, atún, setas*	Selenio
Hígado de pollo, queso fresco, arroz, pepitas de calabaza	Zinc

* Las setas son particularmente ricas en selenio. ¡Más incluso que el pescado! Aportan 130 microgramos de selenio por cada 100 gramos. Además, algunas setas contienen un principio activo denominado erinacinas que contribuyen a regenerar el tejido neural. Entre las setas más estudiadas están la melena de león (Hericiumerinaceus) y el reishi (Ganodermalucidum), que son ricas en antioxidantes naturales y grasas esenciales para el cerebro. También contienen prebióticos para la microbiota intestinal.

Las propiedades beneficiosas de los carotenoides y los flavonoides van más allá de ser antioxidantes. Algunos de ellos tienen además propiedades antiinflamatorias y previenen de infecciones. Se reconocen porque suelen aportar colores vistosos a las frutas y las verduras. Aquí tienes una guía general para poder identificarlos.

ALIMENTOS RICOS EN CAROTENOIDES Y TANINOS (ANTIOXIDANTES)		
Color	Principio activo	Dónde abundan
Verde*	Indoles, glucosinolatos	Brécol, col
Rojo	Licopeno	Tomate, sandía
Rojo púrpura	Antocianinas, polifenoles	Uva, mora, frambuesa, arándano, zarzamora, fresa
Amarillo anaranjado	Flavonoides	Naranja, papaya, mandarina, melocotón, nectarina, frutos del bosque, perejil, apio, orégano, brécol, cebolla, puerro, té verde, chocolate, vino tinto
Naranja fuerte**	Alfa y beta carotenos	Zanahoria, mango, naranja, mandarina, melocotón, albaricoque, papaya, calabaza, kaki
Amarillo verdoso	Luteína, zeaxantina	Espinaca, aguacate, melón, huevo, maíz, kiwi
Verde blanquecino	Alil-sulfitos	Cebolla, ajo, puerro, cebollino

27

* El Sintrom (acenocumarol) que se toma para mejorar la circulación de la sangre puede interferir con los colores verdes (clorofilas) de los vegetales. Conviene consultar al médico sobre la mejor pauta para tomar alimentos ricos en clorofilas sin que interfieran en la eficacia del medicamento.

** En las mujeres, los carotenoides (en particular la beta-criptoxantina de color naranja) contribuyen al mantenimiento saludable de los ovarios y ralentizan su envejecimiento.

Las investigaciones recientes han demostrado que el ácido abscísico aporta beneficios interesantes, en particular en personas con obesidad y diabetes tipo II. Esta hormona vegetal se encuentra en las raíces y las partes apicales de las plantas. El ácido abscísico parece inducir la expresión de proteínas que son necesarias para que la insulina funcione correctamente y reducir la neuroinflamación. También aumenta la producción de neuronas en las zonas asociadas con la memoria. En este cuadro se indican algunos alimentos ricos en ácido abscísico.

ALIMENTOS RICOS EN ÁCIDO ABSCÍSICO	
Alcachofa	Batata
Brotes (trigo, alfalfa, lenteja)	Chirivía, nabo, rábano de daikón
Espárragos	Fresa
Manzana	Nabo
Patata	Zanahoria

Además de mantener limpio el cerebro, debemos nutrirlo adecuadamente. Para la amplia actividad de comunicación que desarrolla, este órgano tan trabajador precisa de nutrientes específicos, muchos de los cuales no es capaz de producir. Es esencial conocerlos para que el cerebro y la mente estén sanos y en forma toda la vida.

El cerebro es selectivo con la comida

Algunos alimentos no deben faltar en tu dieta, ya que contienen los nutrientes que el cerebro necesita para sus funciones. En el largo plazo, su carencia puede conllevar fallos de memoria, falta de motivación, desequilibrios en el humor y el ánimo, trastornos del sueño, déficit de atención y envejecimiento prematuro del cerebro. En las mujeres embarazadas es particularmente importante tener en cuenta estos alimentos, ya que además de mantener los requerimientos del cerebro propio están efectuando la fabricación de un nuevo cerebro dentro de ellas.

A lo largo de este capítulo se exponen los nutrientes para alimentar el incansable cerebro. He intentado ser lo más exhaustiva posible en la gama de alimentos neurosaludables, aunque abarcarlos todos requeriría varios libros. Suelo publicar también artículos, noticias y recetas sobre neuroalimentos en mi página web www.raquelmarin.net que puedes consultar libremente.

La tabla a continuación resume la lista básica de la compra cerebral. En líneas generales, el cerebro necesita agua como vehículo de oxígeno y nutrientes, antioxidantes naturales para limpiar los deshechos cerebrales que se generan durante su actividad constante, grasas en su estructura, glucosa como combustible esencial y microminerales, aminoácidos y vitaminas B y D para que las neuronas trabajen.

Componentes básicos que no deben faltar en el cerebro

- Agua.
- Componentes antioxidantes naturales (cobre, hierro, manganeso, selenio, zinc, vitamina E, vitamina C, carotenoides, flavonoides, polifenoles, compuestos organoazufrados).
- Glucosa (ocasionalmente cetonas, lactatos).
- Grasas (fundamentalmente colesterol y poliinsaturadas tipo omega-3, omega-6, omega-7, omega-9).
- Microminerales para la comunicación entre las neuronas (calcio, fósforo, magnesio, yoduro, potasio, sodio).
- Aminoácidos para fabricar los neurotransmisores (tirosina, fenilalanina, triptófano, colina, ácido glutámico).
- Vitaminas del grupo B (en particular B1, B6, B9, B12) y vitamina D.

El agua es esencial para la calidad de vida de tu cerebro
El cerebro tiene una composición particular. Aproximadamente el 75 por ciento del contenido del cerebro es agua y, dentro de la materia seca, el 60 por ciento es grasa. Tiene tres veces más agua que los huesos.

¿SABÍAS QUE...?

El cerebro es muy sensible a la deshidratación.

Su alto contenido en agua hace del cerebro un órgano exquisitamente sensible a la deshidratación. Tan solo perdiendo un 6-10 por ciento de agua como consecuencia de una deshidratación transitoria, nuestro cerebro lo acusaría. Notaríamos sensación de mareos, vértigo, fatiga, cefaleas, cambios de humor, confusión, alteraciones del sueño y una pérdida generalizada de las facultades físicas y mentales. En los niños, la deshidratación transitoria se considera la causante de problemas temporales en el aprendizaje y la atención. Se solventa fácilmente acostumbrándolos a beber agua de manera regular.

La pérdida de agua temporal en el cerebro es incluso visible en su morfología. En particular, cuando hacemos ejercicio físico intenso durante un largo periodo de tiempo se observa una pérdida de peso cerebral de hasta 100 gramos. El peso del cerebro se restablece unos 20 minutos después de habernos rehidratado adecuadamente. Sobre todo si hemos bebido agua fresca en abundancia, ya que se absorbe más rápidamente que el agua caliente.

El agua es el vehículo por excelencia para favorecer el flujo sanguíneo, así como el transporte de los nutrientes y el oxígeno que las neuronas consumen ávidamente. En consecuencia, hay que beber agua asiduamente. En general, una persona adulta necesita 2 ½ litros de agua al día, de los cuales 1 ½ litros hay que incorporarlos en la bebida. El otro litro lo aportan los alimentos. Si comes poco, hay que beber más agua que si comes copiosamente.

¿SABÍAS QUE...?

La grasa es un componente mayoritario del cerebro.

La grasa es el otro componente estelar del cerebro. El cerebro no utiliza su contenido graso como combustible energético, sino como herramienta necesaria para desarrollar sus funciones. En otras palabras, el cerebro no gasta la grasa que posee de la misma manera que lo hace el organismo cuando está haciendo actividad física. Cuando vamos al gimnasio a «quemar grasa» reducimos fundamentalmente la grasa que tenemos en exceso por debajo de la piel.

¿Dónde se ubica la grasa del cerebro?
Como se muestra en la figura siguiente, la membrana de la célula es la superficie que las recubre. Está formada fundamentalmente por grasas, proteínas y carbohidratos. Teniendo en cuenta que las

neuronas son grandes comunicadores, y para ello se sirven como instrumento fundamental de la membrana neuronal, es particularmente importante en estas células tener una membrana equilibrada y saludable. En esta labor, las grasas adecuadas cumplen un papel esencial.

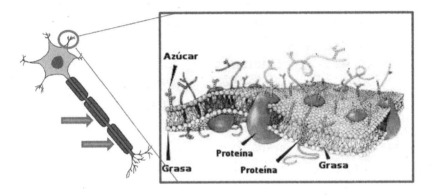

Figura 1.3 Las grasas de las neuronas se acumulan en la membrana y en unos engrosamientos alrededor de los nervios que le permiten comunicar con otras neuronas más rápidamente (flechas). Si hiciéramos una ampliación de la composición de la membrana (imagen de la derecha), veríamos que está formada por grasa funcional (colesterol, ácidos grasos saturados y poliinsaturados) y carbohidratos (azúcares).

A pesar de que la grasa cerebral no se utiliza como combustible sino como parte de la estructura, el cerebro necesita incorporar grasa funcional para el desarrollo de sus funciones. Una de las grasas aliadas del cerebro es el colesterol, que se incorpora a las membranas de las células. El colesterol representa un 25 por ciento del total de grasa del cerebro y es fundamental para la actividad cerebral. Las células del cerebro producen su propio colesterol, por lo que no se suelen tener riesgos de carencias.

Otras grasas muy abundantes en el cerebro y muy importantes para su funcionamiento son las **grasas poliinsaturadas** (ácidos grasos poliinsaturados). Son conocidas como omega-3 y omega-6. A diferencia del colesterol, estos ácidos grasos necesitan incorporarse en la dieta porque las células del cerebro no las producen.

> ## ¿SABÍAS QUE...?
> El mayor almacenador de omega-3 es el cerebro junto con la retina del ojo.

El organismo humano es mal productor de los omega-3 que necesitamos para las neuronas. Son fundamentalmente tres:

1. **El ácido alfa-linolénico (ALA).**
2. **El ácido eicosapentaenoico (EPA).**
3. **El ácido docosahexaenoico (DHA).**

El ALA abunda en los frutos secos (nueces, almendras), semillas (lino, chía), aceites vegetales (linaza, cáñamo, colza, nuez, maíz). A partir del ALA se fabrican metabólicamente los otros dos, EPA y DHA.

> ## ¿SABÍAS QUE...?
> El organismo humano solo fabrica el 1 por ciento del omega-3 que necesitan las células para su actividad.

Sin embargo, los humanos, en general, carecemos de las proteínas del metabolismo que se precisan para obtener la cantidad suficiente de EPA y DHA. Se calcula que tan solo hacemos esa transformación en un 0,8-1,5 por ciento del total que necesitamos para el cuerpo. Existen algunas excepciones en poblaciones (como en poblaciones hindúes) que siguen una dieta vegetariana desde hace muchas generaciones. Estas personas han adaptado su actividad metabólica para conseguir producir una mayor cantidad de omega-3 a partir de precursores obtenidos de los vegetales.

Por consiguiente, además de frutos secos, semillas y aceites vegetales, necesitamos incorporar los alimentos ricos en EPA y DHA. Estos ácidos grasos son muy abundantes en los aceites de pescado, algas, mariscos y, en general, en alimentos procedentes del mar, lagos y ríos.

Si eres una persona que sigue una dieta vegana es posible que sea necesario aportar suplementos de EPA y DHA (aproximadamente 250 mg/día según la edad).

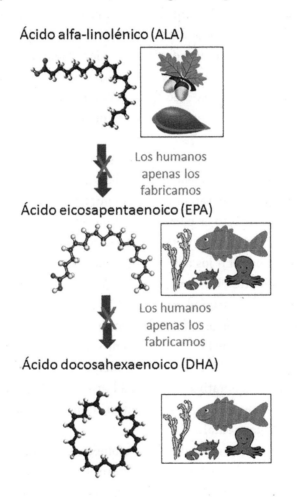

Figura 1.4 El ALA (abundante en frutos secos y semillas) se puede transformar metabólicamente en EPA y DHA (abundantes en algas, pescados y otros productos marinos). Sin embargo, el ser humano carece de la maquinaria metabólica para obtenerlos en la abundancia en la que los necesita el organismo y el cuerpo. Tan solo algunas poblaciones de tradición vegana durante muchas generaciones han conseguido adaptarse metabólicamente a la escasez de consumo de aceites de pescado para compensar sus necesidades de omega-3 a partir de vegetales, granos y semillas.

En una persona con una dieta vegana se ingiere en la dieta una mayor cantidad de ALA para fabricar EPA y DHA. Sin embargo, el consumo de alimentos ricos en ALA suele venir acompañado de una mayor ingesta de otro tipo de ácidos grasos, los omega-6. Los omega-6 compiten metabólicamente con el ALA. En consecuencia, si la cantidad de omega-6 es muy elevada, la producción de los omega-3 esenciales se dificulta. Por ello, no solamente hay que tener en consideración la posible carencia de EPA y DHA, sino que además hay que guardar una adecuada proporción de omega-6/omega-3 de aproximadamente 4:1. En los párrafos siguientes se comenta más ampliamente las características de los omega-6.

Consumiendo solo frutos secos o semillas y prescindiendo de productos del mar se puede tener déficit de omega-3 en el medio plazo, porque escasearán dos fundamentales para el cerebro: EPA y DHA. Este aspecto es particularmente relevante para los niños en sus primeros años de vida, porque el cerebro está aún formándose y creciendo. En los adultos, hay buenas noticias si no tomas muchos alimentos ricos en EPA y DHA ya que el cerebro conserva su DHA en el largo plazo, hasta 557 días de acuerdo a los estudios neurocientíficos. En consecuencia, no hay efectos dramáticos por la carencia de DHA en el cerebro. Sin embargo, en el largo plazo la carencia de los omega-3 aumenta el riesgo de enfermedades neurodegenerativas en la edad avanzada (alzhéimer, párkinson) así como otros trastornos (depresión, insomnio, déficit de atención, fatiga mental).

Por otra parte, los ácidos grasos omega-6 son abundantes en alimentos producidos en cereales, granos, semillas y vegetales. Suelen ser muy abundantes en las dietas actuales por lo que no escasean en las personas. De hecho, es habitual encontrarlos en una excesiva desproporción, lo cual puede tener también consecuencias nocivas para el cerebro en el largo plazo. Uno de los desequilibrios destacados es la mayor tendencia a generar procesos proinflamatorios, que en el cerebro se traducen en una mayor acumulación de sustancias que modifican los procesos celulares fisiológicos. La inflamación se observa en la mayoría de las enfermedades neurodegenerativas asociadas a la edad, como el párkinson y el alzhéimer. Los procesos proinflamatorios pueden generar un deterioro progresivo acelerado del cerebro.

¿SABÍAS QUE...?
Las dietas actuales tienen una enorme desproporción de omega-6 frente a la escasez de omega-3.

Como todo en el organismo, los diferentes tipos de omega deben guardar una adecuada proporción para ser óptimos. Se calcula que una proporción ideal para la salud es de 4:1 (omega-6/omega-3), aunque actualmente los estudios nutricionales están revisando estas proporciones. Sin embargo, se calcula que la dieta estándar en países desarrollados tiene una proporción de 20:1.

35

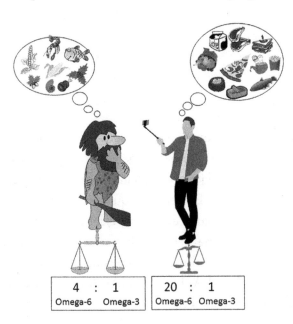

Figura 1.5 En comparación con las dietas ancestrales, las dietas actuales suelen presentar un exceso de omega-6. La desproporción de estas grasas puede generar procesos proinflamatorios y prooxidantes nocivos para la salud. La proporción recomendable es de 4:1 (omega-6/omega-3).

Si una persona sigue dietas selectivas vegetarianas hay que tener cuidado de evitar la desproporción de grasas omega-6 frente a omega-3 y una posible carencia de EPA y DHA. Hacen falta al menos 11 gramos de ALA (rico en nueces y semillas) para conseguir que el organismo fabrique 1 gramo de EPA (rico en aceites de pescado).

En las tablas de las páginas siguientes se indica la composición en estas grasas de diversos alimentos, así como las proporciones adecuadas por grupos de edad.

Estas cifras te pueden servir de guía sobre la cantidad recomendada de los ácidos grasos omega-3 según la edad. Las dosis pueden variar ligeramente según las fuentes de datos consultadas.

Grupo de edad	EPA+DHA (mg/día)	ALA (g/día)
• Bebés (leche materna).		
• Niños entre 1-8 años.	• 50-100	• 0,4-0,6
• Niños mayores de 8 años.	• 200-300	• 1,0-1,3
• Adultos.	• 250-300	• 1,2-1,6
• Mujeres embarazadas y madres lactantes.	• 300-400	• 1,3-1,4
• Tercera edad.	• 300-400	• 1,3-1,4

Por otra parte, hay que tener en cuenta que los omega-3 principales (el EPA y el DHA) también deben guardar una adecuada proporción. Se calcula que la proporción ideal es EPA/DHA 2:1, es decir 2 EPA por cada 1 DHA. En personas que toman Sintrom (acenocumarol) como anticoagulante de la sangre, las cantidades de omega-3 se deben regular para mantener la eficacia del medicamento.

Conviene combinar alimentos que contengan los tres tipos de omega-3 esenciales (ALA, EPA y DHA). A modo de ejemplo, 100 mg de omega-3 equivalen a:

- 6 gramos de sardinas (EPA y DHA).
- 12 g de salmón (EPA y DHA).
- 250 g de nueces (únicamente ALA).

En la tabla a continuación se proporciona información sobre los alimentos ricos en omega-3 y omega-6. En mis charlas, las personas me preguntan si hay que comer pescado todos los días para que no falle el cerebro. La respuesta es que no es necesario consumir omega-3 todos los días, al menos para el cerebro, ya que el cerebro lo almacena y no lo «gasta» diariamente como hacemos con la glucosa. Las carencias de omega-3 en el cerebro se reflejarían sobre todo en el medio plazo, con posibles cambios anímicos, memorísticos, de capacidad de atención y retención y de la motivación. Un estudio de investigación reciente ha revelado que la toma adecuada de omega-3 en adolescentes mejora el control de los impulsos y amortigua la valoración de los riesgos que suelen desarrollarse durante esta etapa. Sin embargo, los omega-3 no se necesitan solamente en el cerebro, por lo que se recomienda la toma de dosis diarias de estos ácidos grasos en sus diferentes formas de ingesta.

Por otra parte, hay otros ácidos grasos de la serie omega, como los omega-7 (abundante en lácteos, mantequilla, nueces de macadamia) y omega-9 (abundante en el aceite de oliva, aguacate, frutos secos). Los omega-7 y omega-9 no se consideran esenciales puesto que el organismo cuenta con la maquinaria metabólica para poderlos fabricar según las necesidades.

Tipo de grasa poliinsaturada	Alimentos que lo contienen en abundancia
Omega-3 (esenciales) (ácido docosahexaenoico, DHA, ácido eicosapentaenoico, EPA)*	Aceite de hígado de bacalao (3.500 mg en 100 gramos)
	Arenques, sardinas (1.500-1.800 miligramos en 100 gramos)
	Salmón, atún, caballa, trucha, esturión (500-800 miligramos en 100 gramos)
	Merluza, dorada, lubina, sargo, raya, carpa, salmonete, rodaballo, bacalao, lenguado y otros pescados blancos (150-200 miligramos en 100 gramos)

* La preparación culinaria del pescado puede modificar enormemente el contenido de grasa del plato. La cocción más saludable es al vapor o al horno. La fritura además degrada parte de las proteínas. Por ejemplo, se sabe que el contenido de vitamina D se reduce a la mitad en el pescado frito.

Tipo de grasa poliinsaturada	Alimentos que lo contienen en abundancia
	Huevas de pescado (caviar rojo y negro) (380-400 miligramos en 100 gramos)
	Algas (nori, hiziki, wakame, kombu, dulse, arame) (20-50 miligramos por 100 gramos)
Omega-3 (precursor) Ácido alfa-linolénico, ALA	**Aceites** (linaza, nuez, colza, cáñamo, soja) (2.300-2.800 mg por cucharada sopera)
	Aceites (maíz, oliva, girasol sin refinar, cacahuete) (500-1.000 mg por cucharada sopera)
	Frutos secos (nueces, almendras, nueces de macadamia) (2.500 mg por 30 g)*
	Frutas y verduras (aceituna, frambuesa, grosella, lechuga, brécol, espinaca) (300-400 mg por 100 g)
	Semillas (linaza, chía, cannabis)** (2.500-1.800 mg por cucharada sopera)
	Habas, alubias rojas (450-500 mg por 50 g)
Omega-6 (esenciales) (ácido linoleico, ácido gamma-linolénico, ácido araquidónico)	**Carnes magras, rojas y de caza** (cerdo, ciervo, jabalí, cordero, cabra, ternera, buey, vaca, pollo, pavo, pato, conejo) (200-500 mg por 100 gramos)
	Aceites (grano de uva, maíz, nuez, girasol sin refinar, cacahuete, soja, algodón, cártamo, sésamo, colza) (30-70 mg por 100 ml)
	Frutos secos (pipa de calabaza, de girasol, piñón, almendra, nuez, cacahuete, bellota) (10-20 mg por 100 ml)

* Las nueces de macadamia contienen trocotienoles que protegen a las neuronas. Estos frutos son particularmente ricos en grasas insaturadas. 15 g de nueces de macadamia contienen hasta 10 g de las grasas esenciales para el cerebro.

** Algunos estudios científicos indican que las semillas de cánnabis sin modificar no alteran la mente y son ricas en aceites esenciales, proteínas y antioxidantes.

El cerebro consume el 60 por ciento del total de glucosa del organismo

El cerebro es un órgano enormemente activo de día y de noche, incluso cuando estás inactivo. Para la incesante actividad mental, el combustible que utilizan las células del cerebro es fundamentalmente glucosa en grandes cantidades. Consume 6 veces más glucosa de lo que le correspondería por su tamaño. La carencia de glucosa en las neuronas de manera prolongada podría provocar daños irreversibles en el cerebro. No obstante, no hay que confundir la glucosa con lo que denominamos comúnmente azúcar.

La glucosa es un carbohidrato sencillo que se encuentra en la mayor parte de alimentos que consumimos diariamente, como cereales, semillas, pastas, verduras, frutas, carnes, lácteos y pescados. La glucosa constituye el combustible energético que más utilizan las neuronas. Cuando los niveles de glucosa son bajos de manera constante debido a un incorrecto transporte de la glucosa a las células se pueden producir trastornos irreversibles en el cerebro.

Los carbohidratos de asimilación lenta son también grandes aliados de la función cerebral. Se trata de carbohidratos complejos que contienen muchas moléculas de glucosa que se van digiriendo poco a poco en el intestino y pasan a la sangre paulatinamente. De esta manera, generan saciedad y bienestar, mientras aportan un combustible «de largo plazo» para la actividad intelectual. Son abundantes en arroz, pastas no azucaradas, cereales, legumbres y frutos secos.

39

¿SABÍAS QUE...?

El exceso de azúcar refinada que se añade a los alimentos ultraprocesados es tóxico para el cerebro.

Sin embargo, no todos los azúcares son iguales. Es importante distinguir bien la diferencia entre glucosa y azúcar refinado. El azúcar refinado que tenemos en el azucarero y que se utiliza como conservante y aditivo se generó con el objetivo de conseguir mayor duración y la palatabilidad en los alimentos ultraprocesados. Su consumo en exceso no es nutricionalmente saludable. Se encuentra en muchos de los productos ultraprocesados de todo tipo (refrescos, verduras y frutas en conserva, salsas, pastelería, repostería, bollería, dulces, embutidos, lácteos, etcétera). El consumo excesivo y prolongado de los azúcares refinados incrementa la formación de grasa en el hígado. En el medio plazo, el hígado se puede ver afectado por el aumento de su actividad metabólica y el acúmulo de grasa.

En mi libro *Dale vida a tu cerebro* se comentaba ampliamente el gran número de desventajas del consumo elevado de los azúcares refinados, tanto en las neuronas como en la actividad cerebral. Algunos efectos nocivos destacados son ansiedad, adicción, fatiga cerebral, déficit de atención, somnolencia y sensación de cansancio. Prescindir del azúcar refinado es de gran beneficio para las funciones del cerebro.

Durante la adolescencia, el consumo excesivo de azúcar refinado en los refrescos y las bebidas energéticas puede ser particularmente perjudicial para el estado anímico en la etapa adulta posterior. Un número elevado de estudios científicos ha demostrado que tomar azúcares en exceso durante esta etapa crucial en el desarrollo de la gestión emotiva y afectiva del cerebro induce posteriormente un mayor riesgo de padecer depresión y alteraciones en el estado anímico durante la etapa adulta.

Para que sea más fácil recordarlo, a continuación se resumen en esta tabla las propiedades beneficiosas de los azúcares naturales saludables frente a los efectos adversos de los azúcares refinados.

Azúcares naturales saludables (frutas, verduras, cereales y alimentos naturales en general)	Azúcares refinados no recomendables (alimentos y bebidas ultraprocesados)
No hacen daño al intestino	Pueden producir flatulencia, digestiones lentas, inflamación intestinal
Se acumulan en forma de carbohidrato de reserva (glucógeno)	Se acumulan como grasa y aumentan la producción del colesterol «malo» (LDL)
Necesarios para el funcionamiento de las neuronas	Puede ser neurotóxico
Quitan el hambre a los 20 minutos de haberse ingerido	No quitan el hambre porque no nutren
Necesarios para la actividad cerebral	Producen cansancio mental, somnolencia, adicción y déficit de atención
Imprescindibles durante el cerebro en desarrollo	Nocivos en el cerebro durante la adolescencia. Pueden generar alteraciones anímicas y depresión

Los cuerpos cetónicos y el ácido láctico ejercen efectos saludables para la función cerebral.

Si bien la glucosa es el combustible fundamental que las neuronas utilizan para su trabajo, otras moléculas que el cerebro puede utilizar ocasionalmente para sus funciones son las **cetonas** (cuerpos cetónicos). Las cetonas son compuestos derivados del metabolismo de las grasas y su producción aumenta durante un ayuno de más de 24-48 horas. En particular, los bebés utilizan las cetonas como sustrato energético para el cerebro en aproximadamente un 50 por ciento, mientras que el cerebro adulto apenas lo utiliza. Por otra parte, los estudios recientes indican que el cerebro también puede utilizar **lactato** como combustible metabólico. El lactato (ácido láctico) se genera cuando hacemos ejercicio muy intenso.

Antaño se pensaba que el lactato era el culpable de los calambres y agujetas en los músculos cuando, ataviados con nuestro nuevo equipo de deporte, iniciamos una sesión de ejercicio intensivo. Actualmente se sabe que el lactato no es el culpable de esos dolores musculares. Por el contrario, puede ejercer efectos beneficiosos en la actividad mental. No obstante, las cetonas y el lactato no son sustitutos de la glucosa, sino alternativas que el cerebro utiliza de manera poco frecuente cuando la glucosa escasea.

Algunos nutrientes son necesarios para que las neuronas entablen conversación

El cerebro es un gran gestor de información, tanto la que le llega de otros órganos que le informan de su estado, como la que el cerebro mismo procesa para efectuar respuestas al sinfín de estímulos que recibe. Añadido a ello, el cerebro percibe sensaciones sensoriales (visuales, auditivas, táctiles, palatales, placenteras), impresiones y emociones de la interacción con otras personas (empatía, olores, palabras, sonidos). También coordina las percepciones de la propia actividad interna resultado de la creatividad, de las sensaciones anímicas, del ensoñamiento, de las ilusiones, de la abstracción, etcétera. Toda esa amplia red de información constante y cambiante se efectúa gracias a la actividad del inmenso circuito de neuronas con el que el cerebro cuenta.

¿SABÍAS QUE...?

Se calcula que generamos más de 70.000 pensamientos diarios.

Las neuronas establecen un diálogo constante, generando impulsos eléctricos que estimulan a otras neuronas con las que están en contacto. Como parte del diálogo fabrican sustancias químicas (**neurotransmisores**) para cada «tema de conversación» que comparten. Por otra parte, las neuronas son muy rápidas en su comunicación. Comparten unos 1.000 estímulos por segundo, por lo que precisan de vehículos de transporte muy eficaces para transmitirse los mensajes que generan.

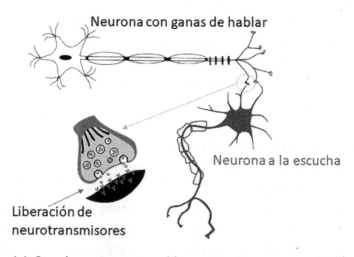

Figura 1.6 Cuando una neurona entabla conversación con otra, en los lugares de contacto libera moléculas (neurotransmisores). De esta manera el mensaje se transmite a la neurona vecina.

Los neurotransmisores son pequeñas moléculas de diversos tipos que las neuronas producen y liberan cuando necesitan comunicar información a otras neuronas con las que están en conexión. En otras palabras, los neurotransmisores son los mensajeros de las neuronas, como podrían ser los mensajes de un grupo social en red que contara con aproximadamente 100.000 participantes enviando 1.000 mensajes/segundo. ¡Todo un récord!

Para fabricar los neurotransmisores, las células del cerebro precisan componentes que obtienen del alimento. Destacan algunos aminoácidos (pequeñas moléculas que componen las proteínas) como tirosina, fenilalanina, triptófano, colina, ácido glutámico, y algunos microminerales (potasio, magnesio, yodo, sodio, calcio). Además, se requieren vitaminas tipo A, B y D para poder llevar a cabo esta producción.

En la tabla siguiente se indican los nutrientes más importantes para fabricar los neurotransmisores de la comunicación neuronal.

ALIMENTOS NECESARIOS PARA LA CHARLA NEURONAL		
Nutriente	Dónde encontrarlos (ejemplos)	Para qué sirve
Calcio	Especias y hierbas aromáticas (orégano, tomillo, eneldo, canela, comino, laurel, perejil, salvia)	Para que las neuronas liberen neurotransmisores
	Semillas y frutos secos (sésamo, almendras, nueces, avellanas, cacahuetes, anacardos, pistachos, soja, aceitunas, garbanzos, alubias, lentejas)	
	Verduras (endibias, espinacas, acelgas, achicoria, brécol, berros, rúcula, alcachofas, coliflor, lechuga, hinojo)	
	Lácteos (leche, yogur, queso fresco, queso curado, kéfir)	
	Pescados (salmón, jurel, sardina, caballa, bacalao, dorada, besugo)	

ALIMENTOS NECESARIOS PARA LA CHARLA NEURONAL		
Nutriente	**Dónde encontrarlos (ejemplos)**	**Para qué sirve**
Fósforo	**Frutos secos** (habas secas, pipas de girasol, piñones, pipas de calabaza, avellana, almendra, cacahuete)	Metabolismo energético
	Legumbres (frijoles, lentejas, garbanzos, soja, alubias, guisantes)	Conexiones neuronales
	Verduras (alcachofas, setas, espinacas, col, lombarda, coliflor, brécol)	
	Pescados y mariscos (sardina, atún, salmón, gamba, esturión, mejillón, berberecho, almeja, arenque, merlán, caballa, raya, carpa, trucha, caracoles)	
Magnesio	**Frutos secos** (pipa de calabaza, de girasol, almendra, piñón, anacardo, avellana)	Comunicación neuronal
	Legumbres (alubias, lentejas)	Metabolismo energético
	Verduras (acelga, espinaca)	
	Semillas (de sésamo, de lino)	
	Especias y hierbas aromáticas* (albahaca, comino, eneldo, orégano, menta, perejil)	
	Plátano	
Potasio	**Café, chocolate negro, té verde**	Comunicación neuronal
	Aceitunas	
	Especias (azafrán, comino, pimentón, guindilla, orégano, curry, pimienta negra)	
	Legumbres (garbanzos, lentejas, alubias, habas)	
Sodio	**Sal de cocina** (en baja proporción)	Comunicación neuronal
	Productos del mar (berberechos, anchoas, ostras, mariscos)	
	Encurtidos (chucrut, alcaparras, salsa de soja, mostaza, pepinillos)	

* Para conseguir las cantidades diarias recomendadas de nutrientes, tomar solo especias no es suficiente. Se incluyen como curiosidad y de manera informativa.

ALIMENTOS NECESARIOS PARA LA CHARLA NEURONAL		
Nutriente	Dónde encontrarlos (ejemplos)	Para qué sirve
Yodo	Productos del mar de todo tipo (pescados, pulpo, calamar, sepia, chipirón, mariscos, mejillones, huevas de pescado, algas)* Lácteos (quesos en particular) Huevos Arroz, plátano (en menor proporción)	Desarrollo y protección del cerebro toda la vida
Tirosina fenilalanina	Frutos secos, legumbres y semillas (almendras, cacahuetes, soja, habas, garbanzos, lentejas, semillas de sésamo, pepitas de calabaza) Carnes blancas (aves de corral, cerdo, conejo) y huevos Pescados (atún, salmón, bacalao)	Para fabricar el neurotransmisor dopamina (motivación, movimiento, pensamiento)
Triptófano	Cereales (trigo, avena, maíz, arroz, cebada, sorgo, centeno, espelta) Frutos secos y semillas (almendras, cacahuetes, castañas, pipas de calabaza, anacardos, semillas de sésamo, pipas de girasol, fenogreco, amaranto) Carnes (pollo, buey, vaca, cordero) Pescados (atún, salmón) Frutas (plátano, piña, kiwi, ciruela, melón, higo, pomelo) Chocolate negro	Para fabricar los neurotransmisores serotonina y melatonina (estado anímico, conciliar el sueño)
Colina	Frutos secos, semillas y granos (almendras, cacahuetes, semillas de amaranto, arroz integral, quinoa) Huevos Verduras (setas, brécol, coliflor, col, coles de Bruselas, lechuga, remolacha, apio, zanahoria, espinaca)	Para fabricar el neurotransmisor acetilcolina (memoria, aprendizaje, lenguaje)

45

* Entre las algas disponibles, las más ricas en yodo son del tipo kombu, arame e hijiki. Deben consumirse con moderación por su posible contaminación con metales pesados no deseados. Además, por su alto contenido en yodo las algas pueden acarrear problemas en la tiroides (inflamación y mal funcionamiento) si se consumen en exceso. Las más aconsejables son las nori, wakame y dulse por su menor contenido en metales.

ALIMENTOS NECESARIOS PARA LA CHARLA NEURONAL		
Nutriente	**Dónde encontrarlos (ejemplos)**	**Para qué sirve**
	Tofu y soja Ginkgo biloba y jengibre Carnes rojas y magras (buey, vaca, cordero, cerdo, pollo, pato, pavo, conejo)	
Ácido glutámico	Carnes magras (de aves como pollo, pavo, de cerdo y de conejo) Huevos Semillas de sésamo Quesos frescos y curados Pescados (bacalao, rape, salmón)	Para fabricar el neurotransmisor GABA (memoria, aprendizaje, estado emocional, movimiento)
Vitamina D*	Pescados y productos del mar (hígado de bacalao, salmón, caballa, bacalao, esturión, pez espada, sardina, carpa, anguila, huevas de pescado) Yema de huevo Setas Quesos (cabra, azul, fresco) Tomar el sol (con moderación)	Para fabricar neurotransmisores y facilitar la comunicación neuronal
Vitamina B1 (Tiamina)	Cereales (salvado de trigo) Carne (jamón, pollo, buey, cabra) Frutos secos y legumbres (nueces, lentejas, alubias)	Preservación de las neuronas, comunicación neuronal
Vitamina B2 (Riboflavina)	Quesos Hígado, riñón Yema de huevo	Metabolismo de los ácidos grasos del cerebro
Vitamina B3 (Niacina)	Legumbres (lentejas, alubias, garbanzos) Arroz Pescado (rape, carpa, abadejo)	Producción de energía metabólica para el cerebro

* La fuente de vitamina D en el humano se consigue con los alimentos y la fabricación en la piel en presencia de luz solar. En los países con poca exposición al sol suele haber carencia de esta vitamina en las personas. Si la meteorología lo permite, conviene tomar media hora de sol al día sin protector solar.

ALIMENTOS NECESARIOS PARA LA CHARLA NEURONAL		
Nutriente	Dónde encontrarlos (ejemplos)	Para qué sirve
Vitamina B5 (Ácido pantoténico)	Yema de huevo Frutos secos y legumbres (lentejas, garbanzos, cacahuetes, semillas de girasol) Proteína animal (salmón, huevas de pescado, pollo, buey) Lácteos (leche, queso azul, queso tipo camembert) Frutas (sandía, aguacate)	Fabricación de las grasas para el cerebro y de neurotransmisores
Vitamina B6 (Piridoxina)	Especias (pimentón, albahaca, laurel, eneldo, orégano, azafrán) Cereales (trigo, maíz, avena, espelta) Pescados y productos del mar (salmón, boquerón, algas)	Procesos metabólicos del cerebro y fabricación de neurotransmisores
Vitamina B9 (Ácido fólico)	Verduras y frutas de todo tipo Legumbres Cereales y arroces Hierbas aromáticas Quesos	Desarrollo del cerebro Oxigenación del cerebro Memoria
Vitamina B12 (Cobalamina)*	Vísceras (hígado, riñón) Carnes rojas y magras Productos del mar (pescados azules, huevas de pescado, mariscos, pulpo)	Metabolismo del cerebro

* La vitamina B12 es muy escasa en el reino vegetal. Las personas con dietas veganas deben tener especial cuidado en posibles carencias. La falta de vitamina B12 puede generar problemas neurológicos.

Hormonas para el cerebro

Si bien los neurotransmisores son el instrumento fundamental de comunicación, las neuronas también utilizan para comunicarse otras moléculas como son las hormonas. Las neuronas producen algunas hormonas importantes para el organismo que se utilizan para numerosas funciones como el crecimiento, la producción de leche durante la lactancia, la conducta sexual, la presión arterial, etcétera.

¿SABÍAS QUE...?

Cuando te enamoras, lo haces con el cerebro, aunque parezca menos romántico que si lo haces con el corazón.

El cerebro también es el responsable de los sentimientos, el amor y el afecto. En las fases del enamoramiento generamos un auténtico cóctel de sustancias químicas que el cerebro gestiona. Estas sustancias nos hacen experimentar un abanico de sensaciones: ensoñamiento, falta de apetito, mariposas en el estómago, obsesión por el ser amado, dificultad para conciliar el sueño, desánimo, cambios de humor, etcétera. Todas estas sensaciones están descritas en un amplio repertorio de canciones en todos los idiomas.

Un aspecto interesante es que las hormonas sexuales no se producen solamente en los órganos sexuales, sino que también el cerebro es capaz de fabricarlas utilizando colesterol. En el cerebro, las hormonas sexuales desempeñan un papel muy importante en la protección de las neuronas frente a agentes tóxicos o lesiones así como para la circulación sanguínea. En el apartado dedicado a «El cerebro en la transición hormonal femenina» se comentan aspectos del papel de las hormonas sexuales en el cerebro.

Tras este viaje por las páginas de los nutrientes más importantes para el cerebro, habrás llegado a la conclusión de que el 90 por ciento de los alimentos que van bien al cerebro son los que se ilustran a continuación. Por orden, los alimentos marinos y lacustres se llevan la medalla de oro, las verduras la medalla de plata y las legumbres la de bronce. Les siguen muy de cerca las frutas, frutos secos y semillas.

Hay algunos amantes de las legumbres, como el escritor y periodista gastronómico Luis Cepeda, que afirman que «hay que consumir más legumbres para acabar con el hambre». Yo añadiría que «no solo para saciar el hambre sino también para nutrir la mente».

ALIMENTOS ÓPTIMOS PARA EL CEREBRO

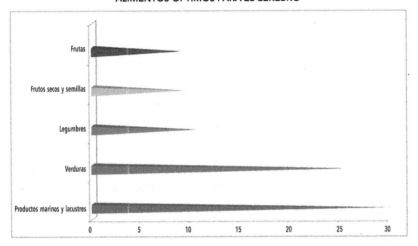

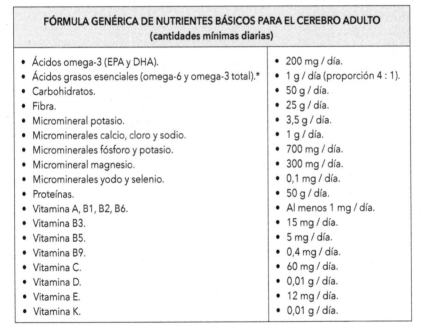

FÓRMULA GENÉRICA DE NUTRIENTES BÁSICOS PARA EL CEREBRO ADULTO (cantidades mínimas diarias)	
• Ácidos omega-3 (EPA y DHA).	• 200 mg / día.
• Ácidos grasos esenciales (omega-6 y omega-3 total).*	• 1 g / día (proporción 4 : 1).
• Carbohidratos.	• 50 g / día.
• Fibra.	• 25 g / día.
• Micromineral potasio.	• 3,5 g / día.
• Microminerales calcio, cloro y sodio.	• 1 g / día.
• Microminerales fósforo y potasio.	• 700 mg / día.
• Micromineral magnesio.	• 300 mg / día.
• Microminerales yodo y selenio.	• 0,1 mg / día.
• Proteínas.	• 50 g / día.
• Vitamina A, B1, B2, B6.	• Al menos 1 mg / día.
• Vitamina B3.	• 15 mg / día.
• Vitamina B5.	• 5 mg / día.
• Vitamina B9.	• 0,4 mg / día.
• Vitamina C.	• 60 mg / día.
• Vitamina D.	• 0,01 g / día.
• Vitamina E.	• 12 mg / día.
• Vitamina K.	• 0,01 g / día.

* Recuerda que la proporción ideal es de 4 dosis de omega-6 por cada dosis de omega-3.
Fuentes: USDA, BEDCA y FEN.

49

En la tabla de arriba se indican las cantidades mínimas apro-ximadas de consumo diario de algunos nutrientes básicos para la salud cerebral. Estas cantidades varían según el género, edad, variables genéticas, tamaño corporal y estilo de vida (sedentario, hace ejercicio moderado regularmente, deportista de alta competición, etcétera). Se trata de valores de referencia promedio basados en los requerimientos medios recomendados en diferentes bases de datos (USDA americana, BEDCA y FEN españolas). Pueden estar sujetos a cambios según las condiciones de cada persona.

En la tabla a continuación se incluye el contenido de estos nutrientes esenciales en algunos alimentos, así como las cantidades para cubrir las necesidades diarias. Se indican tanto productos agrícolas como marinos y lacustres en comparativa. Las hierbas aromáticas y semillas no están incluidas, ya que las cantidades a ingerir para cubrir las necesidades básicas serían excesivas. Más adelante, en el capítulo de las recetas, accederás a la composición nutricional de cada plato sugerido.

EJEMPLOS DE ALIMENTOS QUE CONTIENEN LOS NUTRIENTES BÁSICOS PARA EL CEREBRO (cantidades mínimas diarias promedio)		
Nutriente	**Cantidades**	**Dónde encontrarlos (ejemplos)**
Omega-3 (EPA, DHA, ALA)	200 mg	• 12 gramos de sardinas (EPA y DHA) • 24 g de salmón (EPA y DHA) • 500 g de nueces (únicamente ALA)
Omega-6 (ácido linoleico, ácido gamma-linolénico, ácido araquidónico)	800 mg	• 1 cucharada de aceite de oliva • 7 g de almendras • 10 g de anacardos • 20 g de nueces • 80 g de buey • 100 g de cordero • 220 g de coco fresco
Carbohidratos	50 g	• 30 g de harina de maíz • 70 g de arroz integral • 100 g de lentejas • 100 g de pan entero integral • 200 g de pasta entera • 200 g de plátanos • 280 g de garbanzos • 300 g de avena • 360 g de nueces

EJEMPLOS DE ALIMENTOS QUE CONTIENEN LOS NUTRIENTES BÁSICOS PARA EL CEREBRO (cantidades mínimas diarias promedio)		
Nutriente	Cantidades	Dónde encontrarlos (ejemplos)
Fibra	25 g	• 200 g de garbanzos • 250 g de semillas de soja • 257 g de avellanas • 400 g de pan de trigo entero • 400 g de espinacas • 500 g de guisantes • 500 g de alcachofas • 1 kilo de manzanas con piel
Calcio	1 g	• 3 vasos grandes de leche • 180 g de queso fresco • 260 g de sardinas • 250 g de brécol • 600 g de espinacas • 720 g de perejil
Cloro (cloruro)	1 g	• 350 g de tomates • 750 mg de apio • 800 g de aceitunas • 900 g de avena
Sodio	1 g	• El sodio se encuentra en casi todos los alimentos y en la sal común. No se recomienda rebasar los 2 g diarios. Su exceso puede generar neuroinflamación y aumenta el riesgo de alzhéimer. • 30 g de anchoas en conserva • 40 g de alcaparras • 350 g de algas comestibles • 1 kilo de sardinas • 1,3 kilos de espinacas
Fósforo	700 mg	• 120 g de cacahuetes • 150 g de sardinas • 175 g de avellanas • 600 g de champiñones
Potasio	700 mg	• 100 g de cacahuetes • 120 g de lentejas • 180 g de champiñones • 200 g de ajo • 240 g de espinacas • 280 g de lechuga

51

EJEMPLOS DE ALIMENTOS QUE CONTIENEN LOS NUTRIENTES BÁSICOS PARA EL CEREBRO (cantidades mínimas diarias promedio)		
Nutriente	Cantidades	Dónde encontrarlos (ejemplos)
Magnesio	300 mg	• 100 g de anacardos • 120 g de almendras • 180 g de garbanzos • 380 g de lentejas • 750 g de espinacas
Yodo	0,1 mg	• 3 g de algas wakame • 7 g de algas nori • 1 cucharadita de sal yodada • 30 g de queso manchego curado • 800 g de ostras (parte comestible) • 1 kilo de mejillones (parte comestible)
Selenio	0,07 mg	• 230 g de ostras (parte comestible) • 250 mg de sardinas • 300 g de berberechos (parte comestible) • 500 g de carne de cerdo • 600 g de nueces
Proteínas	50 g	• 200 g de carne de pavo • 200 g de cacahuetes • 200 g de atún fresco • 250 g de carne de pollo • 250 g de garbanzos • 300 g de carne de cerdo • 360 g de nueces
Vitamina A	1 mg	• 60 g de hígado de pollo • 110 g de mantequilla • 180 g de atún fresco • 200 g de espinacas • 220 g de sardinas • 250 g de salmón fresco • 9 huevos • 900 g de yogur
Vitamina B1 (tiamina)	1 mg	• 190 g de salvado de trigo • 200 g de jamón serrano • 210 g de carne de buey • 220 g de lentejas • 280 g de avellanas

EJEMPLOS DE ALIMENTOS QUE CONTIENEN LOS NUTRIENTES BÁSICOS PARA EL CEREBRO (cantidades mínimas diarias promedio)		
Nutriente	**Cantidades**	**Dónde encontrarlos (ejemplos)**
Vitamina B2 (riboflavina)	1,2 mg	• 65 g de hígado de pollo • 80 g de riñones de cordero • 600 g de queso manchego curado • 700 g de semillas de chía • 10 yemas de huevo
Vitamina B6 (piridoxina)	1,5 mg	• 120 g de salvado de trigo • 230 g de sardinas • 240 g de salmón fresco • 280 g de garbanzos • 300 g de atún fresco • 400 g de arroz integral • 500 g de carne de pavo
Vitamina B3 (niacina)	15 mg	• 100 g de atún fresco • 190 g de carne de pavo • 220 g de sardinas • 230 g de salmón fresco • 280 g de avellanas • 320 g de champiñones • 500 g de arroz
Vitamina B5 (ácido pantoténico)	5 mg	• 70 g de hígado de pollo • 85 g de semillas de girasol • 130 g de setas • 170 g de huevas de pescado • 300 g de salmón fresco • 320 g de aguacates • 400 g de salvado de trigo
Vitamina B9 (ácido fólico)	0,4 mg	• 220 g de garbanzos • 300 g de puerros • 350 g de espinacas • 380 g de cacahuetes • 400 g de brécol • 450 g de remolacha
Vitamina C	60 mg	• 35 g de perejil • 50 g de pimientos italianos • 100 g de kiwis • 100 g de col blanca • 120 g de limones o naranjas • 250 g de espinacas

53

EJEMPLOS DE ALIMENTOS QUE CONTIENEN LOS NUTRIENTES BÁSICOS PARA EL CEREBRO (cantidades mínimas diarias promedio)		
Nutriente	Cantidades	Dónde encontrarlos (ejemplos)
Vitamina D	0,01 g	• 1½ cucharada sopera de aceite de hígado de bacalao • 80 g de setas (tipo Portobello, maitaki o crimini) • 100 g de caballa, carpa, anguila o fletán • 200 g de salmón fresco • 500 g de queso manchego • 10 huevos (la yema en particular)
Vitamina E	15 mg	• 1 cucharada de aceite de germen de trigo • 2 ½ cucharadas soperas de aceite de girasol, aceite de avellanas, aceite de cacahuetes o aceite de almendras • 5 cucharadas de aceite de oliva • 20 g de cereales sin azúcar • 50 g de avellanas • 130 g de cacahuetes • 700 g de perejil • 28 cucharadas de pimentón o paprika
Vitamina K	0,01 mg	• 1 cucharada sopera de albahaca fresca, de tomillo, de perejil, de salvia o de cilantro • 1½ cucharada sopera de orégano o de mejorana • 120 g de acelgas • 180 g de berros o de espinacas • 200 g de nabos

54

¡Aún hay más con respecto a la nutrición cerebral! Para que la mente y la actividad intelectual y emocional sean las adecuadas, hay que contar con el intestino, el segundo cerebro. El intestino juega un papel muy importante para la memoria, el estado de ánimo, la atención y la salud cerebral en general durante toda la vida.

A continuación hablaremos de cómo cuidar del otro componente estelar para la mente y el ánimo: el intestino (segundo cerebro) y el inmenso ejército de microorganismos que lo habitan (tercer cerebro). Al fin y al cabo, los microorganismos estuvieron en la Tierra mucho antes que los humanos, y nos han colonizado a lo largo de toda nuestra existencia

No hay buena cabeza con malas tripas

«Una persona inteligente resuelve un problema. Una persona sabia, lo evita.»

ALBERT EINSTEIN

A pesar de su disparidad, el cerebro está en contacto constante con el intestino, hasta el punto de que el cerebro se lleva la peor parte si el intestino falla. La ciencia está empezando a descubrir que, cuando nuestras tripas funcionan incorrectamente, el cerebro puede sufrir trastornos de todo tipo. Se sabe que con una mala alimentación se producen desequilibrios en el intestino que afectan a la salud cerebral. El cerebro experimenta un deterioro progresivo que desemboca en degeneración neuronal y nerviosa, depresión, insomnio, pérdida de memoria, desmotivación, déficit de atención, aturdimiento, migrañas y un mayor riesgo a que el cerebro enferme de manera irreversible.

¿SABÍAS QUE...?

Los desequilibrios en el intestino materno durante la gestación pueden influir en el desarrollo saludable del cerebro del feto.

Los problemas intestinales que afectan al cerebro pueden empezar incluso antes de nacer, ya que los desarreglos del intestino de la madre durante el embarazo pueden ser causa en la descendencia de autismo y retraso mental. El espectro del autismo es un complejo de alteraciones neurobiológicas heterogéneas. Se caracteriza por déficits en la comunicación social, intereses y actividades, y patrones de conducta repetitivos. Engloba factores genéticos y medioambientales variados. Su incidencia va en aumento. Se calcula que aproximadamente afecta a un 2 por ciento de la población infantil mundial. Todavía se desconocen con exactitud algunos aspectos desencadenantes. Algunas alteraciones observadas a nivel molecular afectan al sistema inmune entre otros. Muchos niños con autismo presentan también trastornos gastrointestinales (diarrea, estreñimiento y alteraciones en los microorganismos del intestino).

Por otra parte, los niños con desarreglos intestinales pueden padecer déficit de atención, cambios de humor, ansiedad, tendencia al aislamiento, hiperactividad, irritabilidad y un número creciente de patologías documentadas que los científicos y profesionales de la salud nos encargamos de publicar y divulgar.

Los adultos no están exentos de problemas derivados de los desajustes intestinales. Aunque quede mucho por descubrir, la neurociencia está empezando a asociar el alzhéimer, párkinson, ictus cerebral, depresión, insomnio y esclerosis múltiple a un mal funcionamiento de las tripas. Algunos de estos hallazgos se han efectuado gracias al desarrollo de ratones libres de gérmenes que carecen de microbiota y viven en una burbuja aséptica. Estos ratones se usaron en el laboratorio para ser inoculados con los microorganismos intestinales provenientes de personas con párkinson o depresión. Sorprendentemente, se observaba que tras la inoculación de material fecal de personas con estas enfermedades, los ratones reproducían algunos de los patrones típicos de estas patologías.

En la actualidad, el estudio en ratones sobre alteraciones de la microbiota intestinal está en pleno auge y ya se cuenta con datos en relación al comportamiento, aprendizaje, memoria, interacciones sociales, conducta emocional y respuesta al estrés. Además, se han observado cambios en la expresión de neurotransmisores (los artífices de la comunicación entre las neuronas) que pueden alterar la red neuronal y la integración de la información entre las regiones del cerebro. Sin embargo, los estudios en humanos son más precarios por lo que hay que ser cautos a la hora de llegar a conclusiones.

Una de las enfermedades que cuenta con más investigaciones que relacionan el intestino con alteraciones mentales es la depresión. Lamentablemente, la depresión es una enfermedad cada vez más común en el mundo occidental. Se calcula que hay unos

300 millones de personas con depresión en el mundo. Añadido a este factor está el hecho de que la mayoría de los que sufren esta enfermedad viven con depresión crónica. Se han efectuado numerosos progresos en la investigación que correlacionan algunos parámetros de estados depresivos con alteraciones en los microorganismos del intestino. En un estudio reciente se han identificado incluso dos familias de bacterias (*Coprococcus* y *Dialister*) cuyos niveles aparecían más bajos en personas con depresión con independencia del tratamiento antidepresivo que siguieran. Los investigadores relacionaron los desequilibrios de estas bacterias con alteraciones en la producción de un metabolito de la dopamina (neurotransmisor que participa en la motivación, entre otros).

Otros estudios científicos han demostrado que la adhesión a la dieta mediterránea en particular —rica en fibra de legumbres, frutos secos y frutas— reduce la depresión hasta en un 40 por ciento. Es probable que el mero hecho de seguir una dieta saludable induzca en la persona la sensación de que está haciendo algo positivo para sí mismo que contribuya también a la mejoría. Sin embargo, el posible desequilibrio intestinal de la persona depresiva no es más que otro de los factores que cursan esta enfermedad, en la que influyen también otros parámetros genéticos, estrés e inflamación. La buena alimentación no lo es todo en esta enfermedad.

Cada vez es más fehaciente que somos y seremos de acuerdo a lo que comamos, y en esa labor el intestino es el principal gestor. Sin embargo, todavía estamos lejos de comprender con claridad la relación cerebro-intestino, ya que se trata de estudios sumamente complicados que implican el ecosistema más complejo que tenemos en el organismo (las bacterias del intestino) con el órgano más complejo (el cerebro).

A continuación, se indican algunas afecciones del sistema nervioso que se han relacionado científicamente con alteraciones en la flora intestinal.

57

ALGUNOS TRASTORNOS DEL SISTEMA NERVIOSO QUE CURSAN CON PROBLEMAS INTESTINALES	
• Alzhéimer • Autismo • Demencias seniles • Depresión • Ansiedad • Encefalopatías espongiformes (enfermedades priónicas)	• Esclerosis lateral amiotrófica • Esquizofrenia • Insomnio • Párkinson • Trastorno de déficit de atención • Trastorno obsesivo-compulsivo • Anorexia nerviosa

A pesar de su función esencial en nutrirnos, el intestino es básicamente un tubo de entrada y salida de alimentos, y de otras cosas menos apetitosas. No es, desde luego, nuestro órgano más vistoso, pero sí el más largo. El intestino delgado mide aproximadamente 6 m y el intestino grueso mide 1,5 m. En su cara interna está cubierto de repliegues para aumentar la superficie de contacto con el alimento. Extendido ocuparía unos 200 m² de superficie, el equivalente a media cancha de baloncesto.

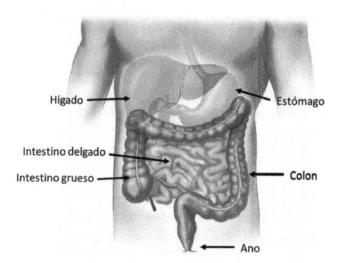

Figura 1.7 Morfología general del intestino humano. El colon es un fragmento importante del intestino grueso donde viven la mayor parte de los microorganismos que lo habitan.

El intestino no ha dejado de evolucionar desde los primeros *Homo*, género al que pertenecemos. Algunos antropólogos comentan que un gran cambio en el intestino ocurrió en el momento en el que se descubrió el fuego por los *Homo* antecesores de nuestra especie *Homo sapiens*. El intestino se simplificó y se hizo más corto, evitando tener que masticar sin descanso como le ocurre a muchos primates. Es probable que este fenómeno nos permitiera desarrollar un cerebro más grande y demandante de energía y nutrientes. También tuvimos que sacrificar el desarrollo de una gran musculatura. Tal vez, si tuviéramos el desarrollo muscular de un primate necesitaríamos ingerir alimentos la mayor parte del día.

Cuando se mira con detalle, el intestino es más complejo de lo que parece. Contiene músculos para sus movimientos, órganos accesorios para secreciones de sustancias digestivas y una compleja red de células de defensa (sistema inmune). Además, el intestino cuenta con su propio sistema nervioso (denominado sistema nervioso entérico) compuesto por unos 200 millones de neuronas. Por esa razón se denomina «segundo cerebro». También cuenta con numerosos neurotransmisores que en parte fabrica como en el caso del cerebro principal. El intestino es el productor principal del neurotransmisor serotonina, que fabrica en un 90 por ciento del total. El resto de la serotonina se produce en el cerebro. Este neurotransmisor viaja desde el intestino por la sangre y por los nervios. La serotonina regula el estado de ánimo, aunque en el intestino también cumple otras funciones relacionadas con su actividad. Por este motivo hay cada vez más neurocientíficos que opinan que hay también que examinar el vientre para poder tratar la cabeza cuando se trata de los problemas anímicos.

El cerebro y el intestino están estrechamente conectados por una vía de información a doble sentido denominada el eje intestino-cerebro. Ello permite que el uno y el otro estén sincronizados según su estado. Por ejemplo, cuando estamos emocionalmente estresados, el intestino lo detecta inmediatamente. Y viceversa, la cabeza empieza a fallar cuando el intestino tiene problemas. Por ejemplo, con un intestino defectuoso, se pueden experimentar fallos de memoria, falta de atención, poca capacidad para concentrarse y un estado anímico alterado. En esta asociación intestino-cerebro, el intestino es el mayor charlatán y el 90 por ciento de las fibras nerviosas van del intestino al cerebro. El cerebro es muy dependiente de sus tripas.

Un reflejo de esta íntima relación intestino-cerebro se puso de manifiesto en 2016, cuando se efectuó una biopsia intestinal con 150 neuronas en personas con párkinson. Se observó que los cambios en las neuronas del intestino podían ser un reflejo de lo que ocurre en las neuronas del cerebro con esta enfermedad. Este primer experimento nos da a entender que una pequeña biopsia intestinal poco invasiva nos puede dar un reflejo del estado de las neuronas del cerebro.

¡Así se come, así se piensa!

En la tabla siguiente tienes un resumen de las implicaciones principales del eje intestino-cerebro.

EL DIÁLOGO DEL EJE INTESTINO-CEREBRO	
Cerebro	Intestino
• Controla las sensaciones de apetito y saciedad. • Coordina los movimientos del intestino. • Controla la secreción de sustancias para la digestión.	• Fabrica nutrientes para el cerebro. • Fabrica sustancias para la comunicación de las neuronas. • Fabrica ácidos grasos de cadena corta (ácido butírico, propiónico, acético) para el funcionamiento del cerebro y el equilibrio de la mucosa intestinal. • Informa al cerebro de su estado. • Provee defensa inmunitaria frente a inflamaciones y patologías.

Bichos bien alimentados para un cerebro feliz

Nuestro cuerpo no nos pertenece en su totalidad. En realidad, somos un ecosistema con 100 veces más de microorganismos que de células propias. Los microorganismos nos ocupan de la cabeza a los pies, desde el pelo, boca, piel, pulmones, vísceras y tripas. La lectura del código genético del metagenoma (es decir, del genoma que no es humano) ha permitido contabilizar que tenemos unos 3 millones de genes que no pertenecen a nuestras células, sino a los microorganismos.

En particular, el intestino cuenta con un ejército de miles de billones de bacterias y otros microorganismos que pertenecen al menos a 1.000 especies distintas. Se denominan de manera genérica microbiota. A pesar de ser microscópicos, si se alinearan en fila india llegarían a la Luna saliendo del intestino. Las bacterias, virus, hongos y levaduras que componen la microbiota intestinal son los verdaderos artífices de que el alimento se convierta en algo útil para el organismo. La mayoría de las bacterias habita en el intestino grueso, en el colon en particular, un ambiente bastante hostil en el que no hay oxígeno. Los microorganismos del intestino compiten vorazmente por la comida que les llega por el tubo digestivo. No todas ellas «comen» lo mismo ni tienen los mismos horarios. La inmensa mayoría son beneficiosas. Han convivido con la especie humana desde nuestros orígenes, y sin ellas no sobreviviríamos.

La microbiota intestinal cumple varias funciones muy importantes, como optimizar la digestión para aprovechar al máximo los nutrientes útiles de la comida. Fabrica nutrientes esenciales para el cerebro (vitaminas B y D, ácidos grasos de cadena corta, precursores de los neurotransmisores). Se calcula que fabrica aproximadamente el 30 por ciento de las kilocalorías diarias que necesitamos. Además mantiene un diálogo activo con nuestro sistema inmune. También evita que proliferen bacterias perjudiciales, reduciendo así el riesgo de enfermedades gastrointestinales e inflamatorias.

61

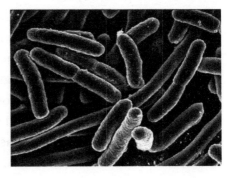

Figura 1.8
Aspecto que presentan algunos tipos de bacterias del intestino. En este caso, se trata de *Escherichia coli*.

> ## ¿SABÍAS QUE...?
> La microbiota intestinal puede ser muy distinta
> de unas personas a otras.

Cada persona tiene un perfil personalizado de microorganismos en el intestino. Se diferencia del de otras personas en aproximadamente un 50 por ciento.

Los tipos de bacterias se clasifican según patrones genéticos. De esta manera, las bacterias del intestino humano se clasifican fundamentalmente en ocho filotipos principales (ver la gráfica de la página siguiente). A pesar de compartir aproximadamente un 40 por ciento de los tipos de bacterias entre personas, hay un elevado porcentaje que es particular del perfil individual, como si de una huella digital se tratara. El análisis del metagenoma ha permitido averiguar que los perfiles bacterianos más comunes en las personas son de tres enterotipos distintos, con independencia de la raza, edad o género. Pueden ser muy distintos entre miembros de la misma familia y ser, sin embargo, muy similares con personas de otros lugares remotos. Un estudio reciente ha demostrado que la genética influye tan solo en un 20 por ciento en el perfil microbiano intestinal, mientras que el factor más relevante es el cohabitar en el mismo hogar. Intervienen factores relacionados con el medioambiente como vivir en un ambiente rural, convivir con animales, el grado de asepsia, etcétera. A modo de ejemplo, los hermanos gemelos presentan perfiles más dispares cuando viven en hogares separados.

En un congreso internacional de prebióticos y probióticos al que acudí recientemente se puso de manifiesto que, a pesar de los avances, no existen todavía herramientas estándar rutinarias para la evaluación y generación de parámetros clínicos en los desajustes de microbios del intestino. Por consiguiente, puede haber tipos bacterianos buenos o malos dependiendo de en qué microambiente se encuentren y con qué bacterias interaccionen. El análisis de los enterotipos se está convirtiendo en una herramienta importante para revelar patologías de todo tipo, incluidas las de la cabeza. Ya hay grandes empresas invirtiendo sustanciosos capitales para el análisis del microbioma personalizado. Es probable que pronto sea una realidad poder conocer mejor de primera mano qué microorganismos nos habitan y cuáles nos pueden estar beneficiando o perjudicando en su conjunto.

En mi libro *Dale vida a tu cerebro* se incluía un amplio resumen de la inmensa variedad de microorganismos que habitan el intestino. Por si no has accedido a esa información, aquí tienes un recordatorio sobre las proporciones estables de los filotipos bacterianos más comunes en una persona adulta occidental.

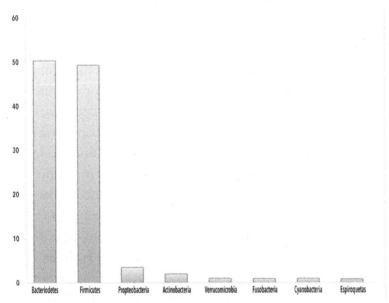

DISTRIBUCIÓN DE FILOTIPOS BACTERIANOS EN EL INTESTINO
(PERSONA OMNÍVORA CON NORMOPESO)

¿SABÍAS QUE...?

Cada tipo bacteriano ejerce funciones distintas y modifica sus niveles según el tipo de pauta alimentaria.

Para conocer el enterotipo de cada persona o para analizar los detalles de los niveles de los filotipos bacterianos que puedan estar descompensados en general, hay que efectuar un análisis de los perfiles microbianos a partir de muestras de heces en laboratorios analíticos especializados.

A grandes rasgos, el *Phylum bacteriodetes* es de los más abundantes. Metabolizan los carbohidratos de asimilación lenta y producen algunas vitaminas del grupo B y la vitamina C. Son indicadores de una dieta carnívora (niveles más altos) o vegetariana (niveles más bajos). Cuando sus niveles son altos se asocia a síndrome metabólico, obesidad, inflamación y neuropatologías como alzhéimer y párkinson. Cuando sus niveles son bajos, pueden generarse problemas inmunológicos. Para aumentar sus niveles se requiere aumentar la ingesta de proteínas y vegetales. Sin embargo, el tipo *Prevotella* dentro de este *Phylum* suele ser más abundante en personas que siguen dietas vegetarianas.

El *Phylum firmicutes* es también muy abundante. Cumple funciones diversas, como generar nutrientes, regular el equilibrio de la flora y proteger la mucosa intestinal. Para aumentar sus niveles se debe aumentar la ingesta de fibra (como la pectina de la manzana o la inulina de la raíz de la achicoria) o prebióticos como fructooligosacáridos. Otros alimentos ricos en estos componentes son los cereales (trigo, avena, cebada), alcachofas, ajo, cebolla, cebollino, puerro y ajo negro. Las algas del tipo espirulina o *Chlorella* son también ricas en fibra. Sin embargo, algunas especies bacterianas de este grupo pueden ser tóxicas cuando están en concentraciones elevadas, como es el caso de algunos *Clostridium*.

El *Phylum proteobacteria* es poco abundante. Produce sustancias para proteger contra los posibles patógenos y algunos ácidos grasos de cadena corta que el cerebro utiliza. Los niveles bajos de este *Phylum* se asocian con alergias. Sus niveles pueden aumentarse con café o té verde.

El *Phylum actinobacteria* genera ácido láctico a partir de carbohidratos de asimilación lenta y modifica el pH. Colabora en mantener el equilibrio de la flora bacteriana. Las bacterias de este grupo protegen frente a patógenos externos. Por tanto, cuando sus niveles son bajos se asocian a alergias, infecciones, inflamación y problemas inmunológicos. Para aumentar sus niveles se utiliza fibra o probióticos ricos en *Bifido bacterium*.

El *Phylum verrucomicrobia* es importante para el equilibrio del intestino. Contribuye a eliminar bacterias desfavorables que producen putrefacción. Cuando sus niveles están altos se relaciona con buena salud y normopeso, mientras que los niveles bajos se relacionan con problemas intestinales, sobrepeso, diabetes y alergias. Para aumentar los niveles se requiere tomar fibra soluble (abundante en frutas y verduras) y probióticos con *Lactobacillus y Bifidobacterium*.

Los *Phyla fusobacterium, cyanobacteria* y espiroquetas están menos representados. Cuando los *fusobacterium* son muy abundantes en la boca pueden generar enfermedades periodontales que aumentan el riesgo de alzhéimer. También se han relacionado con el cáncer colorrectal e infecciones uterinas y de la piel. Las *cyanobacteria* del tipo espirulina contribuyen a la síntesis de vitamina A. Los niveles altos de espiroquetas se asocian a diarreas.

En esta tabla se resumen de manera genérica los porcentajes más comunes de los ocho filos bacterianos según la etapa de la vida.

65

TIPOS DE BACTERIAS DEL INTESTINO (FILOTIPOS)	
Momento de la vida	Filotipos más abundantes
Nacimiento (alimentación con leche materna)*	Otros Actinobacteria Proteobacteria Firmicutes Bacteroidetes 0 10 20 30 40 50 60

* En los bebés, los primeros 100 días de colonización de bacterias son cruciales. La microbiota se va instalando en el nuevo organismo y esta colonización puede ser esencial para evitar enfermedades posteriores, tanto del sistema inmune como neurológicas.

TIPOS DE BACTERIAS DEL INTESTINO (FILOTIPOS)	
Momento de la vida	**Filotipos más abundantes**
Nacimiento (alimentación con leche preparada)	
Infancia (a partir de los 3 años)	
Adulto (normopeso, omnívoro)*	
Tercera edad (65-85 años)	
Tercera edad (> 100 años)	

* Un adulto de peso normal suele tener un porcentaje algo mayor de bacteroidetes (51 %) frente a firmicutes (49 %).

> ## ¿SABÍAS QUE...?
> Las bacterias del intestino pasan «hambre» y bajan sus niveles si no reciben los alimentos que metabolizan.

Las proporciones de la gran variedad de microorganismos del intestino pueden verse modificadas de acuerdo al estilo de vida y tipo de alimentación. Cada tipo bacteriano tiene sus «preferencias culinarias». Si cambiamos drásticamente la forma de comer (por ejemplo, dejando de comer vegetales o aumentando el consumo de legumbres), podemos modificar los porcentajes de los filotipos de las bacterias en tan solo unos días. De la misma manera, las enfermedades pueden alterar la flora intestinal, y viceversa, las alteraciones en la flora intestinal pueden ser desencadenantes de enfermedades cerebrales.

Si no se ingieren suficientes proteínas, las bacterias proteolíticas *bacteroidetes* pasan bastante hambre. Si no se incorporan lácteos y productos fermentados, entonces las que estarán pasando necesidad serán las *actinobacterias*. Por otra parte, el consumo abundante de verduras y frutas, con escasa proteína animal aumenta el porcentaje de *firmicutes*.

En una ocasión en la que analizaron mi enterotipo intestinal se detectó que presentaba más firmicutes de lo normal. Se debía probablemente al exceso en la proporción de verduras que estaba consumiendo. Se corrigió en pocos días incorporando más proteínas, sobre todo procedentes de pescado y legumbres.

Otro aspecto a tener en cuenta es que los microorganismos alojados en el intestino no provienen únicamente de la comida. Están también en el ambiente en el que nos desenvolvemos. Por ejemplo, la microbiota de los niños de ambientes rurales es más variada y rica que la de los niños urbanos, que tienen menos acceso al suelo agrícola y al contacto con animales. La excesiva pulcritud y limpieza empobrece los microorganismos del intestino y nos hace más vulnerables a infecciones.

En la tabla siguiente se encuentran unas cifras promedio de las diferencias en las proporciones de microorganismos observadas según el tipo de dieta. La dieta óptima de referencia para el cerebro según los estudios es la mediterránea. Esta dieta es rica en vegetales, frutas, legumbres, cereales, semillas, moderada en pescados, lácteos, huevos y carnes magras y con baja cantidad de carnes rojas, grasas saturadas y azúcares refinados.

Las flechas en las barras de las dietas selectivas indican las desviaciones de los niveles de las bacterias en comparación con la dieta mediterránea, de acuerdo a los estudios efectuados en la actualidad. A medida que vaya progresando la investigación se irá perfilando y precisando esta información. También puedes acceder a información adicional sobre el efecto de las dietas selectivas en la microbiota en mi libro *Dale vida a tu cerebro*.

FILOTIPOS DE BACTERIAS DEL INTESTINO SEGÚN LA DIETA	
TIPO DE DIETA	**FILOTIPOS**
Dieta mediterránea (aceite de oliva, frutas, vegetales, cereales de grano entero, legumbres, frutos secos, consumo moderado de pescado, huevos, carnes magras, vino tinto, productos lácteos y carne roja)*	
Dieta occidental (refrescos, bollería y panadería industrial, zumos azucarados, carnes, embutidos, salchichas, quesos, fritos)	
Dieta paleolítica (proteínas de origen vegetal y animal, semillas, raíces y semillas ricas en fibra, bajo contenido en grasa total, ausencia de sal, lácteos, azúcares refinados y harinas)	

* La dieta mediterránea se considera neurosaludable y presenta adecuadas proporciones de microorganismos intestinales.

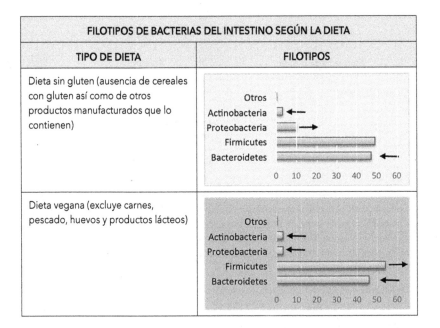

FILOTIPOS DE BACTERIAS DEL INTESTINO SEGÚN LA DIETA	
TIPO DE DIETA	**FILOTIPOS**
Dieta sin gluten (ausencia de cereales con gluten así como de otros productos manufacturados que lo contienen)	
Dieta vegana (excluye carnes, pescado, huevos y productos lácteos)	

Por otra parte, muchos estudios demuestran que en los casos de obesidad, autismo, alzhéimer, párkinson, degeneración de la mácula del ojo, trastornos de déficit de atención, diabetes tipo II y los procesos inflamatorios se detecta un aumento desproporcionado de *firmicutes* frente a *bacteroidetes*, y una disminución de actinobacterias (*Bifidobacterium*). A pesar de ello, estos datos hay que tomarlos con cautela ya que, en muchos casos, se han efectuado en animales de experimentación y deben contrastarse con los datos analizados en los humanos.

En la tabla a continuación se han resumido los datos disponibles procedentes de estudios clínicos efectuados en personas en los que se han asociado desequilibrios en los microorganismos del intestino con alteraciones del sistema nervioso. En ningún caso se debe considerar como parámetro exclusivo, sobre todo tratándose de enfermedades complejas en las que intervienen muchos factores distintos. Las flechas en las barras indican las desviaciones con respecto a los valores normales promedio.

ALTERACIONES DE LA MICROBIOTA INTESTINAL DETECTADAS		
Momento de la vida	**Filotipos**	😖
Obesidad infantil	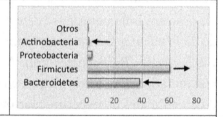	

Como indican los estudios efectuados en la población mundial que analizan el fenómeno obesogénico, la alimentación no es más que uno de los parámetros que intervienen. La paradoja de la desnutrición encubierta en la obesidad está altamente influenciada por numerosos factores ambientales, del contexto socioeconómico, culturales, genéticos y de estilo de vida.

De acuerdo a un estudio efectuado en una cohorte infantil de la población francesa, los tipos de bacteria particularmente afectadas en cada filo son:

- **Actinobacteria:** *Coriobacteriaceae* y *Collinsella*, que aumentan 3-4 veces su proporción.
- **Bacteroidetes:** *Prevotella* y *Bacteroidales*, que aumentan 2-3 veces su proporción.
- **Firmicutes:** *Lactobacillus*, *Blautia* y *Coprococcus*, que aumentan en 3-4 veces su proporción.

Obesidad en adultos	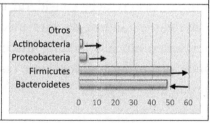

En el caso de la obesidad, se ha identificado una bacteria denominada *Akkermansia muciniphila* (*Verrucomicrobia*) que está disminuida en personas obesas frente a personas delgadas. Cuando se sigue una dieta para bajar peso y se incorpora esta bacteria se acelera el metabolismo de los azúcares y las grasas, lo que aumenta la reducción de peso y el síndrome metabólico de resistencia a la insulina. *Akkermansia* no es un remedio milagroso, sino complementario a otros factores genéticos, nutricionales, medioambientales, culturales y de estilo de vida.

Párkinson	

ALTERACIONES DE LA MICROBIOTA INTESTINAL DETECTADAS		
Momento de la vida	Filotipos	

Algunos estudios efectuados en pacientes con párkinson han encontrado una reducción en los niveles de bacterias *Prevotellaceae* (Bacteroidetes), *Lachnospiraceae* y *Coprobacillaceae* (Firmicutes). También un aumento de *Bacteroidaceae* y *Lactobacillus* (Bacteroidetes), *Clostridiaceae* (Firmicutes), *Bifidobacterium* (Actinobacteria) *Verrucomicrobiaceae* y *Enterobacteriaceae* (Proteobacteria). El exceso de Proteobacteria se asociaba a una mayor inestabilidad postural y dificultad de la marcha.

Cuando se trasplanta material fecal de pacientes con párkinson a ratones libres de gérmenes, estos reproducen los déficits motores de los enfermos.

Los trasplantes fecales a pacientes de párkinson se están ensayando en particular para combatir la infección por *Clostridium difficile*, común en estos pacientes.

Alzhéimer

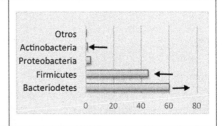

En algunas investigaciones se ha observado una alteración en los pacientes con alzhéimer de los niveles de *Bacteroides, Actinobacteria, Ruminococcus, Lachnospiraceae* y *Selenomonadales* (Firmicutes) frente a personas sanas.

Un estudio efectuado en 2016 en 30 enfermos de alzhéimer, tratados con una mezcla de *Lactobacillus acidophilus, Lactobacillus casei* y *Lactobacillus fermentum* (Firmicutes) y *Bifido bacteriumbifidum* (Actinobacteria) durante 12 semanas, demostró que las personas con alzhéimer que siguieron este tratamiento mejoraban los resultados en los test de memoria.

Otra investigación efectuada en 2018 con una mezcla de probióticos *Lactobacillus fermentum, Lactobacillus plantarum* y *Bifido bacteriumlactis* o *Lactobacillus acidophilus, Bifidobacterium bifidum* y *Bifidobacterium longum* demostró cierta mejoría en la actividad cognitiva de estos pacientes.

Autismo

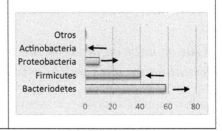

ALTERACIONES DE LA MICROBIOTA INTESTINAL DETECTADAS		
Momento de la vida	**Filotipos**	

En los diversos estudios efectuados en niños con autismo se ha encontrado un aumento del género *Clostridium*. Por otra parte, en un estudio efectuado con 33 niños con autismo se encontró que el tratamiento con un probiótico que contenía *Lactobacillus acidophilus, Lactobacillus casei, Lactobacillus delbruecki, Bifidobacterium longum* y *Bifidobacterium bifidum* durante seis meses mejoraba la capacidad comunicativa de estos menores. Sin embargo, hay que tener en cuenta que el espectro autista requiere un tratamiento con un abordaje a diferentes niveles además del posible desarreglo intestinal.

Depresión y ansiedad

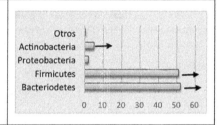

Como se comenta en el apartado posterior «Probióticos. No es oro todo lo que crece», se han investigado mezclas probióticas de bacterias, en particular de la fermentación láctica, que alivian ciertos síntomas de la depresión. En el caso de la ansiedad, se encontraron efectos beneficiosos en voluntarios que siguieron durante dos semanas un tratamiento con *Lactobacillus helveticus* y *Bifidobacterium longum.*

Anorexia nerviosa

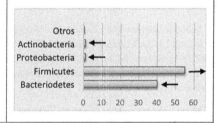

Se han observado en personas con anorexia nerviosa niveles más altos de *Verrucomicrobium, Bifidobacterium* y *Anaerotruncus,* así como niveles más bajos de *Roseburia.*

¿Qué se hace en la medicina y la ciencia actualmente para paliar estos desajustes?

Todavía queda mucho por saber y resolver. Actualmente, las estrategias más utilizadas son:

- Reponer la flora que falta con probióticos (bacterias vivas) y prebióticos (alimentos que promueven la proliferación de algunas bacterias intestinales beneficiosas).
- Eliminar las bacterias nocivas que están en exceso con antibióticos selectivos.
- Trasplantar la flora bacteriana de una persona sana a la persona con desequilibrios en las bacterias intestinales para contrarrestar la disbiosis (trasplantes fecales). Aunque parezca novedosa, esta práctica ya se efectuaba en China en el siglo IV. Se denominaba sopa amarilla y se usaba para corregir problemas intestinales y para otros remedios de la medicina tradicional china. Actualmente, estos trasplantes están en boga. Se están usando en obesidad, síndrome metabólico, trastornos intestinales (enfermedad de Crohn, colitis ulcerosa, síndrome del intestino irritable), trastornos psiquiátricos (autismo, párkinson, esclerosis múltiple y fatiga crónica) y enfermedades autoinmunes.
- Más vanguardista, y aún en vías de desarrollo, es identificar de manera específica los desajustes de bacterias según el perfil del intestino individual y reponer lo que falta específicamente.
- El «psicoanálisis gástrico», es decir, establecer terapias para mejorar el equilibrio de las bacterias intestinales con el objetivo de aliviar estados mentales patológicos. Sin embargo, estas técnicas precisan de un mayor conocimiento de los perfiles microbianos, sus interacciones y repercusión en la salud del cerebro.
- Como reflexión personal basada en mi experiencia investigadora, creo que es posible que también se apliquen algoritmos matemáticos para elucidar parámetros mixtos de metabolitos y microbioma. Se trataría del análisis del genoma de los microorganismos más predominantes en cada persona para conocer sus posibles desequilibrios. Ello requeriría reunir un conjunto de profesionales en microbiología, fisiología, genética, ecología, matemáticas, medicina, gastroenterología y biología para trabajar en equipos multidisciplinares.

¿Qué puedes hacer para mejorar la flora intestinal?

Un primer aspecto es conocer más al respecto, como estás haciendo en este momento. Lo ideal es que la microbiota sea muy variada y rica en aquellos microorganismos que contribuyen a su equilibrio, como es el caso de los LACTOBACILLUS (FIRMICUTES) y BIFIDOBACTERIUM (ACTINOBACTERIAS). A continuación, se describen algunos factores que pueden cambiar la microbiota intestinal. Algunos de los parámetros que se indican son inevitables según las circunstancias, pero conviene conocerlos porque pueden estar en el origen de ciertos desajustes que afectan al cerebro.

FACTORES QUE AFECTAN A LA MICROBIOTA INTESTINAL Y A LA SALUD CEREBRAL POR AÑADIDURA	
Enriquecen la microbiota	Empobrecen la microbiota
• Parto vaginal • Lactancia con leche materna durante al menos los primeros seis meses de vida • Modos de vida en contacto con la naturaleza • Consumo de alimentos naturales y fermentados • Factores que fortalecen nuestras defensas • Alimentación muy variada • Alimentos ricos en fibra alimentaria vegetal (ver comentario más abajo) • Equilibrio emocional, serenidad, buen humor • Horarios regulares de comidas • Alimentos con probióticos (ver párrafos posteriores)	• Parto por cesárea o parto prematuro • Lactancia con leches preparadas • Ambientes urbanos y asepsia • Consumo de alimentos esterilizados y ultraprocesados • Consumo elevado de antibióticos, antiinflamatorios, laxantes y antiácidos • Alimentación muy selectiva • Alimentos bajos en fibra alimentaria vegetal. • Alimentos azucarados y ricos en grasas saturadas • Estrés, ansiedad y agotamiento • Desajustes de horarios de las comidas • Picar entre horas • No hacer ejercicio físico

Pon fibra en tu mesa

La fibra alimentaria es una gran aliada de los microorganismos intestinales. Durante la prehistoria, nuestros antepasados consumían hasta 100 g de fibra al día a base de raíces, bayas, hortalizas, cereales y arroces sin modificar. Con el desarrollo de la industria agroalimentaria se redujo paulatinamente el consumo de fibra, lo que conlleva a un empobrecimiento de la microbiota intestinal.

¿SABÍAS QUE...?

La fibra insoluble no alimenta, pero modifica la composición bacteriana intestinal.

Hay dos tipos de fibra, la soluble y la insoluble. La primera es soluble en agua, y tiene una textura como gel o goma. La insoluble no se puede digerir por los humanos y es de textura más dura y correosa. Ambos tipos de fibra son necesarios para la salud intestinal. Incorporar fibra en abundancia a la dieta es un gran favor que le haces a los microorganismos del intestino. Se aconseja el consumo diario de al menos 25 gramos de fibra soluble e insoluble. Mejor tomarla con abundante agua.

A continuación se aportan algunas sugerencias sobre dónde encontrar fibra alimentaria en abundancia.

ALIMENTOS RICOS EN FIBRA SOLUBLE PARA ENRIQUECER LA MICROBIOTA INTESTINAL	
Tipo de alimento	Alimentos destacados (aportan más de 5 g de fibra en 100g)
Verduras, tubérculos y raíces	Alcachofas, espárragos, cebollas, puerros, raíz de achicoria, cardo, ajo, tupinambo, pataca, ágave, ñame, diente de león
Fructooligosacáridos (suelen usarse como edulcorantes naturales)	Inulina, goma arábiga, dextrina de trigo, polidextrosa
Frutas	Plátano, kiwi, ciruela, fruta de la pasión, higo, dátil, arándano, grosella, membrillo, manzana
Legumbres	Alubias, habas de lima, soja, guisantes*
Cereales, frutos secos y semillas	Psilio, salvado de trigo, avena, centeno, cebada, productos de grano integral, semillas de linaza, pistachos, anacardos, soja

* Los guisantes son, además, ricos en prebióticos como los galacto-oligosacáridos.

Respecto a la fibra insoluble, la encontramos abundantemente en la mayor parte de frutas, verduras, frutos secos, semillas y legumbres.

En la siguiente tabla se indican las cifras aproximadas de consumo de fibra diario recomendado según la edad. Si has seguido dietas escasas en fibra conviene ir con cautela antes de lanzarse a comer fibra en abundancia. Es preferible incrementar la cantidad de fibra paulatinamente para evitar provocar gases, inflamación y diarrea.

DOSIS DE FIBRA ALIMENTARIA RECOMENDADA	
Grupo de edad	Gramos diarios recomendados
Niños y niñas hasta los 3 años	15-19
Niños y niñas hasta los 8 años	20-25
Niños y niñas hasta los 13 años	26-31
Adolescentes hasta los 18 años	26-38
Hombres hasta los 50 años	35-38
Mujeres hasta los 50 años	22-25
Hombres de 51 años en adelante	30-35
Mujeres de 51 años en adelante	20-21
Durante el embarazo y lactancia	28-29

Probióticos. No es oro todo lo que crece

Los probióticos se han lanzado al mercado de consumo de manera arrolladora en poco tiempo. Probióticos es un término genérico para definir mezclas de bacterias vivas que colonizan nuestro cuerpo y cuya carencia puede acarrear anomalías en el organismo. Parecen ser la panacea frente a las infecciones, la inflamación intestinal, el estado anímico, los trastornos del sueño, la memoria y, en general, a todo lo relacionado con el bienestar del cerebro.

Las bacterias probióticas han demostrado su eficacia en el refuerzo del sistema inmune y en la mejora de algunas funciones cerebrales. No obstante, los probióticos no son el remedio para todo. Desde el punto de vista científico, aún se desconoce cómo actúan estas bacterias. Los estudios en seres humanos para efectos beneficiosos a cepas de bacterias concretas son muy reducidos.

Una investigación que causó bastante sorpresa se efectuó en 36 mujeres sin patologías que tomaron yogur con probióticos (BI-FIDOBACTERIUM ANIMALIS, STREPTOCOCCUS THERMOPHILUS, LACTO-BACILLUS BULGARICUS y LACTOCOCCUS LACTIS) durante cuatro semanas. Los resultados indicaron que estas mujeres, aun estando en buena forma física y mental, experimentaban un mejor estado anímico y reaccionaban con más entereza frente a imágenes de índole emotiva. Estos resultados no se reproducían con prebióticos (fructooligosacáridos) o con yogures de bajo contenido en grasa. Además, en las imágenes de resonancia magnética efectuadas, se observaba que en estas mujeres había ligeras diferencias en la conectividad de las regiones cerebrales relacionadas con las emociones y el proceso sensorial frente a aquellas que no habían tomado esta preparación láctea. Sin embargo, los datos con los que se cuenta son aún incompletos. Hay que pensar que se trata de un vasto mundo de miles de millones de especies que interaccionan entre ellas. Por otra parte, la mayoría de los probióticos no se clasifican como medicamentos, ni se rigen por la normativa farmacéutica. Por consiguiente, no se comercializan para tratar enfermedades, aunque se utilicen publicidades sugerentes para hacerlos atractivos al consumidor.

A continuación se indican de modo orientativo algunos probióticos de mezclas de bacterias que se encuentran disponibles en el mercado. Estas mezclas se basan en evidencias científicas que han demostrado beneficios para la salud en ensayos clínicos. Sin embargo, los estudios son todavía incompletos. Por otra parte, hay que tener en cuenta que cada persona tiene un enterotipo propio de acuerdo a un amplio rango de parámetros como su fisiología, genética, contexto medioambiental y estilo de vida. Los probióticos no son la salvación o el remedio para enfermedades tan complejas y multiparamétricas como el autismo o la depresión.

MEZCLAS BACTERIANAS CON PROPIEDADES BENEFICIOSAS PARA LA SALUD MENTAL	
Bacterias	**Efectos**
Bacteroidesinfantis y *Lactobacillus reuteri*	Mejora el autismo, reduce la ansiedad
Lactobacillus helveticus, Bifidobacterium longum, Bifidobacterium dentium, Bifidobacterium pseudocatenulatum, Bifidobacterium angulatum, Bifidobacterium adolescentis	Mejora la ansiedad, el estrés y la depresión
Lactobacillus helveticus; Bifidobacteriumlongum	Mejora los estados depresivos
Bifidobacterium animalis, Streptococcus thermophilus, Lactobacillus bulgaricus y *Lactococcus lactis*	Mejora el estado anímico
Bifidobacterium bifidum, Bifidobacterium lactis, Lactobacillus acidophilus, Lactobacillus brevis, Lactobacillus casei, Lactobacillus salivaris y *Lactobacillus lactis*	Mejora el estado anímico
Lactobacillus acidophilus, Lactobacillus casei, Lactobacillus fermentum y *Bifidobacterium bifidum*	Mejora los resultados en los test de memoria en pacientes con alzhéimer
Lactobacillus fermentum, Lactobacillus plantarum y *Bifidobacterium lactis* o *Lactobacillus acidophilus, Bifidobacterium bifidum* y *Bifidobacterium longum*	Mejora la actividad cognitiva de pacientes con alzhéimer
Bifidobacterium lactis, Lactobacillus acidophilus, Lactobacillus plantarum y *Lactobacillus lactis*	Mejora la intolerancia a la lactosa
Lactobacillus bulgaricus, Lactobacillus lactis, Lactobacillus rhamnosus, Bifidobacterium animalis lactis y *Streptococcus thermophilus*	Mejora la calidad del sueño

¿SABÍAS QUE...?

Los alimentos fermentados son una fuente de probióticos.

Hasta que la ciencia aporte datos suficientemente concluyentes para tener «probióticos a la carta» personalizados, siempre podemos recurrir a los alimentos fermentados que han existido en diversas culturas de manera tradicional. Antes de la era del frigorífico, los alimentos frescos se procesaban por fermentación láctica para poderlos conservar a largo plazo. La fermentación láctica es un proceso por el cual los microorganismos utilizan la glucosa de los alimentos para convertirlo en ácido láctico en ausencia de oxígeno.

Aquí tienes un listado de algunos alimentos con probióticos que contienen un variado surtido de microorganismos y han sido utilizados de manera tradicional en diferentes culturas. Muchos de los que se comercializan son pasteurizados, perdiendo durante el proceso una fuente importante de microbios vivos. En algunos casos puedes hacerlos tú mismo en casa. Es mejor combinarlos en la dieta para que proporcionen un efecto positivo en el intestino, y por ende en el cerebro. No hay una regla única, así que habrá que ir probando cuáles nos convienen mejor según la microbiota en cada caso.

ALIMENTOS ABUNDANTES EN PROBIÓTICOS
Col fermentada (chucrut, kimchi)
Kéfir (casero de preferencia)
Kombucha (bebida fermentada parecida al té)
Mantequilla
Miso (soja fermentada)
Nata agria
Quesos (frescos, requesón, azules, tipo brie, etcétera)
Tempeh (especie de pastel de la soja fermentada originario de Indonesia)
Tofu fermentado
Verduras fermentadas (pepinillo, cebolla, pepino, remolacha, brécol, zanahoria, pimiento, espárrago, alcachofa, apio, colinabo, rábano, etcétera)
Yogur natural sin aditivos

Las bacterias del intestino pueden influir
en el comportamiento.

Aún hay más respecto a la extraordinaria relación entre las bacterias del intestino y la mente. Un número creciente de investigaciones ha demostrado que las disbiosis intestinales afectan al estado de ánimo.

Uno de los primeros grupos de investigación que estudió estos aspectos fue el laboratorio liderado por Jeffrey Gordon en la Universidad de Washington. Observaron que ratones libres de gérmenes desde el nacimiento tenían una conducta temeraria en comparación con los ratones colonizados por bacterias. Por otra parte, exhibían una memoria inferior frente a aquellos colonizados por microorganismos. Otros experimentos sorprendentes demostraron que cuando los ratones libres de gérmenes eran inoculados con material fecal de ratones más agresivos experimentaban cambios en su comportamiento asumiendo una conducta más agresiva. Estos hallazgos demostraron que los trasplantes de la microbiota en ratones podían modificar su conducta y su comportamiento. Estos hallazgos, junto con muchos otros efectuados fundamentalmente en animales de laboratorio demuestran que las bacterias del intestino son la componente del cerebro que influye en algunos aspectos del comportamiento, al menos en animales de experimentación.

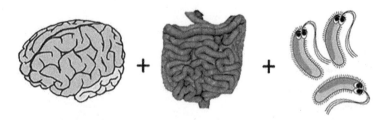

Figura 1.9 Toma buena nota: estos son los tres cerebros de tu vida. El principal dentro del cráneo, el segundo «visceral» y el tercero según las bacterias que habitan tus tripas.

Una de las influencias anímicas del «tercer cerebro» es la de producir hormonas y neurotransmisores que regulan funciones en las neuronas. De hecho, la microbiota es la mayor productora de estas moléculas en el organismo. Los neurotransmisores son las «palabras» que usan las neuronas para comunicarse entre ellas. Sin los neurotransmisores, las neuronas estarían mudas en la comunicación de recuerdos, aprendizajes y emociones. Fíjate en algunos ejemplos de cómo los tipos de bacterias participan en la producción de neurotransmisores.

NEUROTRANSMISORES QUE FABRICA LA MICROBIOTA PARA EL CEREBRO		
Tipo de bacteria intestinal	Sustancia química	Para qué sirve
Lactobacillus (Firmicutes) Bifidobacterium (Actinobacteria)	GABA	Visión Actividad motora Regula la ansiedad Regula la hiperactividad
Lactobacillus (Firmicutes)	Acetilcolina	Memoria Aprendizaje Movimiento y postura
Estreptococcus (Firmicutes) Enterococcus (Firmicutes) Escherichia (Proteobacteria)	Serotonina	Ánimo Comportamiento social
Bacillus (Firmicutes)	Dopamina	Motivación Recompensa Humor Actividad motora
Coprococcus y Dialister (Firmicutes)	DOPAC (metabolito de la dopamina)	Motivación Mejor calidad de vida mental
Bacillus (Firmicutes) Escherichia (Proteobacteria) Saccharomyces (Hongo)	Noradrenalina	Atención Alerta Respuesta ante situaciones de urgencia

Con toda esta información, las fronteras entre los tres cerebros se hacen más estrechas. ¿Quién fue antes, la microbiota, el cerebro o el intestino? Por orden cronológico en la evolución, los microorganismos son los veteranos, seguidos por el intestino. El más joven evolutivamente hablando sería el cerebro principal. Actualmente, el vínculo entre los tres es tan estrecho y complementario que van de la mano en la partitura de la orquesta que el cerebro dirige.

> **¿SABÍAS QUE...?**
>
> Las bacterias del intestino también están en las células del cerebro.

Si imaginar una relación tan intensa y determinante entre los tres protagonistas de esta historia ya es lo bastante complejo, aún más impactantes son los recientes hallazgos sobre esta relación. Unas investigadoras de Estados Unidos comunicaron a finales de 2018 que las bacterias abundantes del intestino (*FIRMICUTES, BACTEROIDETES* y *PROTEOBACTERIAS*) también se encuentran directamente en las células del cerebro. Concretamente, en las neuronas y en los astrocitos. Los astrocitos son células muy abundantes en el cerebro, que ejercen funciones muy importantes para la actividad metabólica y neuronal.

¿Cómo han llegado hasta el cerebro los microorganismos del intestino? ¿Qué funciones ejercen? ¿Son dañinos o beneficiosos? Son preguntas que están sin resolver, pero que, sin duda, amplían aún más el panorama de esta íntima relación.

El dibujo de los tres cerebros quedaría por ahora así:

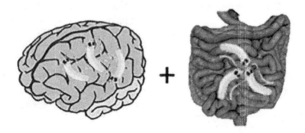

En el capítulo siguiente analizaremos los cambios que el vientre y el cerebro experimentan a lo largo de la vida.

2

Tu cerebro hace juego con tu vida

«Todo hombre puede ser, si se lo propone, escultor de su propio cerebro.»

SANTIAGO RAMÓN Y CAJAL,
Premio Nobel de Medicina (1906)

*L*a ciencia está aún empezando a desvelar las conversaciones que mantienen de manera constante el cerebro, el intestino y la microbiota intestinal. A lo largo de la vida estos tres «cerebros» también evolucionan y se influyen el uno al otro. Queda un mundo fascinante por descubrir, pero ya existen numerosas evidencias que demuestran que los desequilibrios en la microbiota intestinal son un desencadenante inicial de patologías futuras del cerebro.

Los principales cambios importantes del eje intestino-cerebro ocurren en los primeros años de nuestra vida, cuando se forja la impronta propia. A partir de los tres años de edad la microbiota se mantiene estable. Posteriormente, el cerebro sigue evolucionando durante la adolescencia (época en la que forjamos las habilidades sociales, la percepción de uno mismo y la gestión de las emociones). Los dos cerebros alcanzan un equilibrio durante la etapa adulta, si bien estamos expuestos a cambios por el tipo de dieta y estilo de vida. Por último, en la tercera edad, se observan de nuevo modificaciones tanto en los microorganismos del intestino como en el cerebro.

El cerebro durante el desarrollo y las etapas de la vida

Entre las primeras palabras que aprende el recién nacido están «mamá», «papá», «ajo» en el caso de muchos españoles (por razones que desconozco), y alguna palabra relacionada con «comer» o «hambre». El alimento determina nuestra vida desde sus inicios, hasta el punto de que evolucionaremos según lo que comamos. Aunque la alimentación responde a una necesidad fisiológica para cubrir las necesidades energéticas y estructurales, la comida es también el instrumento para satisfacer nuestros deseos. ¡Como si de una pasión amorosa se tratara!

En el alimento y la bebida encontramos consuelo, olvido, evasión, comunicación, placer, entusiasmo, euforia y hasta un efecto ansiolítico. Ingerir alimentos no es una labor únicamente para llenar el estómago y aportar nutrientes al organismo. Con la comida también buscamos llenar otros aspectos que nada tienen que ver con las necesidades fisiológicas.

84

¿SABÍAS QUE...?

El cerebro del recién nacido consume un 60 por ciento del total de la glucosa que ingiere.

CONSUMO DE GLUCOSA POR DÍA (GRAMOS POR KILO DE PESO)

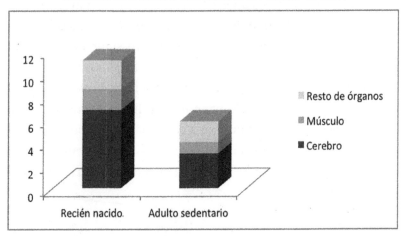

El cerebro consume unos 100 mg de glucosa por minuto, en particular los bebés. En este gráfico se representa una comparativa del consumo de glucosa en el cerebro, el músculo y otros órganos del cuerpo. Se puede comprobar el alto consumo de glucosa del cerebro en proporción a su peso.

Durante la etapa fetal empezamos a desarrollar lo que será nuestra propia microbiota. El feto recibe los primeros microorganismos de la madre a través de la placenta y se incorporan a lo que será su organismo. Es importante que la madre tenga la boca sana y sin infecciones durante el embarazo y que reduzca en la medida de lo posible el consumo de antibióticos o antiinflamatorios, ya que ello puede repercutir en la primera flora intestinal que recibe el retoño.

La formación del cerebro durante el desarrollo genera un alto coste metabólico

A partir del primer mes de gestación, proliferan las neuronas frenéticamente y se van ubicando en lo que será el futuro cerebro, siguiendo un programa perfectamente trazado. ¡El ritmo de divisiones de las neuronas alcanza en esta etapa el récord de 250.000 células producidas por minuto! Desde el quinto mes, el feto abre los ojos y está perfectamente dotado para recibir todo tipo de sensaciones. Nuestras primeras experiencias frente a percepciones variadas (sonidos, movimientos, tacto, etcétera) tienen lugar en la vida intrauterina. Por esta razón se sabe que incluso hereda de la madre el gusto por los sabores de las especias si esta las consume durante el embarazo.

La actividad de desarrollo genera un alto coste energético, y el feto consume un 60-70 por ciento de la energía total que recibe de la madre en forjar el cerebro. El coste energético total de un embarazo es de 72.000 kilocalorías, de las cuales 50.000 se habrán gastado en el cerebro de la nueva personita. En paralelo, consume una gran cantidad de oxígeno cuyo transporte requiere hierro. Algunos neurólogos comentan que las carencias de hierro en la madre durante el embarazo son uno de los factores determinantes del cociente intelectual ulterior del infante.

En el momento del alumbramiento, sobre todo si es por parto natural, el bebé recibe una avalancha de microorganismos provenientes de la boca, vagina, piel, intestino y leche de la madre. Si el parto es por cesárea, los estudios indican que la cantidad y variedad de microorganismos que recibe el recién nacido es muy inferior. Poco a poco irá enriqueciendo su flora intestinal con las primeras ingestas, en particular si se alimenta con leche materna. Esta leche es rica en carbohidratos de asimilación lenta y ácidos grasos de la serie omega que son esenciales para el desarrollo del cerebro del recién nacido. Se calcula que la leche materna contiene entre el 1 y el 3 por ciento de omega-3, siendo así la más rica en estos ácidos grasos dentro del reino animal.

Una vez instaladas en el intestino, las bacterias ayudan al recién nacido en sus primeras digestiones. A los tres o cuatro días del nacimiento, el perfil de microorganismos del intestino del bebé lactante se asemeja al calostro de la madre. Mientras tanto, el cerebro del recién nacido ya ha alcanzado el número de neuronas con el que gestionará todas las funciones que desempeña. Al nacer, el cerebro pesa aproximadamente 300 gramos y crece a un ritmo vertiginoso, ganando unos 25 gramos al día.

En esta gráfica se resume brevemente la evolución del peso del cerebro con la edad. En la etapa adulta suele pesar entre 1,3 kg y 1,5 kg de peso, aunque varía ligeramente en proporción al peso corporal.

AUMENTO DE PESO DEL CEREBRO CON LA EDAD

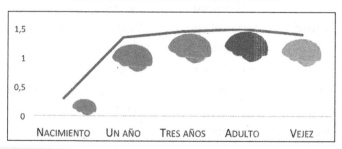

Al cumplir dos años, el bebé tiene un 90 por ciento del total del peso cerebral, mientras que el peso total de su cuerpo dista mucho de ser el definitivo. Lo que más desarrolla en esta etapa es lo que se llama «**sustancia blanca**». La sustancia blanca hace referencia a las conexiones entre las neuronas para establecer una red propia. En este inmenso circuito neuronal se almacenan paulatinamente los recuerdos, aprendizajes, sensaciones, emociones y los acontecimientos y experiencias que estimulan y forman la red neuronal. La colonización de microorganismos en esta etapa es crítica debido al alto consumo energético que el cerebro exige. Estos nuevos habitantes del intestino del bebé ayudan a la digestión de los primeros alimentos sólidos.

Hacia los tres años de edad, la microbiota ya es bastante similar al perfil propio que se tendrá en la época adulta, y el cerebro alcanza su tamaño definitivo.

En paralelo, en estos primeros años, de acuerdo a la alimentación y estilo de vida, desarrollamos una comunidad bacteriana variada que perdura. Con el progreso microbiano, se desarrolla el sistema inmune y se genera un sistema metabólico estable. Este periodo de impronta de lo que será nuestra microbiota intestinal es crítico.

¿SABÍAS QUE...?

En la primera infancia necesitamos ingerir al día el doble de proteínas que en la etapa adulta.

Para que la microbiota sea abundante y variada deben incorporarse paulatinamente una amplia gama de nutrientes provenientes de las verduras, frutas y zumos de frutas naturales, pescado, cereales (de grano entero y sin azúcar añadido), legumbres, lácteos, huevos y proteína animal. De esta manera, la microbiota intestinal será equilibrada y el cerebro se nutrirá adecuadamente para su desarrollo y mantenimiento. Si la dieta es vegana es fundamental incorporar suplementos de vitamina B12. Esta vitamina se encuentra fundamentalmente en proteínas de origen animal y muy escasamente en productos vegetales. También es fundamental la incorporación diaria de grasas omega-3 (ALA, EPA y DHA). Como se comentó en el apartado «El cerebro es selectivo con la comida», gran parte de los omega-3 esenciales apenas se consiguen a partir de granos y semillas.

Cuando la colonización de microorganismos intestinales llega a un equilibrio durante la infancia, permanece estable a lo largo de la vida en condiciones normales. Mientras tanto, nuestro cerebro sigue desarrollándose. Ya no aumenta de peso, pero se va consolidando y aumentan las conexiones entre las neuronas (la sustancia blanca). Este desarrollo de la compleja red neuronal se continúa efectuando durante la adolescencia y la juventud. Durante la adolescencia se van forjando las habilidades sociales, la gestión de las emociones, la percepción de uno mismo y la interacción con el entorno. Estos aspectos se comentan más ampliamente en el «Plan para el cerebro en desarrollo», en el capítulo 3: «Entrenamientos neurofuncionales para cada cerebro».

La madurez del cerebro humano se alcanza hacia los 25-30 años de edad. En ese momento, la microbiota intestinal también mantiene una composición más o menos estable, si bien se verá alterada por los diversos factores que ya se han mencionado antes (tratamientos con antibióticos o antiinflamatorios, cambios en el tipo de dieta, estrés nervioso, vida sedentaria).

¿SABÍAS QUE...?

El estrés nervioso se relaciona con un menor volumen cerebral.

El estrés nervioso puede provocar cambios en los niveles de cortisol. El cortisol es una hormona (hormona del estrés) que producimos diariamente y cuyos niveles aumentan en situaciones de emergencia. Cuando las personas sufren un estrés excesivo y prolongado producen más cortisol, lo que se ha correlacionado con una pérdida de neuronas, menos memoria y baja capacidad de atención. El estrés puede ser una de las causas de que el cerebro merme sus facultades.

La vulnerabilidad al estrés diario parece ser particularmente nociva en el cerebro de las personas mayores. Cuando se ejerce una mala gestión del impacto de acontecimientos cotidianos (un atasco de tráfico o una larga cola en el supermercado cuando hay prisa) se puede generar una reacción de estrés. Se sabe que en particular en personas mayores de 70 años, el agobio y la angustia merman las capacidades cognitivas y de la memoria. En realidad no es el acontecimiento estresante el que contribuye al declive mental, sino la manera en la que cada persona responde. En otras palabras, no es la cola del supermercado la causante de los fallos cerebrales, sino el efecto emocional que genere. Por tanto, es preferible que la próxima vez que te encuentres en un atasco en hora punta pongas música y disfrutes relajadamente de la canción que escuches. Tu memoria te lo agradecerá.

Con el envejecimiento, se producen ligeros cambios a nivel cerebral, como son la pérdida de algo de peso, detrimento en las conexiones neuronales, menor vascularización del cerebro que ralentiza el riego sanguíneo y un mayor aumento del estrés oxidativo. Como se comentó en el capítulo 1, el estrés oxidativo se produce como consecuencia de la acumulación de productos reactivos derivados de la respiración que pueden resultar tóxicos. Aunque todavía está poco estudiado, el envejecimiento también modifica el intestino. Se sabe que se alteran los niveles de las bacterias intestinales, se debilita la mucosa intestinal (haciendo el intestino más permeable) y puede producirse inflamación intestinal crónica.

En la tabla siguiente se resumen de manera general las modificaciones que experimentan el cerebro, el intestino y los microorganismos en el transcurso de la vida.

EVOLUCION DEL CEREBRO Y EL INTESTINO EN EL TRANSCURSO DE LA VIDA		
Momento de la vida	Cerebro	Intestino y microbiota intestinal
Etapa fetal	• Se producen 250.000 células en el cerebro por minuto. • A partir del quinto mes de desarrollo percibimos todo tipo de sensaciones.	• El tubo digestivo se desarrolla desde la quinta semana de gestación. • Aunque se desconozca, algunos microorganismos de la madre pasan al tubo digestivo del feto a través de la placenta.
Bebé	• El cerebro pesa unos 300 gramos. • Engorda unos 25 g al día.	• En el parto se coloniza el intestino del bebé con bacterias de la madre. • La flora intestinal se enriquece con muchos tipos distintos de bacterias, sobre todo si el bebé se alimenta con leche materna.
Tres años	• El cerebro alcanza su peso definitivo.	• La microbiota intestinal es muy variada y similar a la del adulto • Aumenta el número de células del intestino. • La mucosa intestinal aumenta de grosor.
Adolescencia y etapa juvenil	• Aumento de las conexiones entre las neuronas. • Consolidación de la red neuronal.	• La microbiota intestinal es similar a la del adulto. • Se mantiene el perfil de los distintos tipos de bacterias estable.
Adulto con dieta omnívora	• La estructura del cerebro se mantiene estable. • Hay ligeras modificaciones en la red neuronal con los nuevos estímulos y aprendizajes.	• La microbiota intestinal se mantiene estable (ver el apartado «Bichos bien alimentados para un cerebro feliz» del capítulo 1). • La microbiota intestinal puede sufrir alteraciones según la dieta, el estilo de vida y el consumo de fármacos.
Tercera edad con dieta omnívora	• El cerebro puede perder algo de peso. • La red neuronal se puede reducir. • La circulación sanguínea se puede ralentizar.	• La microbiota intestinal se mantiene estable. • La microbiota intestinal se modifica ligeramente (aumenta la proporción de firmicutes). • El intestino se hace más permeable. • Inflamación intestinal crónica leve.

El cerebro en la transición hormonal femenina

«Pasé más de la mitad de mi vida preocupado por cosas que jamás iban a ocurrir.»

WINSTON CHURCHILL

Confieso que en mi etapa adolescente quería ser del género masculino. En aquel entonces era jugadora de baloncesto y mi mayor anhelo era hacer mates. Era consciente de que siendo una chica de 1,84 metros de altura me iba a costar conseguirlo, y pensaba que si hubiera sido chico quizá sería más alta y más fuerte. Nunca durante mi etapa baloncestística conseguí hacer mates, aunque con el tiempo descubrí que ser mujer era muy gratificante.

Las mujeres disponemos de un tesoro hormonal (estrógenos y progesterona) que ejercen un sinfín de funciones maravillosas. Se suele pensar en las funciones clásicas de las hormonas sexuales relacionadas con el desarrollo de los órganos sexuales y de la libido. Sin embargo, las hormonas sexuales femeninas ejercen acciones en una variedad de órganos como el corazón, los vasos sanguíneos, el intestino, los huesos, la piel y, como no podía ser de otra manera, el cerebro.

En la tabla siguiente se indican algunas funciones que desempeñan las hormonas sexuales femeninas en el cerebro.

91

ALGUNAS FUNCIONES DE LAS HORMONAS FEMENINAS EN EL CEREBRO
• Apetito sexual.
• Relaciones afectivas.
• Protección de las neuronas frente a lesiones.
• Fomento del riego sanguíneo.
• Contribución a la memoria, capacidad cognitiva y lingüística.
• Equilibrio anímico.
• Sueño.
• Termorregulación.
• Transporte de la grasa funcional al cerebro.
• Regulación de la actividad metabólica y de la producción de insulina.

Hacia los 45-50 años de edad, los estrógenos y la progesterona empiezan a reducir sus niveles como consecuencia de una menor producción en los ovarios. Esta fase se denomina «perimenopausia» y puede alargarse durante unos años. Hacia los 55-60 años, los niveles de estas hormonas están bajos en la sangre, pudiendo producir cambios fisiológicos significativos.

> **¿SABÍAS QUE...?**
>
> Los cambios hormonales que ocurren durante la etapa menopáusica pueden provocar modificaciones en el cerebro.

Como consecuencia de estos cambios hormonales, el 70 por ciento de las mujeres afirma sufrir los síntomas de la menopausia que cursan con sofocos, problemas cardiovasculares, hipertensión, fragilidad en los huesos y alteraciones a nivel mental y anímico.

SÍNTOMAS COMUNES DE LA MENOPAUSIA A NIVEL CEREBRAL
• Pérdida del apetito sexual.
• Mayor riesgo de enfermedades neurodegenerativas (alzhéimer, párkinson).
• Mayor tensión sanguínea cerebral.
• Sensación de pérdida de memoria transitoria («lagunas mentales») y aturdimiento.
• Sensación de merma en las habilidades lingüísticas («se me olvidan palabras sencillas»).
• Cambios de humor.
• Tendencia a la melancolía y al estado anímico bajo.
• Ansiedad.
• Insomnio.
• Sofocos y desequilibrios en la termorregulación corporal.

A los 60 años una mujer está en la flor de la vida y, de acuerdo a las estadísticas, tiene por delante al menos otros 25 años más que vivir felizmente. El reto está en conseguir un bienestar general con niveles más bajos de estrógenos y progesterona. Para ello no hay remedios milagrosos, pero una buena forma de buscar soluciones a la medida de cada organismo es conociendo mejor cuáles son los síntomas.

No hay que alarmarse. Esta etapa no tiene por qué ser tan catastrófica como parece. Tanto el cerebro como los microorganismos del intestino siguen produciendo estrógenos. Los estrógenos que produce el cerebro se denominan neuroesteroides y participan en funciones para la protección neuronal y para salvaguardar las funciones cognitivas. Como investigadora, he estudiado algunos de los aspectos beneficiosos que ejercen los neuroesteroides para las neuronas, contribuyendo a su funcionalidad y estabilidad. Por otra parte, hay mujeres que acuden a tratamientos con estrógenos de plantas. Hay una gran variedad de terapias alternativas en hierbas medicinales y remedios de fuentes naturales que pueden aliviar estos síntomas.

Durante la menopausia es preferible ocuparse más que preocuparse, y probar aquellas fórmulas que van mejor para cada tipo de mujer. Conocer los posibles síntomas de la menopausia en el cerebro e identificándolos en cada caso permite un mejor abordaje y gestión de los mismos. Por encima de cualquier preocupación, recuerda la famosa frase de Winston Churchill: «Pasé más de la mitad de mi vida preocupado por cosas que jamás iban a ocurrir».

Las buenas noticias son que hay tres componentes sencillos y eficaces que están al alcance de cada mujer:

1. Hacer ejercicio físico de manera regular.
2. Alimentarse adecuadamente.
3. Mantener una actitud positiva.

Las investigaciones neurocientíficas han demostrado que con tan solo un cambio a la dieta mediterránea basada en verduras, frutas, legumbres, granos y semillas, y lácteos, pescado y carne magra con moderación, combinado con ejercicio físico moderado diario se puede retrasar la aparición de enfermedades neurodegenerativas hasta en 10 años.

¿SABÍAS QUE...?

Los fitoestrógenos son hormonas vegetales que se usan para aliviar los síntomas de la menopausia.

Uno de los complementos alimenticios más popular se basa en incorporar alimentos ricos en **fitoestrógenos**. Los fitoestrógenos son sustancias naturales que producen muchas plantas y que emulan la actividad estrogénica de los seres humanos. Se clasifican en distintos grupos según la estructura molecular y son abundantes en distintos tipos de vegetales, legumbres y frutas. La ingesta de fitoestrógenos también interacciona con el segundo y tercer cerebro, ya que la microbiota intestinal contribuye a la gestión de los estrógenos que ingerimos y reabsorbemos. Los microorganismos del organismo representan un gran aliado para nuestra salud hormonal, hasta el punto de que las disbiosis (desequilibrios) intestinales afectan al equilibrio hormonal.

La incorporación de estrógenos de plantas es más eficaz si se efectúa antes de la menopausia para que las células del organismo dispongan todavía de la maquinaria molecular necesaria para responder a la terapia sustitutiva. En una mujer con menopausia ya avanzada los efectos positivos serán menos evidentes. Por otra parte, es mejor variar las fuentes de fitoestrógenos y no abusar de su consumo, ya que el exceso podría tener efectos adversos como aumentar el riesgo de endometriosis. Además, conviene combinarlos de fuentes distintas y dejar periodos de descanso (unos días al mes) para que sea más similar a los ciclos naturales hormonales de la mujer.

En la tabla a continuación se indican algunos alimentos y plantas medicinales beneficiosos durante la perimenopausia y menopausia. También encontrarás mucha información sobre remedios naturales para sobrellevar la menopausia en el libro de mi amigo Xevi Verdaguer, *Transforma tu salud*. Hay que tener en cuenta que estos complementos nutricionales no son paliativos, es decir, no curan un síntoma de manera milagrosa. Nuestro organismo es muy complejo y condicionado por un sinfín de factores genéticos, fisiológicos, medioambientales y de estilo de vida. Sin embargo, conviene conocerlos, ya que forman parte de la medicina tradicional y, sin duda, han beneficiado a muchas mujeres a lo largo de la historia.

ALIMENTOS Y PLANTAS PARA LA TRANSICIÓN HORMONAL DE LA MENOPAUSIA		
Fitoestrógeno	Dónde encontrarlos	Qué alivia o mejora
Isoflavonas	• Legumbres (lentejas, alubias, garbanzos). • Productos a base de soja (tofu, brotes, leche, harina, sémola, miso). • Semillas y frutos secos (sésamo, cacahuetes). • Bebidas (cerveza, infusión de trébol rojo).	• Mejoran los efectos adversos de la menopausia en general. • Mejoran la retención de líquidos.
Carotenoides*	• Frutas de color naranja y amarillento (papaya, melocotón, naranja, mandarina, mango, albaricoque, melón).* • Verduras (calabaza, batata, pimiento rojo, zanahoria, tomate, maíz). • Especias (pimentón, paprika, canela).	• Retrasan el deterioro de los ovarios. • Mejoran la capacidad antioxidante, es decir, la eliminación de los residuos oxidativos. • Mejoran la circulación.
Lignanos	• Semillas (lino, sésamo). • Frutas (fresa, albaricoque, cereza, pera, manzana, granada). • Verduras (zanahoria, hinojo, brécol, coliflor, coles de Bruselas, col, lombarda, cebolla, puerro, ajo). • Aceites (oliva, girasol sin refinar). • Bebidas (cerveza a base de lúpulo, bourbon a base de maíz, té verde, infusión de lúpulo).	• Mejoran los efectos adversos de la menopausia en general (sofocos, alteraciones del sueño e irritabilidad).

95

* Los carotenoides (en particular la beta-criptoxantina de color naranja) contribuyen al mantenimiento saludable de los ovarios y ralentizan su envejecimiento.

ALIMENTOS Y PLANTAS PARA LA TRANSICIÓN HORMONAL DE LA MENOPAUSIA		
Fitoestrógeno	**Dónde encontrarlos**	**Qué alivia o mejora**
Estilbenos	• Frutas (uvas –en particular en la piel y la semilla–, fresas, arándanos, grosellas, moras).* • Cacahuetes. • Cacao.	• Alivian los efectos adversos de la menopausia en general. • Mejoran la capacidad antioxidante, es decir, la reducción de los residuos oxidativos. • Mejoran la circulación sanguínea. • Mejoran la salud de la piel.
Cumestanos**	• Legumbres (guisantes, alubias, soja). • Especias (clavo).	• Mejoran los efectos adversos de la menopausia en general. • Mejoran el equilibrio del tracto intestinal.
Otras plantas y sustancias	**Dónde encontrarlos**	**Efecto beneficioso**
Angélica China (*Angélica sinensis*)	• Herbolarios, tiendas naturistas, farmacias y parafarmacias.	• Mejora el ánimo y aumenta la libido.
Cimicifuga (*Cimicifugaracemosa*)	• Herbolarios, tiendas naturistas, farmacias y parafarmacias.	• Previene el insomnio, la melancolía, la ansiedad y los sofocos. • Alivia los dolores de la menstruación.
Extracto de polen	• Herbolarios, tiendas naturistas, farmacias y parafarmacias.	• Mejora los sofocos y los golpes de calor.
Ginseng (*Panax ginseng*)	• Herbolarios, tiendas naturistas y parafarmacias.	• Aumenta el apetito sexual. • Reduce los sofocos. • Equilibra la flora intestinal.

96

* Los arándanos y las fresas se consideran superalimentos para el cerebro. Son potentes antioxidantes y protegen a las neuronas frente a daños oxidativos.

** El cumestrol (cumestano) es un potente protector frente al envejecimiento de la piel producido por la luz ultravioleta.

ALIMENTOS Y PLANTAS PARA LA TRANSICIÓN HORMONAL DE LA MENOPAUSIA		
Otras plantas y sustancias	**Dónde encontrarlos**	**Efecto beneficioso**
Hierba de San Juan (*Hipericumperforatum*)	• Herbolarios, tiendas naturistas, farmacias y parafarmacias.	• Mejora el ánimo y los cambios de humor. • Alivia la ansiedad y el decaimiento. • Reduce el insomnio.
Jalea real	• Herbolarios, parafarmacias y tiendas naturistas.	• La royalactina (proteína abundante en la jalea real) fomenta la generación de nuevas neuronas.
Jengibre	• Establecimientos de alimentación, parafarmacias y tiendas naturistas.	• Mejora la circulación sanguínea. • Equilibra la flora intestinal. • Aumenta el apetito sexual.
Lúpulo (*Humuluslupulus*)	• Herbolarios, tiendas naturistas y parafarmacias.	• Alivia el nerviosismo y la ansiedad. • Reduce el insomnio.
Melatonina	• Herbolarios, tiendas naturistas, farmacias y parafarmacias.	• Alivia el cansancio. • Induce al sueño. • Mejora la calidad del sueño. • Antioxidante.
Onagra (aceite) (*Oenotherabiennis*)	• Herbolarios, tiendas naturistas, farmacias y parafarmacias.	• Alivia los trastornos durante la menstruación. • Mejora la hidratación de la piel.
Pasiflora (*Passifloraincarnata*)	• Herbolarios, tiendas naturistas, farmacias y parafarmacias.	• Reduce la ansiedad y el nerviosismo. • Alivia el insomnio.
Polygonumjaponicum	• Herbolarios, tiendas naturistas, farmacias y parafarmacias.	• Mejora la circulación sanguínea y la sensación de bienestar. • Antioxidante.
Rhodiola (*Rhodiola rosea*)	• Herbolarios, tiendas naturistas, farmacias y parafarmacias.	• Irritabilidad, nerviosismo, trastornos del sueño.

ALIMENTOS Y PLANTAS PARA LA TRANSICIÓN HORMONAL DE LA MENOPAUSIA		
Otras plantas y sustancias	Dónde encontrarlos	Efecto beneficioso
Safranal (del azafrán)	• Herbolarios, tiendas naturistas, farmacias y parafarmacias.	• Mejora el desánimo. • Alivia los sofocos.
Salvia (Salvialavandulifolia)	• Herbolarios, tiendas naturistas, farmacias y parafarmacias.	• Alivia los sofocos. • Alivia los trastornos digestivos. • Mejora la sequedad vaginal.
Trébol rojo (Trifolium pratense)	• Herbolarios, tiendas naturistas, farmacias y parafarmacias.	• Mejora los efectos adversos de la menopausia en general.
Tribulusterrestris	• Herbolarios y tiendas naturistas.	• Aumenta el apetito sexual. • Mejora el ánimo.
Valeriana (Valeriana officinalis)	• Herbolarios, tiendas naturistas, farmacias y parafarmacias.	• Alivia el nerviosismo, ansiedad, alteración del ánimo, irritabilidad, inquietud. • Mejora los trastornos del sueño.

En la etapa de transición hormonal en la mujer es particularmente importante que pongamos atención a lo que comemos. Cada mujer conoce su organismo mejor que nadie, pero a veces nos olvidamos de su lenguaje y comunicamos poco con el cuerpo. Conviene dedicarle una escucha particular con observación, cariño y atención plena. En esta tarea la mente es la gran aliada, por lo que es necesario tener el cerebro en plena forma. Esta relación es doble: la escucha y atención al cuerpo mejora el estado mental y alivia pensamientos negativos. Estas son algunas pautas a adoptar que pueden aportar mayor bienestar para el cerebro.

PAUTAS ALIMENTARIAS PARA EL BIENESTAR DE LA MUJER	
¿Qué hacer?	**¿Por qué?**
• Beber líquido en abundancia (al menos 2 litros de agua al día).	• El cerebro es extremadamente sensible a la deshidratación.
• Tomar fibra soluble e insoluble (consulta «Pon fibra en tu mesa» del capítulo 1).*	• Contribuye al equilibrio de la microbiota y la salud cerebral.
• Tomar una dieta rica en polifenoles abundantes en verduras y frutas (consulta «El cerebro gasta mucho, pero se lo merece» en el capítulo 1).	• Contribuyen al intestino saludable. • Mejoran la salud emocional. • Previenen de enfermedades neurodegenerativas.
• Tomar alimentos ricos en ácidos grasos poliinsaturados (omega) (ver el apartado «El cerebro es selectivo con la comida» en el capítulo 1).	• Son esenciales para la actividad del cerebro y el equilibrio anímico.
• Aumentar el consumo de alimentos ricos en fitoestrógenos.	• Ayudan a mejorar la transición hormonal de la menopausia.
• Tomar legumbres con frecuencia (dos veces en semana, por ejemplo).	• Las legumbres aportan fibra, carbohidratos de asimilación lenta, microminerales y vitaminas esenciales para el cerebro.
• Tomar alimentos ricos en calcio y hierro (recuerda que las hierbas aromáticas son ricas en estos componentes).	• En esta etapa se puede tener carencia de calcio y de hierro, lo que induce fatiga mental y ralentización de la actividad intelectual.
• Tomar alimentos ricos en vitamina D (ver la tabla «Alimentos necesarios para la charla neuronal», en el capítulo 1).	• En esta etapa se pueden experimentar carencias de esta vitamina. También puedes tomar media hora de sol al día sin protector solar.
• Hacer algún ayuno ocasional (saltarse alguna comida o comer poco, si tu salud te lo permite). Consulta previamente con tu médico.	• El ayuno y las dietas hipocalóricas mejoran el rendimiento intelectual y estimulan los sentidos.
• Evitar comer entre horas.	• Comer entre horas perjudica la memoria y aumenta la ansiedad.

99

* La fibra insoluble en exceso puede generar un bloqueo en la absorción de calcio, por lo que conviene no abusar. Además, algunos productos ricos en fibra, como el salvado de trigo, contienen ácido fítico que impide la absorción de calcio.

PAUTAS ALIMENTARIAS PARA EL BIENESTAR DE LA MUJER	
¿Qué hacer?	¿Por qué?
• Evitar comer alimentos duros o que requieran mucha masticación.	• El exceso de masticación aumenta el estrés y el nerviosismo, y reduce la actividad memorística.
• No tomar más de una copa de vino al día (tinto de preferencia por el mayor contenido en antioxidantes naturales) o una cerveza.	• El alcohol es tóxico para las neuronas y los nervios y desequilibra la microbiota. • Además, altera los niveles de las hormonas sexuales femeninas.
• No tomar más de dos tazas de café al día (evitar tomarlas por la tarde ya que pueden empeorar el sueño).	• Tomar más de dos tazas de café al día genera ansiedad, adicción y fatiga mental.
• Evitar el consumo de azúcares refinados y grasas saturadas (ver el apartado «El cerebro es selectivo con la comida» en el capítulo 1).	• El azúcar refinado es neurotóxico y deteriora la actividad intelectual y emocional. • Las grasas saturadas en exceso generan procesos inflamatorios y desequilibran la flora bacteriana.

100

Las etapas menopáusicas no son siempre fáciles de sobrellevar. En particular en sus inicios, cuando se experimentan en el cuerpo cambios fisiológicos que modifican el equilibrio. Se puede tener tendencia al nerviosismo, malestar y baja autoestima. No obstante, identificando los cambios experimentados e incorporando los paliativos más útiles se puede conseguir que esta etapa sea gratificante y enriquecedora. Eres tu mejor amiga para ayudarte a sentirte bien. ¡La vida continúa con nuevos horizontes!

En el apartado «Plan para afrontar la menopausia» del capítulo 3 podrás acceder a información sobre tipos de nutrición y estilo de vida que contribuyen a aliviar los síntomas de esta transición femenina.

El cerebro se adapta a los cambios

El bienestar que no existe en tu vida, no existirá en tu mente.

Uno de los aspectos más genuinos del cerebro humano es su extraordinaria capacidad de adaptación al medioambiente. Muchas veces centramos una mejor salud cerebral en la nutrición o los ejercicios mentales. Comer bien es sin duda un complemento esencial para tener una cabeza sana, no obstante, tan solo comiendo de forma adecuada no conseguiremos la mejor cabeza. Como complemento fundamental para alcanzar el rendimiento máximo y más gratificante de nuestra maravillosa mente, y la mejor armonía en nuestras emociones, necesitamos que el placer de la buena mesa neurosaludable venga acompañado por un estilo de vida adecuado.

¿SABÍAS QUE...?

Según los estudios recientes, el cociente intelectual está reduciéndose a los niveles en la población de hace un siglo.

101

Un ejemplo de que nuestro intelecto está cambiando a pasos agigantados se basa en el hecho de que los test para medir el cociente intelectual que se han utilizado durante décadas ya no son eficaces en los últimos 30 años.

Aunque durante el siglo xx, los registros sobre el cociente intelectual indicaban un aumento paulatino en las puntuaciones de la población, los últimos estudios efectuados indican que esa tendencia está cambiando. La inteligencia humana cambia a gran velocidad. En este sentido, un estudio efectuado en más de medio millón de jóvenes noruegos ha demostrado que rinden hasta 7 puntos menos en los test de inteligencia que sus antecesores de hace 30 años. En otros países como Reino Unido, Alemania o Francia se detectan también niveles ligeramente inferiores de cociente intelectual.

Algunos expertos consideran que este fenómeno se explica en parte por los cambios en los factores ambientales generados por las nuevas tecnologías y los hábitos en las personas. Por una parte, se han efectuado cambios en los sistemas educativos con una reducción en el tiempo de lectura y escritura, en los métodos de razonamiento, en los ejercicios de cálculo matemático y memorístico, en la comprensión lingüística, las habilidades comunicativas y en general las estrategias intelectuales para alcanzar objetivos personales. A cambio, nos apoyamos en las nuevas tecnologías para actividades que antes se hacían con la mente. El cerebro humano está cambiando aceleradamente la forma de activarse y funcionar, adaptándose a la creciente complejidad del medio audiovisual (dispositivos electrónicos, estímulos externos simultáneos, inmediatez de la información, simultaneidad en las tareas, etcétera). Por añadidura, ha incrementado enormemente el índice de distracción, ya que cambiamos constantemente nuestro foco de atención plena, lo cual conlleva una reducción en la capacidad de concentración en una tarea intelectual muy exigente. Se calcula que se consulta el teléfono móvil cada 10-15 minutos aproximadamente, lo que deja muy poco margen para un ejercicio intelectual prolongado que requiera la máxima atención. Así que es probable que haya que actualizar los test de inteligencia que en épocas anteriores estaban basados en habilidades del intelecto que ya no se usan de la misma manera.

El cerebro humano tiene una extraordinaria capacidad para adaptarse a los cambios externos según los estímulos. Por ende, el cerebro humano tiene la capacidad de generar nuevas neuronas (**neurogénesis**) en todas las etapas de la vida. Si bien no hay una fórmula mágica ni única para todos los cerebros, un número creciente de estudios científicos demuestran que existen muchas formas distintas de inducir neurogénesis, en particular en áreas relacionadas con la memoria.

Por consiguiente, es primordial que tengamos en cuenta algunas pautas de vida para tener un cerebro joven y saludable. Por otra parte, algunos hábitos intoxican nuestro cerebro y lo enferman. A continuación se exponen los hábitos más significativos a los que conviene prestar atención para tener un mejor cerebro.

Hábitos favorables	Hábitos desfavorables
Ejercicio físico de 30-60 minutos durante 2-3 veces por semana	Ejercicio físico muy esporádico o inexistente
Gimnasia mental y estímulos nuevos	Aburrimiento, rutina y hastío
Dormir entre 7-9 horas al día. Si se duerme menos por la noche, puedes dormir la siesta (30-90 minutos)	Dormir menos de siete horas al día de manera regular
Las relaciones sociales y afectivas, las actividades en grupo, la comunicación, el altruismo y la generosidad*	El aislamiento social, la hostilidad, la codicia
La meditación, la introspección, el ensoñamiento, la espiritualidad, la autoestima	La ansiedad, la excesiva autoexigencia, el estrés
Los nuevos retos y estímulos, las actividades inusuales que salgan de la zona de confort	Pautas rutinarias, no exponerse a nuevos retos, no explorar otras facetas de la personalidad de cada persona

* Se ha demostrado científicamente que los actos de generosidad reducen el estrés y la ansiedad. Son sinónimo de salud cerebral.

No solo de actividad intelectual vive el cerebro

Antes de la era del motor, la mayor parte de la historia del ser humano estuvo ligada al ejercicio físico como parte de su existencia. Por consiguiente, el cerebro evolucionó en base a esa premisa: gestionar un cuerpo inminentemente activo. La tendencia ha cambiado en el último siglo, y hacer ejercicio se ha convertido en una elección personal.

El ejercicio físico sigue siendo la herramienta ideal para la salud cerebral. Puede contribuir a mejorar la atención, la concentración, la memoria, el estado anímico y el descanso mental. El ejercicio físico es tan intrínseco al cerebro que incluso modifica su estructura, lo moldea, lo refuerza y aumenta las conexiones entre las neuronas. Incluso aumenta el número de neuronas en el **hipo-**

campo. El hipocampo es una región del cerebro que gestiona nuestros recuerdos y la orientación espacial. Conviene tenerlo siempre en plena forma ya que el deterioro del hipocampo genera pérdida de la memoria, de la capacidad verbal y del sentido de la orientación.

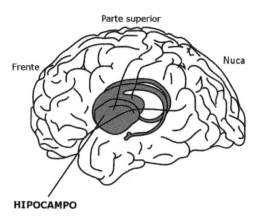

Figura 2.1 Ubicación del hipocampo, región del cerebro que gestiona los recuerdos y la memoria que nos permite orientarnos. Antes de que existiera el GPS estaba muy desarrollado en personas que precisaban tener muy fomentado el sentido de la orientación y la ubicación.

¿SABÍAS QUE...?

Hacer ejercicio físico aeróbico y anaeróbico previene enfermedades neurodegenerativas como alzhéimer y párkinson.

El efecto más beneficioso de la actividad física es la protección frente a las enfermedades del cerebro más comunes e incurables al envejecer, como el alzhéimer, el párkinson, la demencia senil y los trastornos anímicos. Es un preventivo excelente, eficaz y barato de la degeneración de las neuronas. Incluso hay algunos estudios que indican que podría retrasar la aparición de alzhéimer en personas con una predisposición genética a padecer esta enfermedad.

Aún hay más sobre las ventajas de la actividad física. Algunos estudios científicos recientes han demostrado que la mera práctica de ejercicio físico también regula la actividad del tercer cerebro, es decir, de la composición de los microorganismos de nuestro intestino. Practicando alguna actividad física regular se puede modificar el perfil de proporciones de bacterias intestinales, lo cual repercutiría en una mejor salud intelectual y emocional.

Las bondades del ejercicio en el cerebro se ejercen a diferentes niveles. En esta tabla se resumen las más relevantes.

BENEFICIOS DEL EJERCICIO FÍSICO EN EL CEREBRO	
¿Qué se beneficia?	¿Cómo?
Neuronas y circuitos neuronales	• Aumenta la neuroplasticidad: las conexiones entre las neuronas. • Aumenta la neurogénesis: la formación de nuevas neuronas.
Cardiovascular	• Reduce el riesgo cardiovascular, por lo que mejora el riego sanguíneo cerebral.
Elasticidad de las arterias	• Al reducir los latidos cardiacos en reposo, se previene la elasticidad de las arterias, mejorando la circulación cerebral.
Regulación de los mecanismos de estrés	• Reduce la producción de glucocorticoides, adrenalina y noradrenalina que bloquean la capacidad cognitiva.
Inflamación	• Reduce la inflamación crónica que causa degeneración cerebral.
Regulación de la insulina	• Mejora la capacidad de captación de glucosa por las neuronas y células cerebrales.
Microorganismos del intestino	• Regula los perfiles de la microbiota intestinal.

105

La actividad física puede determinar el destino de tu salud cerebral futura

No dejes de mover el esqueleto, y sobre todo las piernas, para que al cerebro no le salgan «canas». Algunas investigaciones científicas han demostrado que el mero hecho de ejercitar las piernas fomenta la producción de nuevas neuronas. El vínculo entre el movimiento y el cerebro es muy estrecho, hasta el punto de que el cerebro es el encargado de enviar señales a través de la médula espinal para que los músculos se contraigan. Un hecho relevante es que cuando las áreas cerebrales responsables de la coordinación motora están dañadas, el propio cerebro intenta repararlas promoviendo la **neuroplasticidad**, es decir, reponiendo las conexiones de las neuronas afectadas.

Se ha demostrado que las personas con movilidad reducida por patologías (lesiones medulares, esclerosis lateral amiotrófica, etcétera) o los astronautas (que pasan meses en situación de ingravidez y, por lo tanto, con poco ejercicio de piernas) ven mermada la capacidad de neurogénesis en el hipocampo hasta un 30 por ciento. Por el contrario, la actividad física reduce y previene la pérdida de la neurogénesis que ocurre con el envejecimiento sobre todo en esta región cerebral. Ejercitar las piernas de diversas formas como caminando, pedaleando, nadando, bailando, subiendo escaleras, trepando o saltando fomenta que las neuronas se activen y refuercen las conexiones en las regiones cerebrales de la memoria. A cualquier edad es posible conseguirlo.

¿SABÍAS QUE...?

Practicar la carrera continua contribuye a mejorar la atención y la retentiva, y por añadidura levanta el ánimo.

La neurociencia tiene muy buenas noticias para aquellos que sean aficionados a correr. Varios estudios científicos han demostrado que la carrera continua es una herramienta para mejorar lo que pensamos y sentimos. Los corredores de fondo tienen mayor capacidad de atención, mejoran el estado de ánimo y solventan más fácilmente el estrés. Los experimentos efectuados por investigadores americanos, ingleses y lituanos concluyeron que correr velozmente durante media hora o en intervalos de 10 minutos a la máxima potencia en entrenamientos durante 7 semanas, mejora la actividad de las neuronas en las regiones del cerebro encargadas de procesar la información y la toma de decisiones. En otras palabras, si eres corredor habitual aumentas las capacidades intelectuales que permiten distraerse menos en una tarea, ejecutarla más rápidamente, solventar problemas con mayor eficacia y, en definitiva, mejorar el rendimiento intelectual.

Correr a buen ritmo es bueno para la salud mental

Si no te gusta correr por correr (confieso que a mí tampoco) hay deportes alternativos neurosaludables. El senderismo y el montañismo en contacto con la naturaleza fomentan el equilibrio emocional, agudizan las capacidades mentales, activan los circuitos de memoria y limpian el cerebro de residuos tóxicos.

107

> **¿SABÍAS QUE...?**
>
> Caminar y explorar nuevos entornos en la naturaleza es muy eficaz para preservar la capacidad memorística y agilizar la mente.

Una investigación efectuada en Brasil en 2018 demostró que explorar nuevos espacios reduce los síntomas de alzhéimer. En el experimento, los investigadores utilizaron ratas de laboratorio a las que permitieron inspeccionar el entorno con distintos estímulos durante ocho semanas. Después del entrenamiento, observaron que estas ratas tenían mejores resultados cognitivos que aquellas que no habían seguido ese entrenamiento. El estudio concluyó que el fomento de los estímulos sensoriales y la curiosidad por nuevos hallazgos son muy aconsejables para prevenir la pérdida de memoria. Aunque el experimento no se haya hecho en humanos, yo ahora procuro ver el lado positivo cuando me desoriento durante un paseo por el bosque. Me consuelo pensando que quizás esté estimulando en el cerebro nuevos circuitos neuronales. De la misma manera, cambiar de supermercado de vez en cuando o no seguir siempre el mismo itinerario para acudir al trabajo pueden ser otras formas de generar nuevos circuitos neuronales.

Otro beneficio de caminar en la naturaleza es que el cerebro entra en contacto sensorial con el ambiente desde el que evolucionó. Vuelve a sus orígenes. En ese sentido hay una tendencia actual a efectuar los llamados baños de bosque o SHINRIN-YOKU. Se trata de una práctica iniciada en Japón que defiende que al pasear por un bosque o un parque entramos en contacto con nuestra propia esencia.

El Doctor Qing Li, uno de los mayores investigadores expertos mundiales en medicina forestal, comenta en su libro *El poder del bosque* que la práctica del SHINRIN-YOKU una vez al mes mejora la agudeza mental, la memoria, el razonamiento creativo y la capacidad cognitiva, mientras reduce el estrés y los estados depresivos. Otros estudios así lo corroboran. Por consiguiente, las prescripciones verdes para mejorar el estado mental, como alternativa a los remedios farmacológicos, son una gran opción terapéutica. Por añadidura, la mejor medicina es la preventiva, que depende enteramente de las propias iniciativas personales neurosaludables. Es la herramienta más poderosa a nuestro alcance para tomar las riendas de nuestra salud cerebral.

Hay muchos otros deportes alternativos beneficiosos para la mente. Los deportes aeróbicos se mantienen en un lugar preferente para la salud cerebral. Los más practicados son la natación, los juegos de raqueta, los juegos de pelota en equipo o incluso los bailes de salón. Para los innovadores, se generan con frecuencia nuevas actividades deportivas divertidas y con nombres sugerentes. Por citar algunas, el POLE DANCE (bailar acrobáticamente con una barra vertical), BOOT CAMP (tipo entrenamiento militar al aire libre), BALANCE SWING (saltar lo más elegantemente que sepas en la cama elástica), FITBALL (ejercicios aeróbicos con una pelota enorme) y aero-yoga (yoga y acrobacias mientras estás suspendido en el aire). Por no olvidar el ejercicio con música, ZUMBA (combinación de baile latino y ejercicios aeróbicos), BOWKA (kickboxing con danzas africanas y latinas) o DANCE REVOLUTION. La gama de productos para mantener el cerebro activo es amplia.

¿SABÍAS QUE...?

La práctica de ejercicio moderado dos veces por semana mejora la actividad cerebral en las personas mayores.

Las noticias neurocientíficas son excelentes para los más mayores de la casa. Un estudio de 2018 efectuado por investigadores en EE. UU. concluyó que no hace falta «sudar la gota gorda» para mantener la plena salud mental en la tercera edad. Estos investigadores efectuaron una revisión de 98 ensayos clínicos, llegando a la conclusión de que hacer una hora de ejercicio moderado en 52 sesiones durante seis meses es suficiente para que las personas mayores experimenten un mejor rendimiento de sus capacidades mentales. Equivale a unas tres sesiones por semana, lo cual es muy llevadero. Es mejor que el ejercicio sea aeróbico, como caminar a ritmo ligero, siempre y cuando se haga de manera regular y sostenida. Por otra parte, el ejercicio físico moderado combinado con una dieta saludable y con entrenamiento cognitivo puede retrasar el envejecimiento cerebral hasta 10 años. ¡Ya no hay excusas para no tener una memoria de primera liga!

Cuando imparto charlas en las asociaciones de mayores, muchas veces les sugiero que se apunten a clases de baile. Algunos estudios neurocientíficos recientes han demostrado que las personas mayores que bailan tienen un volumen del hipocampo mayor que las no aficionadas al baile, lo cual es un reflejo de la mejora en la actividad memorística y cognitiva. Además, esta actividad es un ejercicio físico muy recomendable, mejora el humor y fomenta las relaciones sociales. Con un poco de suerte, hasta puedes encontrar pareja.

Por otra parte, si tu condición física te lo permite, puedes también practicar ejercicios anaeróbicos. Se trata de ejercicios de resistencia en los que, por ejemplo, se sostiene durante un tiempo con pocas repeticiones. Se tiene que notar que el músculo empieza a quejarse y molestar. En el caso del entrenamiento anaeróbico, los estudios indican que es necesario seguir programas de entrenamiento durante un mínimo de 6 meses para poder observar cambios cognitivos significativos.

Las personas con movilidad reducida disponen de alternativas muy interesantes. La práctica del yoga, TAI-CHI o MINDFULNESS tiene en el cerebro un efecto similar a la carrera continua. Estas actividades promueven funciones de la memoria ejecutiva y estimulan la actividad neuronal en diversas regiones cerebrales. Numerosos estudios científicos lo demuestran. Entre ellos, una investigación efectuada en 2018 en personas que practicaron la meditación ZEN demostró que en tan solo una semana después de estar practicando diariamente se observaba un aumento de la actividad cerebral en la atención y las habilidades cognitivas. Incluso se detectaban modificaciones en los circuitos neuronales y cambios en la estructura de algunas regiones del cerebro. De manera similar, otros datos científicos en personas que practicaban el yoga de manera asidua durante tres años demostraron que tenían más volumen de materia gris en el hipocampo que aquellas que no habían practicado. Este aumento de volumen cerebral se correlacionaba con mayor capacidad memorística y mejor estado anímico.

Otro de los beneficiosos contrastados con estas prácticas consiste en la mejora de la forma de aprender. Se ha demostrado científicamente que las personas que practican la meditación de atención focalizada aprenden más rápidamente de errores pasados. Esta meditación consiste en fijar la atención en algo en concreto (la respiración, por ejemplo) y mantener la atención durante un periodo de tiempo. La razón se basaría en el hecho de que la práctica de la meditación induce en el cerebro una tendencia a generar circuitos de pensamientos positivos y mayor producción del neurotransmisor dopamina (asociado con la motivación y actividad cognitiva) que permitirían una mayor rapidez a la hora de aprender.

¿SABÍAS QUE...?

La mente engaña al cuerpo. La visualización mental de una actividad física provoca cambios físicos reales.

Un hecho sorprendente es que podemos cambiar la actitud corporal de manera beneficiosa con el mero proceso mental. Se ha descrito que visualizar y pensar en un movimiento sin ejecutarlo (por ejemplo, imaginar mentalmente un movimiento concreto durante varios días de manera frecuente) permite con el tiempo adquirir mayor agilidad en el músculo visualizado sin necesidad de ejercitarlo mecánicamente. De una forma sorprendente, la repetición mental de un ejercicio físico hace que el cuerpo interprete que ha estado haciendo ese ejercicio. Incluso puede que fortalezca la musculatura visiblemente.

Hace unos años, un experimento científico sorprendió con los resultados. Se cuantificó en un grupo de personas que imaginaron mentalmente que ejercitaban un dedo con frecuencia durante varias semanas que la musculatura del dedo aumentaba visiblemente en aproximadamente un 20 por ciento. Este aumento era tan solo un 10 por ciento menos que las personas que habían estado ejercitando el dedo físicamente. Es decir, el esfuerzo mental basado en una tarea física cambia de alguna manera la biología del cuerpo como si la actividad hubiera ocurrido. No obstante, no hay que hacerse demasiadas ilusiones en conseguir un cuerpo escultural con tan solo ejercicios mentales.

Estos hallazgos indican que el cuerpo y el cerebro están íntimamente conectados. Desde mi punto de vista, el cuerpo es nuestro templo más sagrado y el cerebro su salvaguarda. Forman una combinación extraordinaria que se influyen mutuamente.

111

No escatimes en caricias

Desde meses antes de nuestro nacimiento desarrollamos una exquisita capacidad sensorial. En particular, poseemos una alta sensibilidad a los estímulos afectivos. Llevamos la emoción inscrita en nuestras células desde la etapa fetal y, por consiguiente, necesitamos el estímulo interactivo con los demás durante toda la vida.

Hace unos años, el psicoterapeuta Claude Steiner desarrolló la denominada «Economía de las caricias». Una caricia se puede considerar un acto de reconocimiento. Como tal, el reconocimiento puede ser positivo o negativo, ya que se trata de transferencia de sensaciones, con independencia de lo que la persona receptora sienta. Este concepto extiende la caricia más allá de la muestra de afecto. Una caricia positiva puede generarse con una palabra amable, una escucha atenta, una palmada en la espalda, una sonrisa, o el sutil roce de la piel. Sin embargo, también existen las caricias negativas destructivas, como un grito inesperado, un comentario despectivo, una mirada de desaprobación o un gesto irrespetuoso. Según este psicoterapeuta, las caricias negativas son con frecuencia el resultado del enfado, el miedo, la tristeza, la envidia, el rencor y otras emociones negativas que el generador de la caricia negativa siente. En definitiva, las caricias negativas son fruto de la carencia de autoestima que intoxica el estado mental y se plasma en sensaciones adversas y nocivas.

> **¿SABÍAS QUE...?**
> La falta de caricias afectivas ralentiza el desarrollo mental. Los gestos de afecto son alimento para el cerebro.

La ausencia de caricias positivas provoca retraso en el desarrollo de las capacidades mentales y el aprendizaje durante la infancia. Un estudio científico efectuado en 2018 con cientos de niños y niñas de unos 12 años correlacionó el estado de salud mental con el afecto parental. Los datos obtenidos indicaron que aquellos niños en los que los progenitores practicaban de preferencia las caricias negativas (aversión, críticas, rechazo, excesiva exigencia) tenían un mayor riesgo de desarrollar enfermedades mentales posteriormente.

Por añadidura, la escasez de caricias positivas durante la etapa adulta son los desencadenantes principales de depresión, ansiedad, neurosis, alcoholismo, disfunción sexual o esquizofrenia. A su vez, la depresión es la antesala de patologías incurables como el alzhéimer.

En ese sentido, mi amigo, el kinesioterapeuta Jacques Franceix, practica en Francia diversos tipos de masajes terapéuticos abdominales, torácicos o antiálgicos (emocionales) en personas afectadas de alzhéimer. En su larga trayectoria de trabajo con estos pacientes, Jacques se sorprende de la eficacia de los masajes en estas personas. Jacques afirma que «el masaje terapéutico se convierte en una manera de comunicar aprecio, cariño, respeto como seres humanos con independencia de la relajación muscular, nerviosa y emocional que los pacientes experimentan». El resultado es que las personas con alzhéimer que reciben esta terapia responden con mayor serenidad, mejor estado de ánimo y un incremento de la sociabilidad. El masaje como forma de caricia positiva en el alzhéimer se convierte en una herramienta complementaria para el tratamiento de estos pacientes.

La necesidad de caricias positivas es un ejemplo entre otros muchos de la importancia vital de los estímulos fruto de la interacción social para la longevidad saludable del cerebro. Miles de millones de conexiones neuronales están dedicadas a la tarea de la gestión de la motivación, la emoción, las sensaciones, los miedos, las fobias, los deseos, el afecto, la sexualidad, el amor, la sociabilidad y la percepción de uno mismo en el entorno ambiental. El cerebro está estructurado para conectar con los demás y con nosotros mismos. La interacción con otras personas desencadena una actividad frenética de las neuronas, estimula las conexiones entre estas, así como la producción de un cóctel neuroquímico de neurotransmisores y hormonas.

113

¿SABÍAS QUE...?

La adolescencia es una etapa crucial para
el desarrollo de las habilidades sociales.

El desarrollo cerebral de la inteligencia emocional se forja principalmente durante la adolescencia. Como define el psicólogo estadounidense Daniel Goleman en su libro *Inteligencia emocional*, las habilidades sociales de las personas son la clave del éxito, frente al cociente intelectual que tan solo contribuye en un 20 por ciento.

En la adolescencia el cerebro experimenta cambios significativos en las regiones relacionadas con las conductas sociales, las estrategias de comportamiento y la interacción con el contexto sociocultural. Por consiguiente, durante este proceso son particularmente trascendentales los estímulos afectivos, las amistades y los nuevos contactos sociales.

En palabras de la neurocientífica France Jensen, gran estudiosa del cerebro en la adolescencia, «los adolescentes son máquinas de aprendizaje tanto para lo bueno como para lo malo». Por tanto, la avidez adolescente por conocer nuevas personas e incorporarse a grupos tiene la peligrosa contrapartida de generar adicción.

En la misma línea de conceptos, el cerebro adolescente es también más sensible y vulnerable a los estímulos y percepciones que reciba del contexto medioambiental. Actualmente, se calcula que más del 50 por ciento de los menores de 18 años presentan una dependencia de los teléfonos móviles. Las nuevas formas de interacción con los demás a través de vías alternativas como son las redes sociales pueden ejercer una importante influencia en la gestión de las emociones. Algunos estudios científicos efectuados en la población española han demostrado que la adicción a dispositivos electrónicos ha aumentado exponencialmente, en los adolescentes en particular. Esta práctica en exceso también genera un aumento del estrés, dificulta las habilidades comunicativas y la realización de tareas complejas, reduce el pensamiento abstracto, la autoconciencia, la planificación y la estrategia. Y es que, «las redes sociales nos acercan a lo lejano y nos alejan de lo cercano». Es imprescindible que, además de desarrollar habilidades para comunicar con personas en la distancia y atraer su atención, también seamos capaces de empatizar y desarrollar estrategias y habilidades en el lenguaje corporal que contribuyan a comunicar «cara a cara». Esa capacidad se desarrolla sobre todo en la adolescencia.

En contrapartida, el efecto adictivo a las redes sociales y a los dispositivos electrónicos se puede contrarrestar sin excesivo esfuerzo. En este sentido, una investigación efectuada en estudiantes de la Universidad de Pensilvania ha demostrado que tan solo reduciendo durante 10 minutos diarios el uso de redes sociales se mejora la ansiedad, la depresión, el aislamiento y el temor inconsciente. Diez minutos al día dedicados a contemplarse a uno mismo y tomar autoconciencia de nuestro propio cuerpo pueden ser un inicio de alivio a los efectos de la adicción a las redes sociales.

Por lo tanto, es importante que la búsqueda de entornos sociales en la adolescencia se lleve a cabo incorporando también métodos alternativos a la telefonía y dispositivos electrónicos.

115

¿SABÍAS QUE...?

Las relaciones sociales positivas y afectivas previenen de las enfermedades mentales y aumentan la longevidad.

La abundancia de caricias afectivas y amorosas establece el armazón sólido de una actividad cerebral saludable presente y futura. Algunos neurocientíficos sostienen que los circuitos neuronales de vivencias pasadas se organizan en grupos de neuronas denominados **engramas**. El término «engrama» fue acuñado hace casi 100 años por el zoólogo alemán Richard Semon.

Los engramas serían circuitos neuronales que se forjan y consolidan como consecuencia de una experiencia subjetiva de un hecho pasado. Cuando un estímulo similar a una experiencia vivida llega de nuevo al cerebro, los mismos circuitos tenderán a reproducir respuestas parecidas a las de antaño sin necesidad de que el proceso sea consciente. A modo de ejemplo, de manera subjetiva podemos experimentar angustia en lugares estrechos porque en algún momento de la etapa fetal tuvimos sensación de ahogo. Ya desde ese momento inicial antes de venir al mundo, el engrama que se creó con esas sensaciones adversas se reproduce de manera recurrente con posterioridad ante situaciones parecidas a lo largo de la vida.

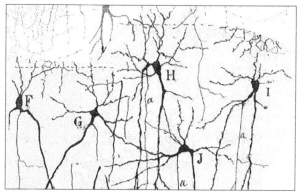

116

Figura 2.2 Basado en los maravillosos dibujos de la mano del genial profesor don Santiago Ramón y Cajal, puedes ver varias neuronas (F-J) que podrían estimularse a la vez evocando una experiencia original que forjó esas conexiones. Las mismas neuronas volverían a estimularse en el futuro en contextos similares.

De acuerdo a esta idea de neuronas que se estimulan juntas generando engramas positivos o negativos de manera subconsciente se han elaborado propuestas para desarrollar estrategias que puedan modificar los engramas establecidos.

En esta línea de conceptos, Luc Nicon, pedagogo francés experto en comunicación comportamental, describe en su libro *Revivir sensorialmente* que tan pronto tomamos conciencia de las sensaciones físicas que se manifiestan en nuestro cuerpo frente a una experiencia, se produce un fenómeno asombroso: estamos en mejor disposición para dejar de reaccionar emocionalmente. En otras palabras, el mero hecho de estar ocupados en lo que percibimos físicamente ante una reacción estresante inconsciente (sudor, palpitaciones, mariposas en el estómago, etcétera) sin entrar en la componente emocional es suficiente para cortocircuitar la reacción mental. A modo de ejemplo, ante una sensación de angustia en lugares estrechos y claustrofóbicos, el profesor Nicon sugiere contemplar de manera objetiva las sensaciones físicas (cómo nos tiemblan las piernas, si nos sudan las manos, el *tic* que se ha instalado en el párpado repentinamente). De una manera asombrosa esta observación física puede aliviar la sensación angustiosa. El engrama neuronal de esa fobia estaría empezando a desestructurarse. El profesor Nicon desarrolló la técnica TIPI (del francés Identificación Sensorial de los Miedos Inconscientes) basada en estos principios. Es evidente que para que las sensaciones puedan transformarse se requiere una práctica y un seguimiento de la terapia que precisa de un personal especializado. Ahí suele estribar el reto fundamental, ya que no estamos acostumbrados a sentir nuestro cuerpo.

De la misma manera, los engramas pueden ser una herramienta muy favorable para la memoria y el aprendizaje cuando se generan desde estímulos afectivos, relacionados con sensaciones de seguridad, protección y vinculación al grupo social o al núcleo familiar. Por consiguiente, el fomento de la actividad social y afectiva es poderosamente preventivo de patologías cerebrales. Alimentar esta faceta es sinónimo de tener un cerebro fortalecido.

117

Cuando piensas que estás bien, te sientes bien

«El cerebro es un órgano capaz de entenderlo todo, excepto a sí mismo.»

MANUEL FERIA

Algunos neurocientíficos afirman que tenemos unos 70.000 pensamientos al día. También afirman que la mayor parte de los pensamientos que generamos no llegan a ser conscientes. Entre estos pensamientos se incluyen aquellos que forman parte de la realidad que el cerebro forja en base a las percepciones y a la experiencia previa. Por consiguiente, la conciencia, tanto del mundo como de uno mismo, depende de una gran variedad de estímulos que el cerebro procesa y para el que genera predicciones en base a la experiencia previa. En verdad, nos predecimos en nuestra existencia de acuerdo a una percepción relativa.

La autopercepción o toma de conciencia de nuestro cuerpo también está sujeta a las experiencias y percepciones precedentes, aunque no sean del todo fidedignas. Por esa razón, si estamos convencidos *a priori* de que no somos físicamente capaces de alguna actividad, es bastante probable que anulemos por añadidura la capacidad potencial para hacerla.

Sin embargo, los estudiosos en este campo afirman que podemos también cambiar la percepción de la realidad y modificarla con tan solo desviar nuestra atención. Por ejemplo, pensamos con frecuencia en la causa antes que el efecto, es decir «si pudiera tener más dinero, iría de viaje». ¿Y si empezamos por planificar el viaje? Esto contribuiría a que el plan vacacional estuviera más cerca. Lo empezaríamos a moldear en la realidad con la arcilla de la intención.

El cambio de procesamiento «efecto-cambio» aumenta las posibilidades de que se cumpla el deseo. Es una forma de cambiar los estímulos establecidos de circuitos neuronales. Las neuronas establecen vínculos más estrechos con aquellas otras con las que interaccionan más frecuentemente. Si establecemos nuevas formas de pensamiento con estímulos distintos, las neuronas activarán nuevos circuitos. Puede que en consecuencia se reaccione a las circunstancias de manera diferente.

¿SABÍAS QUE...?

Los cambios en la vida empiezan con la convicción mental de que ya se ha efectuado el cambio.

En una ocasión conocí a la periodista Ana Claudia Rodríguez. Durante su entrevista, me formuló una pregunta que me dejó unos segundos pensativa: «¿Cómo puedo hacer para provocar cambios en mi vida?». Tras una breve pausa, contesté: «Lo primero que tienes que hacer para ser más eficiente es pensar que ya eres más eficiente». Si te interesa, puedes acceder a la entrevista completa en este enlace: https://www.youtube.com/watch?v=PefvhPeyo5M

Ana Claudia me habló en ese momento del libro *Deja de ser tú*, del bioquímico y doctor en quiropráctica Joe Dispenza. Ese libro explica en detalle lo que yo quería expresar en cuatro palabras improvisadas durante la entrevista. Y cito: «La mente subconsciente solo sabe hacer lo que le has programado. Pero se pueden desaprender las viejas pautas mentales y emocionales, deshaciendo los circuitos del cerebro, y reaprender otras nuevas o renovarlas, basándote en quién quieres ser, en lugar de seguir siendo la misma persona de siempre».

Pensar de modo positivo no basta por sí solo para superar los sentimientos negativos anclados en nuestro pasado, y que son rutina de nuestro subconsciente. Según los expertos en el campo, para modificar aspectos adversos del subconsciente hace falta trabajo interior, meditación, recuperación de memorias pasadas y transformación de hábitos en nuevos alicientes. Sin embargo, aunque no se gane siempre la guerra al subconsciente, podemos empezar por ganar batallas diarias contra la mente cuando a veces se empeña en bajar el ánimo y la motivación.

119

¿SABÍAS QUE...?

El mero hecho de tomar en tu cuerpo una actitud optimista hace reaccionar a tu cerebro de la misma manera.

El lenguaje corporal puede ser un gran aliado de las pautas de pensamiento. Alguna vez habrás observado a personas que caminan por la calle como si les hubiera tocado la lotería. Quizá no llegarás a saber nunca el motivo de esa euforia, ya que detrás de una actitud emocional hay un estímulo mental. Sin embargo, la sensación de alegría puede generarse simplemente como fruto de una decisión del lenguaje corporal. El bienestar mental no se genera exclusivamente por un acontecimiento exterior favorable, sino por la mera actitud corporal. En otras palabras, si el cuerpo actúa con alegría, entonces el cerebro se contagia del lenguaje corporal e interpreta que todo va bien.

Se puede poner a prueba el bienestar exprés. Ponerse la ropa que más nos favorece, peinarse distinto, incorporar complementos a la vestimenta (un sombrero seductor, unos tirantes divertidos o tus complementos más queridos) promueve que salgamos de casa con una sonrisa dibujada, el cuerpo erguido y la frente alta. Como por arte de magia, la mente y el estado de ánimo estarán fortalecidos. Incluso puede que algún observador llegue a la conclusión de que te ha tocado la lotería y quiera celebrarlo contigo.

¿SABÍAS QUE...?

No tenemos por qué esperar a que ocurra un evento positivo para reaccionar en consecuencia, sino en reaccionar positivamente para que el evento deseado ocurra.

Si suena el teléfono, sonríe, e incluso haz alguna broma si se tercia. Comprobarás que también arrancas sonrisas a los demás. Es una estrategia que funciona en todas las culturas de manera universal: sonreír es suficiente para recibir una sonrisa de vuelta. El cerebro no funciona siempre en el orden causa-efecto. También podemos empezar por el efecto y, en consecuencia, generaremos la causa. Nuestra cabeza tiene también esa fascinante capacidad milagrosa de adaptación.

Existen actualmente numerosas terapias que siguen esta línea conceptual. En este libro, tan solo he querido invitar al lector a conocer más de cerca esta poderosa relación de la toma de conciencia del cuerpo para inducir cambios en la mente. Existen numerosos libros sobre estos temas que pueden ilustrarnos sobre estos interesantes aspectos del poder sensorial de la mente.

Trucos para «sacar músculo» en el cerebro

Actualmente, muchos estudios en neurociencia buscan como objetivo los métodos más eficaces para conseguir la superinteligencia, el máximo rendimiento de nuestra capacidad intelectual. Se indaga sobre las mejores estrategias para conseguir la mejor visión periférica, la mayor agilidad mental, la potenciación de la memoria, el aprendizaje de múltiples tareas simultáneas, etcétera. En definitiva, forjar nuevas herramientas y prácticas mentales para obtener mejores resultados intelectuales.

El cerebro en las tareas memorísticas y cognitivas puede funcionar como un músculo que mejora sus marcas cuando se entrena. Para desarrollar mayor «músculo cerebral» se pueden practicar sesiones de entrenamiento con algunas actividades muy entretenidas. Hay que ser constante y practicar un rato todos los días. En un par de semanas de práctica diaria pueden empezarse a notar mejores resultados. Incluso en las personas de mayor edad se pueden mejorar las habilidades cognitivas y memorísticas. El entrenamiento cognitivo contribuye a mantener la juventud cerebral y genera un cerebro más protegido frente a lesiones.

121

A continuación se exponen algunos ejercicios prácticos para mejorar el rendimiento intelectual. La gama de sugerencias es amplia y abierta a la adaptación para cada tipo de persona según el estilo de vida, horarios e intereses particulares.

No se garantiza al 100 por cien que se consiga un «supercerebro». Sin embargo, en cualquier caso, será beneficioso para las células del cerebro y para salir de la zona de *confort* cerebral. Pondremos el cerebro a entrenar en el gimnasio intelectual.

En la tabla siguiente se resumen algunas actividades en las que se han demostrado científicamente resultados positivos. Además, en los párrafos posteriores se describen con más detalle algunas de estas prácticas: la visión periférica, los juegos malabares, el *exergaming* o práctica de actividades simultáneas, los juegos de prestidigitación y la ferviente actividad mental cuando no se hace nada.

EJERCICIOS PARA MEJORAR EL RENDIMIENTO INTELECTUAL	
1 • Visión periférica.	• Ejercicios estáticos mirando un punto fijo. • Deportes de pelota (fútbol, baloncesto, balonmano, voleibol, rugby, tenis, *paddle*, *squash*, bádminton). • Artes marciales. • Conducción de un vehículo simulado. • Juegos malabares. • Videojuegos para entrenar la mente.*
2 • Memoria visual y auditiva. • Movilidad. • Habilidades lingüísticas. • Agilidad mental. • Resolución de problemas. • Mejora del rendimiento intelectual.	• Tocar un instrumento. • Entrenamiento del ritmo musical. • Aprender canciones, poemas, refranes. • Aprender otros idiomas. • Juegos de prestidigitación. • Videojuegos (con moderación), en particular los relacionados con estrategias y toma de decisiones. Entre otros: acertijos, tetris, descifrados, trivial, tests de memoria, juegos de palabras, adivinanzas, puzles, ilusiones ópticas, rompecabezas.
3 • Memoria a corto y largo plazo. • Mayor capacidad de concentración. • Mejora de la atención. • Razonamiento lógico y estratégico. • Agilidad en la resolución de tareas.	• Memorización de series (por ejemplo, la baraja de cartas, números de teléfono, listados, asociación de objetos). • Lectura, escritura, aprender canciones, artes plásticas y artes escénicas. • Actividades de meditación y en contacto con el interior del cuerpo (*mindfulness*, yoga, ejercicios de respiración, ejercicios de presencia plena). • Juegos malabares. • Sudokus, crucigramas, sopas de letras, problemas matemáticos, problemas de lógica. • Juegos de mesa (ajedrez, damas, dominó, baraja de cartas, *scrabble*, juegos de asociaciones de palabras, juegos de preguntas y respuestas, juegos de estrategia). • Videojuegos (con moderación). En particular los relacionados con resolución de problemas, adivinanzas, series numéricas, series lógicas, ilusiones ópticas, problemas matemáticos, juegos de palabras, adivinanzas, acertijos, rompecabezas. • Aprender series de números, figuras, palabras (el orden de las cartas mezcladas en una baraja, la lista de la compra en orden, el orden de cuadros que viste al entrar al museo).

* Los videojuegos practicados en exceso producen adicción, sedentarismo y aislamiento social. Pueden generar ansiedad y trastornos anímicos.

EJERCICIOS PARA MEJORAR EL RENDIMIENTO INTELECTUAL	
4 • Creatividad y pensamiento divergente.	• Salir de las rutinas. • Aprender movimientos nuevos (por ejemplo, beber inclinado hacia adelante, jugar con un bolígrafo entre los dedos, escribir simultáneamente con ambas manos). • Probar nuevos sabores y olores. • Hacer las actividades cotidianas de manera distinta (por ejemplo, elegir una ruta distinta para ir al trabajo, ponerse un atuendo fuera de lo común, cepillarse los dientes, comer o escribir con la mano contraria, atarse los cordones de los zapatos de una forma distinta, leer un libro al revés). • Ver películas de géneros que no acostumbras. • Escuchar música en idiomas poco comunes (*top ten* de Arabia Saudí, o de Noruega, por poner un ejemplo). • Maquinar nuevas ideas (por ejemplo, ¿qué utilidades originales le puedo encontrar a un envase de plástico? ¿De qué sabores exóticos voy a hacer hoy la tortilla?) Inventarse palabras nuevas. Desarrollar habilidades en las artes plásticas, las artes escénicas, el bricolaje, la decoración, el diseño, etcétera. • Viajar a lugares desconocidos. • Aprender nuevas recetas de cocina o trucos culinarios. • ¡No hacer nada! Parece sencillo, pero los estudios demuestran que hay personas que prefieren hacer algo aunque sea perjudicial para la salud antes que estar sin hacer nada más de 15 minutos. ¡Todo un reto no hacer nada!

123

La visión periférica se puede mejorar

La visión periférica es la capacidad de abarcar el mayor ángulo lateral de visión posible con ambos ojos sin mover la cabeza.

Se calcula que la máxima visión periférica se consigue hacia los 30 años. Algunos futbolistas o jugadores de rugby tienen una visión periférica muy desarrollada gracias a la práctica constante. ¿Has observado cómo un jugador de baloncesto pasa el balón a otro jugador mientras la cabeza está mirando hacia el lado contrario? Así despista a la defensa. Tener una alta visión periférica es un atributo que trae muchas ventajas en estos deportes. La visión periférica se puede ir aminorando con la edad hasta el punto de que a los 80 años se puede ver reducida de hasta un 50 por ciento. Por ello es bueno ejercitar esta capacidad para no perderla en exceso. Existen muchos tipos de ejercicios. Uno muy sencillo consiste en sentarse con la cabeza centrada y la vista al frente, intentando abarcar periféricamente el mayor ángulo posible para identificar los objetos que se encuentran alrededor. Si te ejercitas, mejorarás esta capacidad.

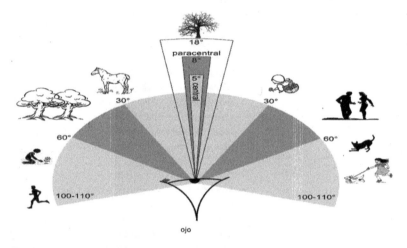

Figura 2.3 Imagínate que estás contemplando un paisaje de una zona rural. ¿Cuántas imágenes distintas podrías identificar en la periferia de tu campo de visión? Cuanto más amplio el ángulo que abarcas, mayor será tu capacidad de visión periférica. Más allá de 110° tendrías vista felina (que abarca unos 200° de ángulo).

Aprender algún malabarismo mejora la memoria y la agilidad mental: otra forma muy eficaz de entrenamiento de la visión periférica y de la memoria es aprender algún malabarismo. Aprender una simple destreza como lanzar y recoger tres pelotas en el aire de manera secuencial con ambas manos ofrece al cerebro una oportunidad extraordinaria para aumentar la velocidad y la agilidad mental, la capacidad de atención y de concentración. Algunos estudios científicos en los que se analizó el cerebro de malabaristas expertos demostraron que estas personas tienen un mayor desarrollo de las áreas cerebrales relacionadas con estas tareas mentales.

Puedes hacer la prueba de desarrollar tu destreza con un juego malabar básico. Con un poco de entrenamiento diario podrás conseguir en unas semanas una mayor sensación de capacidad y rendimiento mental. Te aconsejo que no pruebes con naranjas si pretendes comértelas después.

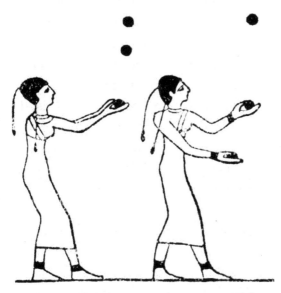

125

Figura 2.4 Los antiguos egipcios ya practicaban juegos malabares. Un entretenimiento que aporta muchos beneficios a la capacidad mental y memorística.

La música mejora la rapidez mental y la capacidad de aprendizaje: la música activa distintas áreas del cerebro. Genera respuestas motoras, lingüísticas, cognitivas y emocionales. La percepción musical ejerce en las neuronas un efecto similar a cualquier otro proceso cognitivo que precise de la memoria y la atención.

Se ha demostrado que la memoria aumenta y mejora cuando se aprende a tocar un instrumento musical. No es necesario ser un virtuoso. Simplemente, el ejercicio de audición, táctil y sensorial, junto con el fomento de la actividad lógica y analítica para seguir el ritmo de la música generan una alta actividad intelectual. El cerebro se ejercita en los dos hemisferios (el analítico y lógico con el intuitivo e imaginativo), y recluta para la actividad musical muchas regiones distintas al mismo tiempo. Por esa razón, se mejora la capacidad de resolución de problemas combinando el lado práctico con el lado creativo, y se almacenan recuerdos y aprendizajes con mayor eficacia.

Un estudio efectuado con varios grupos de niños y niñas en edad preescolar demostró que cuando aprendían a tocar el piano aumentaba el cociente intelectual en el medio plazo de manera más significativa que en aquellos niños que no habían seguido clases de piano. Incluso aprendían a leer y a escribir más rápidamente que los que no se habían ejercitado con el piano.

Si tocar un instrumento no está a tu alcance, se ofrecen otras alternativas de interés. Entre otras prácticas, la musicoterapia neurológica se está aplicando en la neurorrehabilitación cognitiva, es decir, la recuperación de actividad neuronal. La musicoterapia consiste en esencia en utilizar la música (ritmo, melodía, sonido y armonía) para prevenir y rehabilitar terapéuticamente con la ayuda de un musicoterapeuta. Cuando se analiza la evolución del cerebro tras sesiones de musicoterapia se observa que puede prevenir e incluso contribuir a la neurorrehabilitación. La mejoría se observa sobre todo en las funciones ejecutivas, la toma de decisiones, la atención, la memoria y la expresión emocional. Se trata de una técnica no invasiva que puede generar resultados esperanzadores.

Sin embargo, para aquellos que crean en el «efecto Mozart», lamento comunicar que no se ha confirmado que aumente la inteligencia. El «efecto Mozart» causó bastante revuelo a finales de los años noventa, cuando un grupo de científicos publicó que escuchar una sonata de Mozart durante diez minutos aumentaba el cociente intelectual. Posteriormente, se ha demostrado que este efecto no es duradero, sino que viene determinado por las sensaciones y emociones positivas del oyente durante la escucha. En otras palabras, escuchar *Las cuatro estaciones* puede ser muy placentero pero no mejorará el rendimiento académico.

Ejercitarse en hacer varias cosas a la vez incrementa la capacidad cognitiva

Actualmente, se están ensayando nuevas pautas para mejorar la función cognitiva en los más mayores con la práctica del EXER-GAMING. Estos videojuegos permiten ejercitar habilidades en las personas a través del entrenamiento con ejercicios que combinan varias tareas compatibles de manera simultánea. Un ejemplo de EXERGAMING consiste en hacer ejercicio físico a la vez que se usan videojuegos de habilidades intelectuales. Alternativamente, practicar ejercicio físico en un ambiente virtual comprometido en el que se necesita usar el ingenio. Otros videojuegos permiten la rehabilitación física en personas con movilidad reducida mediante la ejecución de movimientos adaptados.

Al indagar en internet sobre las ofertas de EXERGAMING me llamó la atención un anuncio publicitario en el que se veía a una señora de edad avanzada actuando de árbitro de banda en un partido de fútbol virtual de su televisor. La señora debía seguir el movimiento de los jugadores e indicar las posibles ilegalidades del juego a la vez que caminaba por la banda. Me pareció muy original la combinación de tareas para el cerebro que la persona debía ejecutar (memoria, atención, coordinación motora, agilidad mental y la toma de decisiones). Los resultados del EXERGAMING parecen ser beneficiosos, ya que se ha observado mejoría en las funciones sensoriales, motoras y cognitivas a las seis semanas de práctica continuada.

Estos ejercicios no son en realidad actividades multitarea. Hay muchos expertos que señalan que la capacidad multitarea está sobredimensionada. Cuando ejecutamos una tarea y cambiamos rápidamente a otra no estamos ejerciendo tareas simultáneas, sino permutando de una tarea a otra. A pesar de todo, entrenarse en la multitarea puede tener sus ventajas. Se ha demostrado que el mero hecho de tener la percepción de estar en modo multitarea ayuda a mejorar el rendimiento en la tarea que estemos ejecutando. De alguna manera, la percepción personal de estar en la febril actividad de tareas simultáneas contribuye a que en la práctica

127

seamos más resolutivos en aquella actividad específica que estábamos ejecutando en ese momento.

La magia engaña al cerebro y también cuida de él

Los juegos de prestidigitación son una herramienta fascinante para el estudio neurocientífico del cerebro, hasta el punto de que se ha generado una rama de la neurociencia que se denomina neurociencia de la magia o neuromagia. Se trata de saber qué ocurre dentro de nuestro cerebro cuando un mago hace un truco de prestidigitación. Los magos son artistas del cerebro, conocen los momentos de distracción mental y los utilizan a su favor. Son auténticos manipuladores de la ilusión óptica. Generan ilusiones ópticas de aquello que no es real o, por el contrario, hacen desaparecer de la visión aquello que está físicamente presente. Juegan con los mecanismos neuronales que forjan las percepciones e ilusiones sobre las que el cerebro construye sus experiencias cotidianas.

El cerebro siente y piensa en base a los recuerdos y experiencias previas que reproduce ante situaciones que considera similares. Por ello, lo que vemos cuando el prestidigitador hace un truco de magia es lo que el profesional sabe con antelación que el cerebro del observador va a interpretar. Si a esa ilusión óptica el prestidigitador añade humor y dinamismo guiará nuestra atención hacia donde quiere desviar la mirada.

Sin necesidad de ser un virtuoso, aprender algún truco de magia puede ser recomendable para generar nuevos estímulos neuronales. Se desarrollan las habilidades memorísticas y sensitivas, la agilidad mental y la creatividad. Practicando trucos de magia podemos convertirnos en manipuladores de la actividad cerebral toda vez que mejoramos la calidad intelectual del propio cerebro. Por añadidura, es bastante probable que te conviertas en el anfitrión con más éxito en las veladas entre amigos.

> ### ¿SABÍAS QUE?
> La capacidad creativa es el recurso más poderoso
> que tiene el cerebro humano.

Aunque todavía el ordenador más potente del mundo no puede almacenar información a la velocidad a la que lo hace nuestro cerebro diariamente, los grandes computadores no tardarán mucho en conseguir superar a la perfecta máquina mental humana en esta función. Las tareas rutinarias pueden ser efectuadas por robots y dispositivos sin necesidad de utilizar las habilidades mentales. Lo que es menos probable, al menos en el corto plazo, es que el cerebro humano se pueda reemplazar por un robot en la generación de actividades creativas. La creatividad es una capacidad genuina y poderosa de la naturaleza humana. Es innata en nuestra especie y nos ha acompañado de manera universal en cualquier cultura de nuestra historia. Sin duda, la creatividad nos ha ayudado a sobrevivir como especie.

El proceso creativo genera una alta actividad intelectual. La actividad creativa se comparte entre diferentes regiones del cerebro que se coordinan y compenetran en esta función. Aunque esta capacidad no se encuentra asignada a una zona concreta del cerebro o en circuitos neuronales específicos, se gestiona fundamentalmente en la parte frontal del cerebro. Esta parte está enormemente desarrollada en el ser humano como criatura creativa por excelencia. Nuestro cerebro gasta mucha energía en los procesos creativos, para los que intervienen unos 35.000 millones de neuronas. Las ideas originales que surgen repentinamente (el pensamiento divergente) se asocia a la región del lóbulo temporal anterior de la zona derecha del cerebro. Otras zonas del cerebro identificadas en este proceso son la corteza parietal, la corteza dorsal cingular anterior y la corteza insular anterior. En la figura a continuación se ilustra la ubicación aproximada de estas regiones del cerebro.

129

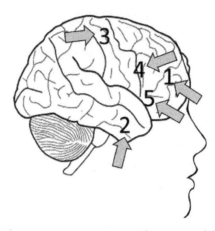

Figura 2.5 Representación esquemática de 5 zonas del cerebro que se coordinan en la actividad creativa: 1) Corteza prefrontal; 2) Lóbulo temporal derecho; 3) Corteza parietal; 4) Corteza dorsal cingular anterior; 5) Corteza insular anterior.

El proceso creativo suele tener dos fases diferenciadas. La primera fase se centra en la creación de conceptos nuevos o pensamientos artísticos novedosos. El lóbulo temporal de la zona derecha es una de las zonas del cerebro que coordina las diferentes ideas originales y las gestiona para generar la idea repentina. Estas ideas que surgen sin haberlas planificado suelen ser fruto de nuestra intuición, pero a menudo son silenciadas por el pensamiento analítico de la zona prefrontal del lado izquierdo que actúa por rutas neuronales distintas. La segunda fase implica el entrenamiento, edición y elaboración para llegar al producto final creativo. Participan diversos tipos de circuitos neuronales identificados:

1. El circuito por defecto. También denominado «circuito de la imaginación» que utilizamos cuando soñamos despiertos. Es el que se activa para crear imágenes de simulaciones mentales alternativas y novedosas a partir de experiencias previas. Por ejemplo, cuando nos preguntamos cómo podríamos aumentar la luminosidad de una habitación.

2. El circuito de la atención ejecutiva. Cuando se requiere un alto nivel de concentración mental. Entraría en juego en la segunda fase del proceso creativo. Por ejemplo, cuando buscamos en catálogos de decoración opciones para mejorar la luminosidad de la habitación.

3. El circuito de asignación de relevancia. Nos permite discernir entre la avalancha de estímulos que percibimos aquello en lo que fijamos nuestra atención. Así podemos tomar decisiones frente a lo más relevante de lo que percibimos. Por ejemplo, de todos los estímulos que recibimos por los sentidos cuando vamos caminando por un parque, el circuito de asignación de relevancia nos permite fijar nuestra atención en el ciclista que viene hacia nosotros y apartarnos a tiempo. Es el circuito favorito de los trucos de magia, ya que permite al prestidigitador atraer nuestra atención y distraernos para no desvelar el truco.

Si el cerebro no tuviera la capacidad de discernir los estímulos a los que prestamos más atención en cada momento es bastante probable que nuestra vida se sumiera en un caos permanente. Ese silenciamiento selectivo que efectúa el cerebro se denomina inhibición latente. Sin esta capacidad, es probable que no pudieras leer plácidamente en el salón de casa y concentrarte en la lectura cada vez que se oye de fondo la música del vecino, el tictac del reloj de pared, los vehículos que circulan debajo de tu ventana y el perro que ladra en la calle. Si no se regulara «el volumen» cerebral para poder centrarnos en la lectura, seguramente seríamos incapaces de leer una sola línea del texto. Sin embargo, algunos estudios apuntan a que el exceso de inhibición latente también apaga la creatividad. A veces, las ideas más originales se pueden encontrar en lo que en apariencia podría resultar irrelevante. ¡Un poco de caos puede ser una fuente creativa!

Para desbloquear la creatividad se pueden hacer prácticas cotidianas que rompan la rutina, como las que se indican en la tabla «Ejercicios para mejorar el rendimiento intelectual», en el apartado «Trucos para sacar músculo cerebral» de este capítulo. De esta manera, se activan los circuitos neuronales de muchísimas neuronas del cerebro.

Yo practico teatro desde hace años. Las artes escénicas hacen

volar la imaginación, compensando la mente analítica y deducti-
va de mi profesión docente e investigadora. ¡Habrás constatado
que también escribo libros de divulgación! Se ha demostrado que
escribir libros aumenta la materia gris del cerebro. Tú también
puedes aumentar la tuya generando actividades que fomenten el
espíritu creativo. No se garantiza el resultado, pero el entretenimiento está asegurado.

¡No hacer nada!

En el año 2001, un grupo de investigadores de entidades america-
nas publicó un artículo científico en el que se hablaba de la existencia de una red neuronal por defecto. Como en muchos hallazgos de la ciencia que ocurren por casualidad, los investigadores se
encontraban analizando en sujetos voluntarios la actividad metabólica y circulatoria del cerebro por TEP (tomografía por emisión
de positrones). Los científicos observaron que, sorprendentemente, los cerebros de estas personas presentaban una alta actividad
neuronal en los momentos de pausa entre los experimentos, cuando no estaban ejerciendo ninguna tarea. Lo denominaron circuito neuronal por defecto. Se considera el causante principal de los
momentos «¡eureka!», es decir, los instantes en los que las ideas
repentinas creativas emergen.

Como comenta Marcus Raichle, uno de los neurocientíficos
que caracterizó la red neuronal por defecto, el cerebro no puede
generar creatividad cuando se encuentra recibiendo un aluvión de
estímulos distintos acompañado de múltiples tareas que efectuar.
Por el contrario, cuando cesan los estímulos y las tareas a efectuar, se activaría esta red neuronal generadora de ideas innovadoras.

No hacer nada es, en definitiva, un trabajo mental que fomenta la generación de creatividad y pensamientos divergentes. Sin
embargo, aunque parezca sencillo, no hacer nada en el contexto
social actual, en el que se fomenta la permanente y constante actividad no es tarea fácil. Algunos estudios científicos han demostrado que hay un importante porcentaje de personas que prefie-

ren efectuar tareas, aunque sean negativas, frente a permanecer sin hacer nada privados de su teléfono móvil u otros dispositivos electrónicos por un tiempo superior a 15 minutos.

La capacidad creativa en las generaciones futuras

Las tareas rutinarias y repetitivas están siendo progresivamente sustituidas por las nuevas tecnologías. Conducir un vehículo, efectuar las tareas del hogar, enseñar un concepto nuevo o resolver un problema matemático están convirtiéndose en tareas propias de la robótica. Como comenta la periodista Marta García Aller en el libro *El fin del mundo tal y como lo conocemos*: «Todas las tareas rutinarias que puedan ser sustituidas por algoritmos, acabarán sustituyéndose».

Las nuevas generaciones manifiestan su inteligencia de manera distinta a la de sus antepasados y aprenden de manera diferente. En este sentido, se está introduciendo en la enseñanza la denominada neuroeducación para adaptar el cerebro al contexto exterior cambiante. La neuroeducación se basa en una investigación conjunta de los procesos neurobiológicos, psicológicos, sociológicos y pedagógicos para conseguir más flexibilidad, motivación y aprendizaje ligados a las experiencias emocionales y sociales. De esta manera, se promueve además el extraordinario potencial creativo para conseguir generar una orquesta de sensaciones diversas en los demás que posee el ser humano.

La forma de utilizar la mente e intelecto están evolucionando a pasos agigantados. Las nuevas técnicas de aprendizaje creativo están cambiando nuestro mundo y por ende nuestra forma de vivir.

Teniendo en cuenta la cantidad de circuitos y regiones implicados en el proceso creativo, se puede concluir que difícilmente se llegue a fabricar píldoras para la creatividad. Con el desarrollo de las nuevas tecnologías y dispositivos que nos permiten reducir parte de los esfuerzos mentales para, entre otros, memorizar, orientarse en el espacio o hacer cálculos matemáticos, es bastante probable que la creatividad se convierta cada vez más en la he-

133

rramienta más poderosa de nuestra especie. Suelo sugerir a mi alumnado universitario que dediquen un esfuerzo particular al fomento de su capacidad creativa. Cómo fascinar a los demás con una nueva creación artística propia, conseguir una solución ingeniosa a un problema, acaparar la atención de la audiencia con una historia cautivadora o simplemente arrancar una repentina carcajada por una broma ocurrente pueden constituir un punto a favor en el currículum profesional a la hora de conseguir un trabajo. Como en todas las funciones del cerebro, la capacidad creativa también se puede entrenar.

En el capítulo siguiente se exponen algunas prácticas físicas, intelectuales y nutricionales, que combinadas pueden generar una optimización de los recursos mentales para la actividad cerebral.

3

Entrenamientos neurofuncionales para cada cerebro

«Las revoluciones y acontecimientos más curiosos ocurren bajo el cielo del cráneo, en el laboratorio sinuoso y misterioso del cerebro.»

CHARLES BAUDELAIRE

Algunas personas asiduas a las noticias que se publican sobre el cerebro comentan que, cuanto más saben sobre este maravilloso órgano, más lo aprecian y valoran. No cabe duda de que, cuanto más a fondo se conoce el cerebro, más conscientes somos del tesoro que tenemos en la cabeza y sentimos el deseo de dedicarle más atención. Quizá si Nelson Mandela hubiera hablado del cerebro hubiera afirmado que es el amo de tu destino y el capitán de tu cuerpo. De la misma manera, es probable que a lo largo de esta lectura haya aumentado en ti la motivación por cuidar de tu cerebro.

Aunque usemos el cien por cien de la actividad cerebral, ello no quiere decir que no se pueda optimizar para que trabaje mejor y aumente su rendimiento. Como si de los músculos se tratara, el cerebro se puede entrenar en base a la actividad predominante y el momento de la vida. Además, el entrenamiento del «músculo cerebral» contribuye a su mantenimiento en buena forma física y fisiológica para prevenir la degeneración y aumentar las opciones de llegar a la tercera edad con plenas facultades mentales.

Para que el objetivo del cerebro ideal se consiga con éxito en la medida de lo posible, algunos ingredientes básicos que ya se han comentado a lo largo de estas páginas deben combinarse:

1. Hacer ejercicio físico.
2. Comer lo que el cerebro necesita.
3. No ingerir lo que perjudica al cerebro.
4. Ejercitar las capacidades mentales en sus diferentes facetas.
5. Combinar los tres primeros con un estilo de vida acorde a cada momento de la vida.
6. Mantener una vida social y afectiva saludables, tanto con los demás como con uno/a mismo/a.

Quizá te sorprenda el hecho de que tener amistades y conocidos sea un parámetro preferencial para la salud cerebral. El ser humano es una criatura social por naturaleza. El cerebro se ha forjado en su evolución para desarrollar habilidades sociales y afectivas, hasta el punto de que la socialización es uno de los pilares básicos de la salud y la longevidad.

Por su parte, las pautas alimentarias neurosaludables, los ejercicios mentales y la práctica deportiva que se comentaron en los capítulos 1 y 2 son principios generales que siempre servirán para mantener el cerebro saludable a todas las edades. Además, dependiendo de los proyectos, objetivos y actividades laborales que cada persona se proponga, se pueden optimizar estos ingredientes para que los rendimientos intelectual y mental sean óptimos. Con pequeñas diferencias, se pueden generar pautas dirigidas al cerebro según las necesidades específicas de cada persona.

Con ese objetivo principal he construido una guía general que pueda servir para crear un plan cerebral personalizado. ¿Estás en una etapa que precisa un alto rendimiento intelectual? ¿Quieres mejorar el ánimo? ¿Quieres recargar las pilas mentales durante los periodos de descanso? ¿Quieres preservar la juventud y longevidad cerebrales? A continuación se exponen algunas propuestas de actividades y pautas según el momento y la actividad.

EJERCICIOS PARA MEJORAR EL RENDIMIENTO MENTAL E INTELECTUAL
• Plan para el cerebro en desarrollo.
• Plan para la superactividad intelectual.
• Plan para fomentar la creatividad.
• Plan para limpiar la mente.
• Plan para subir el ánimo.
• Plan para afrontar la menopausia.
• Plan para el cerebro de la tercera edad.

Cada uno de los planes incluye el ejercicio físico y mental más conveniente, además de los nutrientes que no te deben faltar. En todos los casos, hay que tener presentes los componentes básicos que no deben faltar en el cerebro comentados en la primera parte del libro:

- Beber al menos 2 litros de agua al día.
- Tomar alimentos que contengan carbohidratos de asimilación lenta, grasas esenciales tipo omega-3 (ALA, DHA y EPA) en la óptima proporción frente a las grasas omega-6, antioxidantes naturales, microminerales, aminoácidos y vitaminas del grupo B y D para asegurar la comunicación de las neuronas.

Consulta la tabla de nutrientes básicos para el cerebro expuestos en el apartado «El cerebro es selectivo con la comida» del capítulo 1 para conocer las cantidades de consumo diario para la salud cerebral.

Uno de los componentes básicos y esenciales consiste en respirar y ventilar bien.

¿SABÍAS QUE...?

La respiración consciente es preventiva y curativa de enfermedades del cerebro.

La respiración es básica para todas las células del organismo. Aunque respirar parezca sencillo, la manera de incorporar oxígeno al interior del cuerpo determina la calidad de vida y es preventiva de enfermedades asociadas al cerebro. La práctica de ejercicios de respiración profunda mejora la oxidación y la vascularización cerebral, fomenta la concentración y la serenidad y reduce el agotamiento mental.

La psicóloga Belisa Vranich propone un ejercicio sencillo de respiración para mejorar las habilidades cognitivas y el equilibrio mental. Como se ilustra en la figura siguiente, el ejercicio consiste en sentarse al borde de una silla con la espalda recta. Coge aire por la boca expandiendo el vientre, mientras el tronco se inclina hacia adelante. A continuación, suelta el aire al mismo tiempo que se recupera la posición erguida. Repetir la misma operación 20 veces. Puede que se genere una ligera sensación de aturdimiento momentáneo tras el ejercicio como resultado de la oxigenación. Debería remitir rápidamente. Procura levantarte despacio.

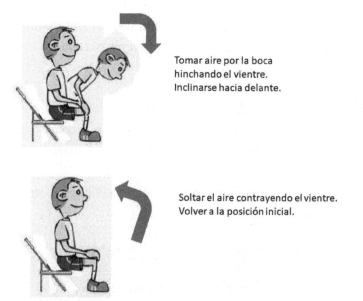

Tomar aire por la boca hinchando el vientre. Inclinarse hacia delante.

Soltar el aire contrayendo el vientre. Volver a la posición inicial.

Figura 3.1 Ejercicio práctico de respiración. Recuerda hinchar el abdomen en lugar de sentir la respiración en el pecho.

Si la postura sentada te resulta incómoda, puedes hacer el ejercicio tumbado sobre una superficie. Lo importante es respirar levantando el estómago durante un cierto número de veces.

Los ejercicios para mejorar el rendimiento mental e intelectual que a continuación se exponen no garantizan que los resultados sean milagrosos o aporten lo inalcanzable. Por otra parte, en ningún caso sustituyen a un tratamiento pautado por un especialista. Lo que sí es seguro es que pueden contribuir a tener el cerebro en forma y a ralentizar su envejecimiento.

Para seguir los planes funcionales del cerebro será necesario consultar los nutrientes expuestos a lo largo del capítulo «El cerebro es selectivo con la comida» y la tabla de «Ejercicios para mejorar el rendimiento intelectual». Además, cada plan para el cerebro se acompaña de una sugerencia semanal de menú variado para que los tres cerebros potencien sus facultades fisiológicas.

Al principio se debe perseverar hasta conseguir habituarse al plan que se elija adoptar. Normalmente se precisa de un trabajo continuado de algunas semanas para experimentar algún cambio beneficioso. El mero hecho de plantearse una mejora en el estilo de vida personal es en sí un acto de atención y cariño hacia una de las personas más importantes de nuestra vida: nosotros mismos.

Plan para el cerebro en desarrollo

En las primeras fases de la vida (infancia y adolescencia), el cerebro es extremadamente ávido de estímulos de todo tipo. Se forja la estructura cerebral, y se forman y refuerzan los circuitos neuronales que constituirán las características mentales de cada persona. De la misma manera, se establece la composición de microorganismos intestinales que acompañarán las actividades cerebrales. En la paleta de colores que diseña el lienzo de cada persona debe haber una amplia gama de tonalidades distintas que concluirán en la obra maestra que cada cerebro será en sí mismo.

En la tabla siguiente se esbozan las pinceladas de los cuatro pi-

139

lares básicos —alimentación, actividad física, actividad mental y afectiva— para el cerebro en formación.

CEREBRO EN DESARROLLO	
Alimentación Consultar el capítulo 1, «El cerebro, un comensal exigente»	• Dieta variada y omnívora. • Particularmente rica en carbohidratos y proteínas. • Grasas fundamentalmente contenidas en aceites de pescado y aceites vegetales. • Los alimentos descritos en la tabla «Alimentos necesarios para la charla neuronal» del capítulo 1 son esenciales. • Evitar los refrescos, bebidas energéticas, alimentos ultraprocesados, dulces, bollerías y azúcares refinados en general.
Actividad física	• Practicar ejercicio físico variado y moderado. • Practicar juegos y actividades lúdicas de todo tipo. • Fomentar las actividades en equipo, los retos individuales para mejorar el rendimiento personal. • Inculcar el fracaso aparente como parte del progreso hacia el logro en la competición y en los objetivos personales.
Actividad mental	• Fomentar nuevos retos y aprendizajes de todo tipo, de una manera progresiva y secuencial. • Promover el mundo imaginario, la abstracción, la fantasía, el acceso a nuevas experiencias diversas. • Aprender a tocar instrumentos musicales (piano e instrumentos de cuerda, preferentemente)*. • Evitar las rutinas en las tareas y los juegos. • Evitar el abuso de videojuegos (genera adicción, aislamiento social y ansiedad). • Promover el afecto, las caricias, el contacto físico, la comunicación y la recompensa como pilar básico en el desarrollo cerebral (ver el párrafo «No escatimes en caricias» del capítulo 1 para más información).

140

* En los niños y niñas de 4-5 años de edad se ha demostrado que aprender a tocar el piano y la iniciación a la música en general mejora la capacidad verbal de una manera más eficaz que únicamente a través de ejercicios de lectura y escritura. La música contribuye al desarrollo de las habilidades del lenguaje.

¿SABÍAS QUE...?

La adolescencia es una etapa crítica
de cambios neuronales.

La etapa de la adolescencia suele requerir de una atención especial entre los padres y educadores. No les faltan razones por las características únicas y peculiares del comportamiento adolescente que contrastan con las del adulto. Esta transición se asume como parte de los cambios hormonales en la pubertad. Más allá de las hormonas, las observaciones neurológicas han encontrado que la adolescencia es un período de cambios muy importantes en el cerebro. En esta etapa se establecen las conexiones neuronales que definen un aumento de la exploración del entorno, y se forjan las habilidades sociales y la visión de sí mismo frente al contexto familiar, social y medioambiental. Retomando palabras de mi amiga, la maravillosa escritora Elia Barceló, «entramos en el laberinto del castillo del que nunca saldremos con vida».

Como muchos estudios científicos constatan, la mente adolescente es única debido a las funciones biológicas que se generan para la creación de la individualidad. A continuación se comentan algunos de estos aspectos. También encontrarás una tabla resumen al final de este apartado.

En la cabeza del adolescente se genera **hipersensibilidad hacia la exclusión social y hacia la conciencia del yo**. Por esta razón los adolescentes priorizan los círculos de amistades y asumen riesgos innecesarios para evitar la exclusión social. Por otra parte, la conciencia de la individualidad les hace imaginar que están constantemente siendo observados y juzgados. Este comportamiento es parte del desarrollo de la plasticidad neuronal (los circuitos neuronales), que se está estableciendo en esta etapa de la vida.

El cerebro en la adolescencia está ávido **por buscar novedades y nuevas tendencias**. Experimenta las **emociones de una manera amplificada**. Esta combinación de avidez por las

141

novedades y emociones amplificadas puede acarrear un comportamiento impulsivo y una inclinación a la adicción. En otras palabras, la elección impulsiva sería la que lleva a elegir lo más rápidamente accesible aunque menos gratificante frente a aquello mejor pero más costoso en tiempo y esfuerzo. Esta característica se explica por la menor respuesta de las neuronas en la adolescencia para anticipar recompensas como resultado del esfuerzo y la paciencia. **La vulnerabilidad mental puede ser un desencadenante de riesgo en abusar de drogas y estupefacientes.**

Otro aspecto del cerebro durante la adolescencia que difiere del cerebro en la etapa adulta se basa en el abordaje de los grandes retos personales. Los adultos suelen hacer un esfuerzo intelectual mayor cuando se persiguen los objetivos de alto valor personal. Sin embargo, los adolescentes no siguen forzosamente esa estrategia. **No siempre fomentan una implicación personal mayor en la apuesta personal por lo que más se anhela.** La neurociencia explica que este comportamiento se debe a que aún no se han establecido las conexiones de las áreas cerebrales (denominadas conexiones corticoestriatales) que inducen las apuestas fuertes para alcanzar los grandes proyectos personales. Por otra parte, el aumento de la actividad en las neuronas de estos circuitos predispone para una **mayor capacidad para la adquisición y memorización de nueva información**, lo que permite en el desarrollo futuro un mejor rendimiento en el aprendizaje de tareas.

Teniendo en cuenta la avidez en la estimulación del cerebro en esta etapa de la vida también hay **necesidad de dormir un número elevado de horas** como parte del proceso de desarrollo cerebral. Sin embargo, todavía no está ajustado el reloj biológico de los ciclos de sueño y vigilia que tienen que ver con la producción de la hormona que nos induce al sueño: la melatonina. Esta hormona incrementa sus niveles por la noche de tal manera que nos aumenta la somnolencia mientras que durante el día sus niveles son muy bajos y nos mantenemos despiertos. Durante la

142

adolescencia se observan variaciones en este reloj biológico, de tal manera que muchos adolescentes pueden tener el cerebro en plena vigilia a altas horas de la noche, mientras que les puede costar mucho madrugar. Por eso a veces sorprende que un adolescente esté durmiendo a pierna suelta hasta el mediodía. Es posible que la melatonina así lo haya dictado y programado, y su cerebro así lo precise. Incluso en algunos centros escolares se están planteando modificar los horarios de clases para este grupo de edad ya que suelen conseguir mayor rendimiento intelectual en horarios vespertinos.

La neurocientífica France Jensen afirma que: «si cuidas del cerebro en la adolescencia, el cerebro cuidará de ti el resto de tu vida». Por tanto, conocer las particularidades que experimenta el cerebro en esta etapa contribuye a que su cuidado sea más exitoso.

En el cuadro a continuación se resumen algunas de las características peculiares observadas en el cerebro durante la adolescencia. Son etapas que forman parte del armazón que forjarán el cerebro definitivo del adulto.

143

EVOLUCIÓN DEL CEREBRO EN LA ADOLESCENCIA

- Periodo de cambios muy importantes en el cerebro.

- Gran avidez por la exploración de nuevas experiencias y aprendizajes.

- Mayor sensibilidad en la respuesta emocional: sienten las emociones con mucha más intensidad que en la etapa adulta.

- Se forja la personalidad, la habilidad social, la visión de uno mismo frente a los demás, la gestión de las emociones, las habilidades en la toma de decisiones y un sinfín de aspectos que establecen el futuro del cerebro en la etapa adulta.

- Hipersensibilidad hacia la exclusión social (todos me observan).

- Toma de conciencia de la individualidad.

- Tendencia a elecciones impulsivas y de recompensa inmediata.

- Mayor vulnerabilidad a comportamientos adictivos.

- Menor capacidad de implicación personal para los grandes logros personales.

- El reloj biológico en relación a las fases del sueño y de la vigilia puede estar alterado.

Desde el punto de vista alimentario, la infancia y la adolescencia precisan de una alimentación variada de todo tipo. La lista de libros de referencia que asesoran sobre la mejor nutrición a estas edades es amplia. Los padres, pediatras y educadores suelen estar perfectamente al corriente de estos temas.

Conviene recordar aquellas prácticas alimentarias comunes en las primeras edades de la vida que son neurotóxicas.

PAUTAS ALIMENTARIAS NOCIVAS PARA EL DESARROLLO CEREBRAL SALUDABLE
Azúcares refinados (abundantes en bebidas refrescantes y energéticas, panes industriales, dulces y pasteles, caramelos, helados, platos preparados y frutas en conserva, embutidos, pastas)
Exceso de grasas saturadas (abundantes en embutidos, carnes preparadas, comida rápida, mantecas y mantequillas, charcutería, bollería y repostería)
Exceso de sal
Grasas trans (grasas vegetales hidrogenadas o parcialmente hidrogenadas, que se pueden encontrar en margarinas, muchos platos preparados de largo proceso de conservación, frutos secos fritos, charcutería, extractos de caldos concentrados)
Porciones de comida que sean excesivamente grandes o poco variadas
Carencia de vegetales, legumbres o frutas en la dieta
Alto consumo de comida rápida o ultraprocesada
Dedicar un tiempo excesivo (más de 2 horas/día) con dispositivos electrónicos, televisión, ordenador, etcétera o en aislamiento
No hacer ejercicio físico y seguir un estilo de vida excesivamente sedentario
Consumir cánnabis, neuropsicóticos, hipnosedantes o estupefacientes en general (consumidos durante la adolescencia aumentan en un alto grado la incidencia de cuadros psicóticos y el desarrollo de algunas enfermedades como la depresión y la esquizofrenia)

En la tabla a continuación se indican pautas de nutrición saludable, en particular para el cerebro durante la adolescencia. En los apartados anteriores de este libro, «El cerebro es selectivo con la comida», «Ejercicios para mejorar el rendimiento intelectual» y «Bichos bien alimentados para un cerebro feliz» encontrarás tablas con los alimentos ricos en estos nutrientes.

CEREBRO ADOLESCENTE	
Alimentación	• Consumir al menos 2 ½ litros de agua al día. Evitar los refrescos, el alcohol y las bebidas energéticas. • Priorizar los alimentos ricos en proteínas (en particular pescado, carne magra, huevos y lácteos) y carbohidratos de asimilación lenta (arroz, pasta integral sin azúcar añadido, legumbres, cereales enteros, frutos secos, patatas, pastas) para un mejor rendimiento intelectual prolongado. Puedes consultar las listas de nutrientes del apartado «El cerebro es selectivo con la comida». • Priorizar los alimentos ricos en ingredientes para fabricar dopamina, acetilcolina, ácido glutámico y serotonina (ver tabla de «Alimentos necesarios para la charla neuronal» del apartado «El cerebro es selectivo con la comida» y la tabla de «Ejercicios para mejorar el rendimiento intelectual»). • Tomar al menos 250 mg/día de ácidos grasos omega-3 (ALA, EPA y DHA).* • Priorizar aquellos ricos en hierro, zinc, yoduro y calcio (en la leche, pescados y carnes magras y rojas, frutos secos como pistachos, pepitas de calabaza, avellanas, anacardos, almendras y nueces, y verduras de hoja verde).** Ver el apartado «El cerebro es selectivo con la comida». • Alimentos ricos en vitaminas A, B y D (cereales, verduras, pescados, huevos, carnes y lácteos). • Tomar verduras, legumbres y fermentos lácticos variados en una dieta omnívora que permita fomentar el desarrollo de una microbiota amplia. Encontrarás más información sobre la microbiota en el apartado «Bichos bien alimentados para un cerebro feliz» del capítulo 1.
Actividad física	• Hacer ejercicio físico moderado al menos 1-2 veces en semana durante 60 minutos, en particular ejercicio físico aeróbico, patinaje o bicicleta al aire libre. Fomentar los deportes practicados en equipo. Variar las actividades físicas con otros deportes de pelota, de raqueta, de precisión, acuáticos o artes marciales.

145

* La ingesta adecuada de omega-3 en adolescentes reduce la impulsividad y mejora la gestión de los riesgos típicos de la adolescencia. En particular, el control de la impulsividad está modulada por la corteza prefrontal con un alto contenido en omega-3. Durante la infancia y la adolescencia es cuando más se desarrolla esta zona, y se asocia con una mejora en la función ejecutiva, la toma de decisiones y el control de los impulsos y valoración de los riesgos.

** Las carencias en algunos nutrientes esenciales durante esta etapa puede ser particularmente relevante. Durante la adolescencia es fundamental que no falte calcio para aumentar la masa muscular y la consolidación ósea, zinc y yoduro y ácidos grasos esenciales para el desarrollo cerebral, vitaminas B, C y D. Lo que se ingiera o se omita en esta etapa tendrá un efecto determinante en cómo será el cerebro del adulto.

CEREBRO ADOLESCENTE	
	• Evitar la actividad física que implique sobrecarga o peso excesivo. • La práctica regular de actividad física en esta etapa fomenta beneficios en el aprendizaje, equilibrio emocional y mental que se reflejan posteriormente en el cerebro adulto. Además, promueve una mayor actividad física y mejor estado físico durante la etapa adulta.
Actividad mental	• Dormir lo suficiente (aunque no se sigan las pautas de sueño del adulto). Las siestas también son recomendables. • Recibir asesoramiento sobre la importancia de la función cerebral, de lo que come el cerebro y cuáles son las mejores pautas para que funcione al 100 por cien. También sobre los alimentos, pautas y sustancias que lo perjudican. • Practicar una vida social variada, con distintos grupos en diferentes actividades. Fomentar la comunicación e interacción física con otras personas, el altruismo, la generosidad y la autoestima. Se puede participar en actividades de voluntariado corporativo, proyectos solidarios o en todo aquello que implique una interacción empática y de intercambio con otras personas. • Buscar nuevos estímulos: practicar los juegos malabares, la prestidigitación, las artes escénicas, las artes plásticas y el aprendizaje de instrumentos musicales. • Fomentar la práctica de actividades para la creatividad y el pensamiento divergente que se expusieron en el capítulo 2. • Utilizar videojuegos (con moderación) relacionados con resolución de problemas, adivinanzas, rompecabezas, series lógicas, ilusiones ópticas, estrategias y toma de decisiones, intuición y deducción, cálculos matemáticos, puzles, juegos de palabras, etcétera.

146

PROPORCIÓN SEMANAL PARA EL CEREBRO ADOLESCENTE

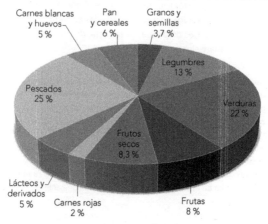

Carnes blancas y huevos 5 %
Pan y cereales 6 %
Granos y semillas 3,7 %
Legumbres 13 %
Pescados 25 %
Verduras 22 %
Frutos secos 8,3 %
Lácteos y derivados 5 %
Carnes rojas 2 %
Frutas 8 %

ALGUNAS SUGERENCIAS PARA LA COMIDA SEMANAL
Puedes combinar 2 o 3 de estas recetas por día. Para los detalles de la preparación e ingredientes, se indica entre paréntesis la página del libro donde encontrar los ingredientes y preparación en el apartado de las recetas

- Bebidas neuroenergéticas variadas de todo tipo (194-195).

Platos ligeros

- Sopa tipo herreño de queso de cabra y huevo (receta fácil y rápida) (197).
- Salmorejo al estilo cordobés (receta fácil y rápida) (198).
- Ensalada de endibias, rúcula, manzana y bolitas de queso con frutos secos (receta fácil y rápida) (202).
- Champiñones al horno rellenos de queso de cabra (receta fácil y rápida) (204).
- Crema de verduras con las caras de la luna (receta fácil) (295).
- Tomates rellenos de cuscús (receta fácil y rápida) (206).
- Lasaña fría de aguacate, jamón ibérico y algas nori (216).
- Hamburguesas de algas con setas (220).
- Ensalada de aguacate, langostinos y cangrejo (receta fácil y rápida) (225).
- Endibias horneadas con lacón y salmón al curry (229).
- Pasta sarracena horneada a la marinera (receta fácil) (238).
- Huevos a la campesina (receta fácil) (239).
- Torta de tomate, atún y queso (297).
- Pastel de *ratatuille* gratinado (298).
- Tortilla española de brotes frescos (300).
- Croquetas variadas sin bechamel (303).

Legumbres

- Ensalada fría de judías multicolor (receta fácil y rápida) (201).
- Frijoles refritos con setas y berenjenas (306).
- Arroz bomba y lentejas con setas (258).

Pescados

- Lubina con langostinos, espinacas y queso (receta fácil) (243).
- Marmitako de bonito sencillo (receta sencilla) (244).
- Bacalao horneado sobre lecho de lentejas (receta fácil) (247).
- Cazuela de pescado (250).
- Albóndigas de sepia y gambas en salsa verde (252).
- Salmón a la naranja sobre lecho de menudillo de judías rojas (284).
- Brocheta de pulpo y batata con mojo de albahaca y pistachos (receta fácil) (266).
- Pescado blanco con salsa de pistachos, cilantro y ñoras (receta fácil) (271).

Carnes

- Carpaccio de pollo con salsa de atún y anchoas (receta fácil) (240).
- Lomo de conejo horneado con crema de apio y manzana (receta fácil) (290).
- Arroz integral con conejo y alcachofas (274).
- Tacos de buey marinados (receta fácil) (246).
- Hamburguesas de pavo con trufa y puré de castañas (275).
- Solomillo de cerdo en salsa de naranja y comino (receta fácil) (277).
- Jamoncitos de pollo con jengibre, soja y limón (receta fácil) (308).

147

ALGUNAS SUGERENCIAS PARA LA COMIDA SEMANAL

Postres

- Gelatina acuario de frutas (receta fácil) (309).
- *Mousse* de chocolate neurosaludable (receta fácil) (311).
- Tarta de zanahoria y piña (314).
- Pastel cerebro (317).
- *Brownies* con naranja y coco (320).

Plan para la superactividad intelectual

Se trata de un plan para obtener la máxima atención, memoria, vivacidad, capacidad de resolución y toma de decisiones.

Cuando el cerebro está en fase de alta demanda energética y con la necesidad de la resolución eficaz de diversas tareas que requieren atención plena es recomendable priorizar en la dieta los carbohidratos de asimilación lenta (arroz, pasta integral sin azúcar añadido, legumbres, cereales enteros y frutos secos) para que no falte combustible en el cerebro.

Son además recomendables los alimentos ricos en aminoácidos precursores de los neurotransmisores (las moléculas que las neuronas usan para comunicarse). Los aminoácidos del tipo leucina, isoleucina, valina, triptófano, fenilamina y tirosina son abundantes en los cacahuetes, almendras, anacardos, sésamo, soja, aguacates y los pescados azules. La colina es una gran aliada de la memoria, rica en setas y huevos.

La proporción adecuada de omega-3 es particularmente importante. Se recomienda priorizar el pescado frente a la carne.

En los minerales, el hierro, el zinc y el calcio (en los pescados, mariscos, pistachos, pepitas de calabaza, avellanas, anacardos, almendras, nueces, verduras de hoja verde y hierbas aromáticas). Las vitaminas A y C son grandes aliados de la actividad cerebral. Se encuentran abundantes en el brécol, espinaca, col, batata, carne magra de aves como pollo y pavo, de conejo y de cerdo, los lácteos, quesos y yogures.

Algunos estudios sugieren que los prebióticos del tipo de los fructooligosacáridos y los galacto-oligosacáridos contribuyen a la actividad cerebral y reducen la fatiga y el estrés. Los prebióticos contribuyen a alimentar al tercer cerebro (los microorganismos del intestino). Estos oligosacáridos son abundantes en la cebolla, ajo, alcachofas, espárragos, los guisantes y los plátanos.

Puedes consultar las fuentes ricas en estos nutrientes en los apartados «El cerebro es selectivo con la comida» y «Bichos bien alimentados para un cerebro feliz».

La cafeína se debe consumir con moderación (máximo 2 tazas al día, preferiblemente en las primeras horas del día). Se puede sustituir por té verde (rico en flavonoides). El consumo de 1 copa de vino tinto al día a la caída de la tarde puede ser recomendable. El vino contiene abundantes polifenoles, así como los cacahuetes.

Por último, si tu organismo te lo permite, puedes dedicar algún día de la semana a seguir una dieta hipocalórica (menos de 500 kcal) preferiblemente basada en alimentos ricos en fibra (verduras y frutas). Un ejemplo de 500 kcal/día es un zumo de naranja, espinaca y remolacha, 1 huevo cocido y ½ taza de arroz cocido sin aceite a lo largo de 1 día completo. Consulta previamente a tu médico antes de ayunar o comer hipocalóricamente.

149

CEREBRO SUPERACTIVO	
Alimentación	• Consumir los carbohidratos de asimilación lenta (arroz, pasta integral sin azúcar añadido, legumbres, cereales enteros y frutos secos) para un mejor rendimiento intelectual prolongado. • Priorizar los alimentos ricos en ingredientes para fabricar dopamina, acetilcolina, ácido glutámico (ver tablas en el apartado «Alimentos necesarios para la charla neuronal» del capítulo 1). • Consumir alimentos ricos en los aminoácidos leucina, isoleucina, valina, triptófano, fenilamina y tirosina, abundantes en cacahuetes, almendras, anacardos, sésamo, soja, aguacates y pescados azules. La colina en setas y huevos. Puedes encontrar otros alimentos ricos en estos nutrientes en el apartado «El cerebro es selectivo con la comida» del capítulo 1. • Tomar al menos 300 mg/día de ácidos grasos omega-3 (ALA, EPA y DHA). Consulta el apartado «El cerebro es selectivo con la comida». • Seleccionar de preferencia las frutas y verduras ricas en antioxidantes. • Priorizar los alimentos ricos en hierro, zinc y calcio (en pescados, mariscos, pistachos, pepitas de calabaza, avellanas, anacardos, almendras, nueces, verduras de hoja verde y hierbas aromáticas).

	CEREBRO SUPERACTIVO
	• Consumir los alimentos ricos en vitaminas A y C (en el brécol, espinaca, col, batata, carne magra de aves como pollo y pavo, de conejo y de cerdo, los lácteos, quesos y yogures).
	• Tomar verduras, legumbres y fermentos lácticos en abundancia para fomentar las bacterias del tipo *firmicutes* productoras de dopamina y acetilcolina (ver la tabla en el apartado «Neurotransmisores que fabrica la microbiota para el cerebro» del capítulo 1).
	• Tomar fibra en abundancia para promover la fabricación en el intestino de ácidos grasos de cadena corta (ver la tabla en el apartado «Alimentos ricos en fibra soluble para enriquecer la microbiota intestinal» del capítulo 1).
	• Tomar prebióticos del tipo fructooligosacáridos (abundantes en la cebolla, ajo, alcachofas, espárragos y los plátanos). Consulta el apartado «Bichos bien alimentados para un cerebro feliz» del capítulo 1 para más información.
	• Dedicar 1 día a la semana a una dieta hipocalórica (500 kcal). Consulta a tu médico previamente.
Actividad física	• Hacer ejercicios de respiración 5 minutos al día.
	• Hacer ejercicio físico al menos 3 veces en semana, en particular ejercicio físico aeróbico, como la carrera continua por circuitos distintos al aire libre y los deportes de raqueta, de pelota o acuáticos.
	• También se puede practicar el ejercicio anaeróbico de resistencia alternando con el aeróbico..
	• Practicar algún tipo de actividad para tomar conciencia del cuerpo (*mindfulness*, yoga, ejercicios de visualización del cuerpo, ejercicios de atención plena, ejercicios de respiración) al menos 2 veces en semana.
Actividad mental	• Practicar actividades de la tabla «Ejercicios para mejorar el rendimiento intelectual» de las filas 2 y 3.

PROPORCIÓN SEMANAL PARA EL CEREBRO SUPERACTIVO

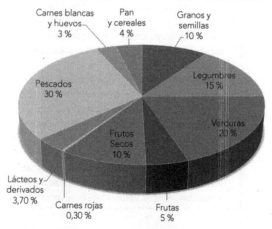

Carnes blancas y huevos 3 %
Pan y cereales 4 %
Granos y semillas 10 %
Legumbres 15 %
Pescados 30 %
Verduras 20 %
Frutos Secos 10 %
Lácteos y derivados 3,70 %
Carnes rojas 0,30 %
Frutas 5 %

Si no hay una costumbre de comer legumbres de manera asidua es conveniente incorporarlas paulatinamente para que el intestino se vaya adaptando a la nueva ingesta de fibra y carbohidratos en mayor abundancia sin que las digestiones resulten pesadas y dificultosas.

ALGUNAS SUGERENCIAS PARA LA COMIDA SEMANAL

Puedes combinar 2 o 3 de estas recetas por día. Para los detalles de la preparación e ingredientes, se indica entre paréntesis la página del libro donde encontrar los ingredientes y preparación en el apartado de las recetas

- Bebidas neuroenergéticas con plátano, frutos del bosque, verduras de hoja verde, fermentos lácticos y leche de frutos secos (194-195).

Platos ligeros

- Sopa tipo herreña de queso de cabra y huevo (receta fácil y rápida) (197).
- Barquetas de endibias con berberechos y menta (receta fácil y rápida) (200).
- Champiñones al horno rellenos de queso de cabra (receta fácil y rápida) (204).
- Crema de verduras con las caras de la luna (receta fácil) (295).
- Pudin de calabacín, hierbabuena y salmón (281).
- Alcachofas al horno con ajos tiernos, langostinos y serrano (278).
- Lasaña fría de aguacate, jamón ibérico y algas nori (216).
- Pasta sarracena horneada a la marinera (receta fácil) (238).
- Huevos a la campesina (receta fácil) (239).

Legumbres

- Ensalada fría de judías multicolor (receta fácil y rápida) (201).
- Judías mungo con acelgas y avellanas (receta fácil y rápida) (203).
- Garbanzos pedrosillano con espinacas, tomates secos y dátiles (receta fácil) (280).
- Frijoles refritos con setas y berenjenas (306).
- Sopa de garbanzos estilo marroquí (210).
- Olla de judiones con col y azafrán (receta fácil) (256).
- Arroz bomba y lentejas con setas (258).

Pescados

- Tartar de bonito con piquillo y limón (receta fácil y rápida) (207).
- Brandada de bacalao con aceite de trufa (receta fácil) (228).
- Timbal de berenjenas con anchoas (receta fácil) (223).
- Lubina con langostinos, espinacas y queso (receta fácil) (243).
- Bacalao horneado sobre lecho de lentejas (receta fácil) (247).
- Cola de rape con alcachofas, guisantes y naranja (253).
- Atún en salsa de vino tinto, hinojo, dátiles y aceitunas (255).
- Filetes de caballa en vinagreta de dátiles (receta fácil) (268).
- Mejillones a la marinera (269).
- Salmón a la naranja sobre lecho de menudillo de judías rojas (284).

151

ALGUNAS SUGERENCIAS PARA LA COMIDA SEMANAL

Carnes

- Codornices con pasas, aceitunas y almendras (receta fácil) (259).
- Lomo de conejo horneado con crema de apio y manzana (receta fácil) (290).
- Arroz integral con conejo y alcachofas (274).
- Tacos de buey marinados (receta fácil) (246). Tomar una vez cada 3 semanas.

Postres

- *Mousse* de higo chumbo (310).
- Pastel cerebro (317).
- Sinfonía de frutas en sirope de vino tinto (receta fácil) (318).

Plan para fomentar la creatividad

El ejercicio creativo implica conseguir una mayor inspiración para generar ideas originales. Para fomentar la máxima concentración y fomentar el pensamiento divergente se priorizan los aceites de origen marino, en particular los pescados más grasos y las algas. Entre los pescado más ricos en aceites están el salmón, atún, bonito, caballa, sardina, anchoa, boquerón y arenque. También las semillas de sésamo, pipas de girasol, pepitas de calabaza y los frutos secos de todo tipo. Los mejores frutos secos desde el punto de vista nutricional son las nueces, las almendras, los anacardos, los pistachos, las avellanas y los cacahuetes.

Si tu presupuesto te lo permite, además del aceite de oliva, puedes consumir aceites de semillas de calabaza, de pipas de girasol, de nuez, de cacahuetes, de almendras, de semillas de uva y de sésamo.

Se puede fomentar el consumo de polifenoles abundantes en el aceite de oliva, los frutos secos, las especias y los frutos del bosque. Es preferible variar los sabores e incluir especias (canela, clavo, comino, tomillo, romero, salvia, lavanda, cúrcuma, orégano, etcétera) para despertar las sensaciones creativas y sorprender a nuestro paladar. También son beneficiosos los alimentos ricos en resveratrol (brotes de soja, granos del tipo quinoa, alubias rojas, cacahuetes, pistachos y habas tiernas) y verduras y frutas de todo tipo de colores. Puedes innovar con verduras y frutas exóticas para que la degustación sea más creativa y divertida. Encontrarás otras fuentes ricas en estos nutrientes en los apartados «El cerebro es selectivo con la comida», «Alimentos necesarios para la charla neuronal» y «Bichos bien alimentados para un cerebro feliz», del capítulo 1.

Uno de los componentes que contribuyen a modular la actividad en los circuitos neuronales que regulan la motilidad es la naringina. Esta sustancia es un flavonoide que se encuentra abundantemente en los cítricos (pomelo, naranja, mandarina, toronja, limón, etcétera). En particular, es abundante en la cáscara, por lo que puede ser recomendable realzar el sabor de los platos con la ralladura de estas frutas. Sin embargo, hay que tener cuidado con el consumo de la piel de los cítricos si no se está seguro de que hayan sido tratados con pesticidas y herbicidas, ya que la cáscara puede acumular estas sustancias. Te puede interesar preparar piel aromática de limón en conserva como se describe en «Truquillos prácticos».

153

Como fuentes de colina para fabricar los neurotransmisores acetilcolina y GABA cuentas con carnes magras (de aves como pollo y pavo, de cerdo y de conejo), huevos, quesos frescos y curados, setas, remolacha, apio, brécol, coliflor, coles, etcétera.

En las bebidas puedes maquinar mezclas para conseguir zumos de colores sugerentes. El té verde, las infusiones de *rooibos* y las bebidas con especias pueden ser muy sugerentes.

Evita picar entre horas. Masticar con mucha frecuencia genera estrés que es un gran enemigo del proceso creativo. Por último, las sensaciones suelen estimularse intercalando algún día de la semana las dietas hipocalóricas (unas 500 kcal/día) y el ayuno. Yo misma lo he experimentado. He seguido ayunos durante 2-4 días con agua e infusiones herbales como único alimento. Me ayuda a limpiar la mente e intensificar las sensaciones. En mi caso, contribuye a fomentar la serenidad y la sensación de bienestar. Un ejemplo de 1 día a 500 kcal incluiría un zumo de manzana, hierbabuena y naranja, y una ensalada de lechuga o espinaca, tomate, zanahoria y atún aliñada con ½ cucharada de aceite de oliva y unas gotas de limón. Sin embargo, debes consultar previamente a tu médico antes de ayunar o comer hipocalóricamente.

CEREBRO CREATIVO	
Alimentación	• Aceites de pescado (salmón, atún, bonito, caballa, sardina, anchoa, boquerón y arenque) y algas. • Tomar al menos 250 mg/día de ácidos grasos omega-3 (ALA, EPA y DHA). • Consumir las semillas de sésamo, pipas de girasol, pepitas de calabaza, nueces, almendras, anacardos, pistachos, cacahuetes y avellanas. • Tomar aceite de oliva, aceites de semillas de calabaza, de pipas de girasol, de nuez, de cacahuetes, de almendras, de semillas de uva y de sésamo. • Priorizar los alimentos ricos en ingredientes para fabricar dopamina, GABA y serotonina (pollo, pavo, cerdo y conejo), huevos, quesos frescos y curados, setas, remolacha, apio, brécol, coliflor, coles, etcétera). Ver la tabla de los «Alimentos necesarios para la charla neuronal» del capítulo 1. • Tomar verduras, legumbres y fermentos lácticos en abundancia (ver «Alimentos abundantes en probióticos» en el apartado «Bichos bien alimentados para un cerebro feliz»). • Evitar picar entre horas y seguir ocasionalmente una dieta hipocalórica con alimentos de gran variedad. Puedes saltarte una comida a la semana o hacer ayuno de 1 día completo bebiendo solo agua abundante una vez cada 15 días.* • Probar sabores nuevos y recetas exóticas.
Actividad física	• Hacer ejercicios de respiración 5 minutos 2 veces al día, en la naturaleza preferentemente. • Hacer ejercicio físico moderado 3 veces en semana sobre todo al aire libre. No seguir actividades físicas rutinarias. Conviene que sean variadas de manera individual o en equipo. • Practicar algún tipo de actividad mente-cuerpo (*mindfulness*, yoga, ejercicios cuerpo-cuerpo, ejercicios para tomar conciencia del cuerpo, ejercicios de respiración) unas 3-4 veces por semana.
Actividad mental	• Practicar actividades de la tabla «Ejercicios para mejorar el rendimiento intelectual» de la fila 4 del capítulo 2. • No hacer nada en ratos del día. De esa manera se fomenta la actividad de la red neuronal por defecto para la creatividad.

* Hay numerosas evidencias que demuestran que el ayuno en los adultos es muy beneficioso para el cerebro. Se activan las funciones cognitivas y sensoriales. No es conveniente ayunar si tienes problemas de salud. Consulta a tu médico antes de iniciar un ayuno voluntario.

PROPORCIÓN SEMANAL PARA EL CEREBRO CREATIVO

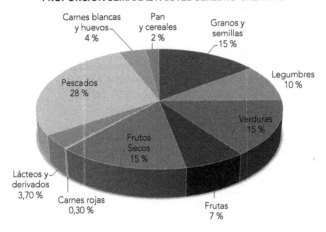

ALGUNAS SUGERENCIAS PARA LA COMIDA SEMANAL
Puedes combinar 2 o 3 de estas recetas por día. Para los detalles de la preparación e ingredientes, se indica entre paréntesis la página del libro donde encontrar los ingredientes y preparación en el apartado de las recetas

- Bebidas neuroenergéticas con todo tipo de frutas, frutos secos, leches a base de frutos secos (almendra, anacardo) y especias (194-195).

Platos ligeros

- Salmorejo al estilo cordobés (receta fácil y rápida) (198).
- Ensalada de endibias, rúcula, manzana y bolitas de queso con frutos secos (receta fácil y rápida) (202).
- Bulbos de hinojo al vino blanco (211).
- Rollitos de salmón con pesto de fruta de la pasión (receta fácil) (215).
- Lasaña fría de aguacate, jamón ibérico y algas nori (216).
- Humus de pimientos del piquillo (receta fácil y rápida) (218).
- Hamburguesas de algas con setas (220).
- Ensalada de aguacate, langostinos y cangrejo (receta fácil) (225).
- Calabaza sorpresa de verduras al aceite de hinojo (226).
- Endibias horneadas con lacón y salmón al curry (229).
- Terrina de gambas en gelatina de mandarina (231).
- Veguispaguetis con crema de berberechos y cerveza (242).
- Lentejas verdes con quinoa, zanahoria y sésamo (receta fácil) (265).
- Crêpes de espinacas y arándanos (301).

Legumbres

- Ensalada fría de judías multicolor (receta fácil y rápida) (201).
- Frijoles refritos con setas y berenjenas (306).
- Sopa de garbanzos estilo marroquí (210).
- Arroz bomba y lentejas con setas (258).

ALGUNAS SUGERENCIAS PARA LA COMIDA SEMANAL

Pescados

- Salpicón de salmón y sandía (receta fácil) (232).
- Revuelto de espárragos verdes y algas kombu (receta fácil) (235).
- Lubina con langostinos, espinacas y queso (receta fácil) (243).
- Bacalao horneado sobre lecho de lentejas (receta fácil) (247).
- Antojitos de pescado ahumado con queso y arándanos (263).
- Dorada al horno con salsa de frutas tropicales (272).
- Salmón a la naranja sobre lecho de menudillo de judías rojas (284).
- Atún en salsa de pimiento choricero y alcaparrones (283).
- Caballa al vacío con especias y salsa de sésamo (286).
- Brocheta de pulpo y batata con mojo de albahaca y pistachos (receta fácil) (266).

Carnes

- Arroz integral con conejo y alcachofas (274).
- Cordero con castañas, verduras y especias (consumir carne roja 1 vez cada 3 semanas) (262).
- Rollitos de pollo al horno con pistachos y granada (287).
- Redondo de pavo a las finas hierbas y tomates secos (289).
- Magret de pato con salsa de frutos del bosque y mandarina (una vez cada 3 semanas) (292).

Postres

- Gelatina acuario de frutas (309).
- Suflé frío de mango (312).
- Tarta de zanahoria y piña (314).

Plan para limpiar la mente

Se trata de un plan para desconectar de la actividad laboral en los periodos vacacionales en los que se busca el descanso mental.

En las fases en las que necesitamos limpiar y renovar la mente se pueden hacer ligeros ajustes en la dieta neurosaludable.

Es muy conveniente tomar abundantes líquidos (agua en abundancia, infusiones de hierbas, té verde y bebidas neuroenergéticas) para limpiar la circulación sanguínea. También alguna copa de vino (tinto de preferencia) sin sobrepasar una copa al día.

Se puede incidir en el consumo de antioxidantes naturales (alimentos ricos en cobre, hierro, manganeso, selenio, zinc, vitamina E, vitamina C, carotenoides, flavonoides, polifenoles y compuestos organoazufrados). Encontramos estos componentes de manera abundante en los brotes de soja y de legumbres, habas tiernas, aceites vegetales, y verduras y frutas de colores vivos (verde oscuro, naranja, amarillo) como se indica en las tablas de alimentos del capítulo 1. Puedes aprovechar la etapa relajada para preparar tus propios brotes de semillas variadas, como se indica en el apartado «Truquillos prácticos». También podrás encontrar otros alimentos ricos en estos nutrientes en el apartado «El cerebro es selectivo con la comida» y «Alimentos necesarios para la charla neuronal» del capítulo 1.

Los compuestos organoazufrados y la quercetina se hallan en el ajo, la cebolla, el puerro, el cebollino, el ajo negro. El ajo negro y el cebollino se pueden incorporar en muchos platos como ensaladas, pastas y verduras frescas sin necesidad de cocción.

Prepara platos ligeros y evita las digestiones pesadas, ricas en grasas y proteína animal. No llenes el plato y no piques entre horas. Sobre todo, evita comer sin hambre.

Aprovecha para que, además de tu cerebro principal, tu segundo cerebro (el intestino) también se tome un descanso. Puedes priorizar el consumo de prebióticos como fructooligosacáridos ricos en pectina e inulina (manzana, plátano, patata, batata, rábano, alcachofas, avena y cebada). Encontrarás más información en el apartado «Bichos bien alimentados para un cerebro feliz» del capítulo 1.

157

CEREBRO EN VACACIONES	
Alimentación	• Priorizar los alimentos ricos en ingredientes para fabricar GABA, melatonina y serotonina (ver tabla de «Alimentos necesarios para la charla neuronal» del capítulo 1). • Tomar al menos 250 mg/día de ácidos grasos omega-3 (ALA, EPA y DHA). • Tomar antioxidantes naturales (brotes de soja y de legumbres, habas tiernas, aceites vegetales, y verduras y frutas de colores vivos). • Puedes preparar brotes de semillas variadas. • Seguir ocasionalmente una dieta hipocalórica, con alimentos de fácil digestión (consulta previamente a tu médico). • Evitar digestiones pesadas y alimentos difíciles de masticar. • Tomar alimentos ricos en fibra y carbohidratos de asimilación lenta (ver la tabla «Alimentos ricos en fibra soluble para enriquecer la microbiota intestinal» en el apartado «Bichos bien alimentados para un cerebro feliz» del capítulo 1).

CEREBRO EN VACACIONES	
	• Tomar abundantes líquidos (agua en abundancia, infusiones de hierbas, té verde y bebidas neuroenergéticas) para limpiar la sangre. También alguna copa de vino (tinto de preferencia) sin sobrepasar una dosis diaria. • Evitar el alcohol y el café (máximo una dosis al día). • Reducir el consumo de carne roja. • Aumentar el consumo de alimentos ricos en probióticos que fomenten la fabricación de GABA y serotonina, como se comenta en el apartado «Alimentos necesarios para la charla neuronal» del capítulo 1.
Actividad física	• Hacer ejercicios de respiración de 5 minutos 2 veces al día, en contacto con la naturaleza preferentemente. • Hacer ejercicio físico moderado 3 veces en semana, en particular ejercicios al aire libre y en contacto con el agua (senderismo, natación, etcétera). • Practicar los baños de bosque que se comentan en el apartado «No solo de actividad intelectual vive el cerebro» del capítulo 2. • Practicar algún tipo de actividad meditativa para la toma de conciencia del cuerpo (ahora denominados cuerpo-cuerpo, como *mindfulness*, yoga, meditación, respiración controlada, etcétera).
Actividad mental	• Dormir 7-8 horas/día. De ser posible, dormir la siesta a primera hora de la tarde de 30-60 minutos. • Practicar el estado *midfulness* en tus tareas cotidianas, es decir, fomentar la atención plena en el momento presente. • Buscar momentos de soledad y silencio. • Dejar huecos libres en la agenda. • Cuando te lo puedas permitir, dejar el teléfono móvil y el ordenador portátil en casa. • Practicar artes plásticas, artes escénicas, bricolaje, decoración, diseño, artesanía, etcétera. • Permitirse el lujo de no hacer nada de vez en cuando.

PROPORCIÓN SEMANAL PARA EL CEREBRO EN VACACIONES

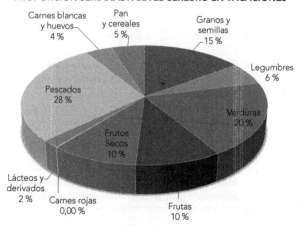

Carnes blancas y huevos 4 %
Pan y cereales 5 %
Granos y semillas 15 %
Legumbres 6 %
Pescados 28 %
Verduras 20 %
Frutos Secos 10 %
Lácteos y derivados 2 %
Carnes rojas 0,00 %
Frutas 10 %

ALGUNAS SUGERENCIAS PARA LA COMIDA SEMANAL
Puedes combinar 2 o 3 de estas recetas por día. Para los detalles de la preparación e ingredientes, se indica entre paréntesis la página del libro donde encontrar los ingredientes y preparación en el apartado de las recetas

- Bebidas neuroenergéticas con manzana, plátano, piña, papaya, mango, calabaza, apio, zanahoria, espinaca, cereales, leche de cereales (espelta, avena, sorgo) y semillas (194-195).

Platos ligeros

- Sopa tipo herreño de queso de cabra y huevo (receta fácil y rápida) (197).
- Tomates rellenos de cuscús (receta fácil y rápida) (206).
- Potaje de maíz, curry y copos de avena (208).
- Cardos con almejas (219).
- Festín de verduras horneadas al romero (receta fácil) (223).
- Ensalada de zanahoria, naranja, rúcula y caviar de pescado (224).
- Calabaza sorpresa de verduras al aceite de hinojo (226).
- Terrina de gambas en gelatina de mandarina (231).
- Salpicón de salmón y sandía (receta fácil) (232).
- Revuelto de espárragos verdes y algas kombu (receta fácil) (235).
- Pasta sarracena horneada a la marinera (receta fácil) (238).
- Huevos a la campesina (receta fácil) (239).
- Veguispaguetis con crema de berberechos y cerveza (242).
- Veguispaguetis tricolores (receta fácil y rápida) (293).
- Tortilla española de brotes frescos (300).
- Gazpacho de remolacha, aguacate y piña tropical (receta fácil) (222).
- Alcachofas al horno con ajos tiernos, langostinos y serrano (278).

Legumbres

- Bacalao horneado sobre lecho de lentejas (receta fácil) (247).
- Garbanzos pedrosillano con espinacas, tomates secos y dátiles (receta fácil) (280).

Pescados

- Marmitako de bonito sencillo (244).
- Chipirones al pesto de albahaca y guisantes (249).
- Albóndigas de sepia y gambas en salsa verde (252).
- Cola de rape con alcachofas, guisantes y naranja (253).
- Brocheta de pulpo y batata con mojo de albahaca y pistachos (266).
- Pescado blanco con salsa de pistachos, cilantro y ñoras (receta fácil) (271).
- Torta de tomate, atún y queso (297).

Carnes

- Carpaccio de pollo con salsa de atún y anchoas (receta fácil) (240).
- Hamburguesas de pavo con trufa y puré de castañas (275).
- Lomo de conejo horneado con crema de apio y manzana (receta fácil) (290).
- Jamoncitos de pollo con jengibre, soja y limón (receta fácil) (308).

Postres

- Pastel en reverso de manzana y moras (315).
- *Mousse* de chocolate neurosaludable (receta fácil) (311).
- Frangollo de dátiles (321).

159

Plan para subir el ánimo

Se trata de un plan para mejorar el estado anímico y reducir la desmotivación y la apatía.

Todos atravesamos facetas en las que el desánimo y la negatividad se instalan. En muchas ocasiones ese malestar viene sobrevenido por circunstancias inesperadas e inevitables, en las que la tristeza y la melancolía están plenamente justificadas. Sin embargo, en otras ocasiones no encontramos razones aparentes para sentir anhedonia en las que nada nos satisface ni interesa, a pesar de que pongamos voluntad en ello.

No hay una varita mágica que modifique los patrones de estímulo y motivación, si bien hay parámetros en el estilo de vida y nutrición que pueden contribuir a sentirnos mejor.

Es importante incidir en el consumo adecuado de omega-3 en sus diferentes formas (aceites de semillas y de pescados). Los aceites de linaza, nuez, cáñamo, soja, maíz, oliva, girasol sin refinar, cacahuete, las habas y alubias rojas, y los pescados grasos (arenque, sardina, anchoa, caballa, boquerón, atún, salmón, etcétera) son parte de la dieta estrella para el ánimo.

Se priorizan los alimentos ricos en ingredientes para fabricar noradrenalina, dopamina y serotonina (cereales, frutos secos y legumbres). Encontrarás muchos alimentos ricos en estos nutrientes en la tabla de «alimentos necesarios para la charla neuronal». Se pueden incrementar los alimentos ricos en zinc y en vitamina B6 (hierbas frescas, especias, semillas y cereales). Encontrarás muchos alimentos ricos en estos nutrientes en el apartado «El cerebro es selectivo con la comida» del capítulo 1.

Tomar alimentos que favorezcan la salud de las bacterias *firmicutes*, con fibra soluble e insoluble abundante en frutas frescas, apio, cebolla, ajo, cebollino, puerro, etcétera. También los alimentados fermentados (kéfir, kombucha, yogur, miso, chucrut, verduras fermentadas) son fuentes naturales que fomentan la proliferación de bacterias del tipo *lactobacillus* y *bifidobacterium*. Consulta para más información el apartado «Bichos bien alimentados para un cerebro feliz» del capítulo 1.

Por otra parte, se debe evitar el consumo de alcohol. El consumo de bebidas alcohólicas supone un alivio momentáneo del ánimo bajo si bien genera posteriormente el efecto opuesto. Además, es neurotóxico si se consume en exceso e influye en desequilibrios en las hormonas femeninas. El resveratrol que el vino tinto aporta se puede obtener en los frutos del bosque y en los cacahuetes. Puedes preparar una deliciosa mantequilla de cacahuetes casera que combina con vinagretas para ensaladas, pastas, verduras y carnes magras (ver «truquillos prácticos»).

Además, los estudios demuestran que las digestiones pesadas, los sabores fuertes, los alimentos azucarados y las grasas saturadas son grandes enemigos del ánimo.

El antojo por el chocolate aumenta cuando estamos desanimados. Si tienes tendencia a tomar chocolate procura tomarlo sin azúcar y con el mayor porcentaje de cacao. El café y el té verde también son estimulantes. Toma café con moderación (máximo dos tazas al día).

161

CEREBRO DESANIMADO	
Alimentación	• Alto consumo de omega-3 (aceites de linaza, nuez, cáñamo, soja, maíz, oliva, girasol sin refinar, cacahuete, habas y alubias rojas, arenque, sardina, anchoa, caballa). Consulta el apartado «El cerebro es selectivo con la comida». • Tomar al menos 300 mg/día de ácidos grasos omega-3 (ALA, EPA y DHA). • Tomar alimentos ricos en ingredientes para fabricar noradrenalina, dopamina y serotonina (cereales, frutos secos, legumbres, ver tabla de «alimentos necesarios para la charla neuronal»). • Tomar sésamo y aceite de sésamo. • Tomar alimentos ricos en zinc y en vitamina B6 (hierbas frescas, especias, semillas, cereales). Consulta el apartado «El cerebro es selectivo con la comida» del capítulo 1. • Tomar alimentos ricos en fibra soluble e insoluble que favorezcan la salud de las bacterias *firmicutes* (frutas frescas, apio, cebolla, ajo, cebollino, puerro). Consulta el apartado «alimentos ricos en fibra soluble para enriquecer la microbiota intestinal».

CEREBRO DESANIMADO	
	• Tomar alimentos ricos en probióticos ricos del tipo *lactobacillus* y *bifidobacterium* (kéfir, kombucha, yogur, miso, chucrut, verduras fermentadas). Consulta el apartado «Bichos bien alimentados para un cerebro feliz» del capítulo 1.. • Evitar el consumo de alcohol (tomar frutos del bosque y cacahuetes). • Evitar las digestiones pesadas, los sabores fuertes, los alimentos azucarados y las grasas saturadas. • Tomar chocolate sin azúcar y alto porcentaje de cacao (con moderación). • Café (máximo dos tazas/día) y té verde. • Evitar comer en solitario. • Evitar comer sin hambre.
Actividad física	• Hacer ejercicio físico aeróbico al menos 3-4 veces en semana, en particular carrera al aire libre y deportes en equipo. • Practicar los baños de bosque del apartado «No solo de actividad intelectual vive el cerebro» del capítulo 2. • Practicar los bailes de salón. • Tomar ½ hora de baño de sol al día sin protector solar si la meteorología lo permite. • Darse el derecho de no estar a tope. Apuntar las mejorías físicas observadas tras la práctica después de un periodo. Celebrarlo con alguna recompensa.
Actividad mental	• Dormir 7-8 horas/día. A ser posible, dormir la siesta a primera hora de la tarde de 30-60 minutos (no sobrepasar 90 minutos de siesta). • Fomentar en las actividades diarias el concepto *mindfulness*, es decir, la atención plena en el momento presente, evitando incorporar las emociones en la experiencia. • Adoptar una mascota. Los animales de compañía aportan nuevos alicientes. Para las personas con movilidad reducida, se están actualmente desarrollando robots que emulan mascotas que no necesitan cuidados pero acompañan. • Practicar la jardinería, la decoración, los trabajos manuales, las artes plásticas y las artes escénicas. • Aprender a tocar un instrumento sencillo (no hace falta ser un virtuoso). • Practicar el cambio de actitud corporal (ver el párrafo «Cuando piensas que estás bien, te sientes bien» en el apartado «Tu cerebro hace juego con tu vida» del capítulo 2). • Practicar actividades de la tabla «Ejercicios para mejorar el rendimiento intelectual» de las filas 1, 2 y 4 del capítulo 2.. • Practicar actividades de voluntariado, colaboración y benevolencia. El altruismo nos hace sentirnos más útiles para los demás y aporta una mejora significativa en la autoestima. • Ser benevolente con uno mismo. Reemplazar la autoexigencia por la gratitud y el perdón. Somos dignos de ser admirables y admirados/as..

162

PROPORCIÓN SEMANAL PARA EL CEREBRO DESANIMADO

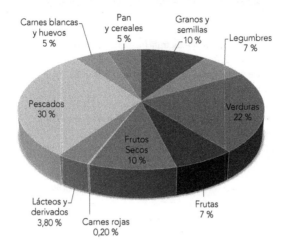

ALGUNAS SUGERENCIAS PARA LA COMIDA SEMANAL

Puedes combinar 2 o 3 de estas recetas por día. Para los detalles de la preparación e ingredientes, se indica entre paréntesis la página del libro donde encontrar los ingredientes y preparación en el apartado de las recetas

- Bebidas neuroenergéticas con frutas y verduras de todo tipo, leche de cereales (espelta, avena y sorgo), leche de frutos secos (avellanas, anacardos y almendras), fermentos lácticos (kéfir, yogur y quesos) y semillas (sésamo, chía, amaranto y linaza) (194-195).

Platos ligeros

- Crema de espárragos y calabacín (receta fácil y rápida) (196).
- Salmorejo al estilo cordobés (receta fácil y rápida) (198).
- Barquetas de endibias con berberechos y menta (receta fácil y rápida) (200).
- Ensalada fría de judías multicolor (receta fácil y rápida) (201).
- Judías mungo con acelgas y avellanas (receta fácil y rápida) (203).
- Tomates rellenos de cuscús (receta fácil y rápida) (206).
- Potaje de maíz, curry y copos de avena (208).
- Ragú de castañas, algas nori y espárragos (212).
- Rollitos de calabacín con algas nori y gambas (214).
- Rollitos de salmón con pesto de fruta de la pasión (receta fácil) (215).
- Hamburguesas de algas con setas (220).
- Gazpacho de remolacha, aguacate y piña tropical (receta fácil) (222).
- Ensalada de zanahoria, naranja, rúcula y caviar de pescado (224).
- Endibias horneadas con lacón y salmón al curry (229).
- Timbal de berenjenas con anchoas (receta fácil) (233).
- Croquetas variadas sin bechamel (303).

Legumbres

- Garbanzos con algas dulse (receta fácil) (236).

ALGUNAS SUGERENCIAS PARA LA COMIDA SEMANAL
Pescados
• Brandada de bacalao con aceite de trufa (receta fácil) (228).
• Cazuela de pescado (250).
• Filetes de caballa en vinagreta de dátiles (receta fácil) (268).
• Marmitako de bonito sencillo (receta fácil) (244).
• Atún en salsa de vino tinto, hinojo, dátiles y aceitunas (255).
• Salmón a la naranja sobre lecho de menudillo de judías rojas (284).
• Bacalao horneado sobre lecho de lentejas (247).
• Caballa al vacío con especias y salsa de sésamo (286).
Carnes
• Ragú aromático de buey con membrillos (consumir la carne roja esporádicamente, 1 vez cada 2-3 semanas) (260).
• Rollitos de pollo al horno con pistachos y granada (287).
• Solomillo de cerdo con salsa de naranja y comino (277).
• Lomo de conejo horneado con crema de apio y manzana (receta fácil) (290).
• Redondo de pavo a las finas hierbas y tomates secos (289).
• Magret de pato con salsa de frutos del bosque y mandarina (1 vez cada 2-3 semanas) (292).
Postres
• *Mousse* de chocolate neurosaludable (receta fácil) (311).
• Pastel en reverso de manzana y moras (315).
• *Brownies* con naranja y coco (320).

164

Plan para afrontar la menopausia

Se trata de un plan para el cerebro en la transición hormonal femenina. Aporta las pautas que contribuyen a reducir los trastornos anímicos y del sueño, la apatía, el desánimo, la ansiedad y los cambios de humor.

Como ya se comentó en el apartado «El cerebro en la transición hormonal femenina», los cambios hormonales en la mujer a partir de los 40 años producen en el 80 por ciento de las mujeres síntomas variados (vasomotores, genitourinarios, intestinales, óseos y mentales). En el caso del cerebro, algunas mujeres se quejan frecuentemente de cambios de humor, irritabilidad, pérdidas temporales de la memoria, aturdimiento o menor habilidad lingüística. No hay que alarmarse por estos síntomas porque, aunque en muchos casos sean incómodos, pueden ser aliviados con ciertas pautas alimentarias y de estilo de vida.

Si bien la terapia sustitutiva de estrógenos ha mostrado ser el tratamiento más efectivo para aliviar algunos de los síntomas de la menopausia, las contraindicaciones que presenta desaconsejan su uso continuado. Una alternativa que se propone es el uso de fitoestrógenos. Como se comentó en el apartado «El cerebro en la transición femenina» del capítulo 2, los fitoestrógenos son sustancias que producen muchas plantas y pueden imitar en parte la actividad estrogénica fisiológica femenina.

No todas las mujeres responden igual al uso de isoflavonas (abundantes en las proteínas de la soja y el trébol rojo). Estas diferencias se explican en parte por las diferencias en los microorganismos del intestino que participan en su metabolismo y biodisponibilidad. Otros factores como la raza, el uso de medicamentos y la alimentación influyen en cómo se metabolicen los fitoestrógenos en cada mujer.

Aunque los estudios no sean concluyentes, la toma de 30-70 mg de isoflavonas/día de trébol rojo durante 4 semanas o entre 20-80 g/día de soja durante 1 mes alivian los síntomas menopáusicos en muchas mujeres. En particular en el cerebro, los fitoestrógenos combinados con 300 mg/día de DHA (omega-3 de aceites de pescado) modulan favorablemente las funciones neuronales y neuroquímicas. También se ha observado tanto en hombres como en mujeres que el consumo de soja mejora la memoria.

Se puede probar durante esta etapa a aumentar el consumo de alimentos ricos en soja de manera moderada y analizar sus posibles efectos beneficiosos. Sería conveniente usarlos de manera cíclica para imitar las fluctuaciones hormonales naturales en la mujer. Es decir, se trataría de no tomar las mismas dosis todos los días y dejar algún día de descanso a la semana. En cualquier caso, conviene consultar previamente con el médico antes de iniciar un tratamiento por cuenta propia.

Otros alimentos que se pueden priorizar son aquellos ricos en β-criptoxantina y otros carotenoides (de color naranja, rojo y anaranjado) y vitamina A (0,7 mg/día) ricos en muchas frutas y verduras (kiwi, melón, fresa, papaya, frutos del bosque, pimiento rojo, brécol, coles de Bruselas, coliflor, etcétera). La vitamina D (en los pescados, carnes magras, quesos) y microminerales como zinc y cobre (en las hierbas frescas y especias, frutos secos y semillas) son nutrientes importantes para acompañarte en esta faceta. Puedes consultar las tablas de alimentos ricos en estos nutrientes en el apartado «El cerebro es selectivo con la comida» del capítulo 1.

Los flavonoides también son muy aconsejables como potentes antioxidantes. Los encuentras en los frutos del bosque, el té verde, el chocolate, los cacahuetes y las hierbas y verduras como el orégano, perejil, apio, puerro, brécol, etcétera.

Para reducir las posibles alteraciones en la microbiota intestinal que pueden acompañar esta etapa de la vida es recomendable priorizar los alimentos ricos en fibra (25 g/día) para evitar molestias intestinales (abundantes en las alcachofas, cardos, espárragos, achicoria, espinacas, puerros, apio o legumbres). Encontrarás información sobre alimentos ricos en prebióticos y aquellos que mejoran tu flora intestinal en el apartado «Bichos bien alimentados para un cerebro feliz» del capítulo 1.

Tanto el vino tinto como el café deben consumirse en cantidades moderadas (máximo 1 dosis al día). Se debe beber abundante agua e infusiones que ayudan a evitar la retención de líquidos y pueden mejorar el bienestar, como las infusiones de camomila, valeriana, poleo o tila.

CEREBRO CON CAMBIOS HORMONALES	
Alimentación (Consultar las tablas de alimentos del capítulo 1)	• Incorporar alimentos ricos en fitoestrógenos (ver la tabla «Alimentos y plantas para la transición hormonal de la menopausia» del apartado «El cerebro en la transición hormonal femenina» en el capítulo 1). • Tomar al menos 300 mg/día de ácidos grasos omega-3 (ALA, EPA y DHA). • Priorizar los alimentos ricos en carotenoides y vitamina A (abundantes en el kiwi, melón, fresa, pimiento rojo, brécol). Consulta el apartado «El cerebro es selectivo con la comida» del capítulo 1. • Alimentos ricos en vitamina D (pescados, carnes magras, quesos) y microminerales como zinc y cobre (abundantes en las hierbas frescas y especias, los frutos secos, las semillas y las setas). Priorizar los alimentos ricos en vitamina B9. Consulta las tablas de alimentos en el apartado «El cerebro es selectivo con la comida».

CEREBRO CON CAMBIOS HORMONALES	
	• Priorizar los alimentos ricos en fibra soluble e insoluble (25 g/día) para evitar molestias intestinales (abundantes en las algas, alcachofas, cardos, espárragos, achicoria, espinacas, puerros, apio, legumbres). Encontrarás una lista de estos alimentos en el apartado «Bichos bien alimentados para un cerebro feliz» en el capítulo 1. • Evitar el alcohol y el café (máximo 1 dosis diaria). • Tomar infusiones de hierbas diuréticas y relajantes que reduzcan la retención de líquidos. • Evitar los refrescos, dulces, bollerías y azúcares refinados en general. • Evitar los alimentos ricos en grasas saturadas. • Incorporar si es necesario algunas plantas y sustancias descritas en la tabla «Alimentos y plantas para la transición hormonal de la menopausia» en el apartado «El cerebro en la transición hormonal femenina» en el capítulo 2. Consulta a tu médico previamente.
Actividad física	• Hacer ejercicio físico 4 veces en semana, de preferencia aeróbico (deportes al aire libre, deportes acuáticos, gimnasia aeróbica, deportes de raqueta). • Se puede combinar con ejercicios anaeróbicos de alta resistencia. • Practicar los bailes de salón.
Actividad mental	• Tomar baños de sol (30 minutos/día) sin protector solar cuando sea posible. • Fomentar los nuevos retos y las actividades en grupo. • Practicar el cambio de actitud corporal (ver el párrafo «Cuando piensas que estás bien, te sientes bien» en el apartado «Tu cerebro hace juego con tu vida» en el capítulo 1). • Mantener una vida sexual activa (comprar ropa seductora, ejercitar la musculatura uterina). • Dedicarse un rato semanal al propio cuidado del cuerpo (ir a un salón de belleza, a los baños termales, a un salón de masajes o simplemente darse un baño de sales en casa escuchando la música que nos gusta). • Practicar actividades de la tabla «Ejercicios para mejorar el rendimiento intelectual» de las filas 2 y 4 del capítulo 2.

Este gráfico indica cantidades relativas de la proporción aconsejada de los diferentes grupos de alimentos durante la transición hormonal. No es más que una guía que puedes adecuar a tus necesidades, según tu cuerpo responda. La fisiología y genética de cada persona son también factores específicos a tener en cuenta.

PROPORCIÓN SEMANAL PARA EL CEREBRO CON CAMBIOS HORMONALES

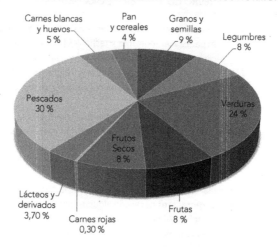

Carnes blancas y huevos 5 %
Pan y cereales 4 %
Granos y semillas 9 %
Legumbres 8 %
Pescados 30 %
Verduras 24 %
Frutos Secos 8 %
Lácteos y derivados 3,70 %
Carnes rojas 0,30 %
Frutas 8 %

ALGUNAS SUGERENCIAS PARA LA COMIDA SEMANAL
Puedes combinar 2 o 3 de estas recetas por día. Para los detalles de la preparación e ingredientes, se indica entre paréntesis la página del libro donde encontrar los ingredientes y preparación en el apartado de las recetas

- Bebidas neuroenergéticas con abundancia de verduras de todo tipo y frutas ricas en fibra, leche de frutos secos (avellanas, anacardos y almendras), fermentos lácticos (kéfir, yogur) y semillas (sésamo, chía, amaranto, linaza) (194-195).

Platos ligeros

- Crema de espárragos y calabacín (receta fácil y rápida) (196).
- Ensalada de endibias, rúcula, manzana y bolitas de queso con frutos secos (receta fácil y rápida) (202).
- Champiñones al horno rellenos de queso de cabra (receta fácil y rápida) (204).
- Sopa de garbanzos estilo marroquí (210).
- Bulbos de hinojo al vino blanco (211).
- Ragú de castañas, algas nori y espárragos (212).
- Rollitos de calabacín con algas nori y gambas (214).
- Cardos con almejas (219).
- Hamburguesas de algas con setas (220).
- Festín de verduras horneadas al romero (receta fácil) (223).
- Ensalada de zanahoria, naranja, rúcula y caviar de pescado (224).
- Endibias horneadas con lacón y salmón al curry (229).
- Salpicón de salmón y sandía (receta fácil) (232).
- Timbal de berenjenas con anchoas (receta fácil) (233).
- Veguispaguetis con crema de berberechos y cerveza (242).
- Pastel de *ratatuille* gratinado (298).
- Tortilla española de brotes frescos (300).
- *Crêpes* de espinacas y arándanos (301).

ALGUNAS SUGERENCIAS PARA LA COMIDA SEMANAL

Legumbres

- Ensalada fría de judías multicolor (receta fácil y rápida) (201).
- Garbanzos con algas dulse (receta fácil) (236).
- Arroz bomba y lentejas con setas (258).
- Lentejas verdes con quinoa, zanahoria y sésamo (265).
- Judías mungo con acelgas y avellanas (receta fácil y rápida) (203).

Pescados

- Tartar de bonito con piquillo y limón (receta fácil y rápida) (207).
- Lubina con langostinos, espinacas y queso (receta fácil) (243).
- Chipirones al pesto de albahaca y guisantes (249).
- Antojitos de pescado ahumado con queso y arándanos (263).
- Mejillones a la marinera (269).
- Dorada al horno con salsa de frutas tropicales (272).
- Pudin de calabacín, hierbabuena y salmón (281).
- Pastelitos de cuscús y sardinas (305).

Carnes

- Carpaccio de pollo con salsa de atún y anchoas (receta fácil) (240).
- Redondo de pavo a las finas hierbas y tomates secos (289).
- Ragú aromático de buey con membrillos (consumir carne roja 1 vez cada 2-3 semanas) (260).
- Cordero con castañas, verduras y especias (consumir carne roja 1 vez cada 2-3 semanas) (262).
- Solomillo de cerdo con salsa de naranja y comino (277).

Postres

- Gelatina acuario de frutas (309)
- *Mousse* de higo chumbo (310)
- Suflé frío de mango (312)
- Tarta de zanahoria y piña (314)
- *Brownies* con naranja y coco (320)

169

Plan para el cerebro de la tercera edad

Se trata de un plan para preservarla salud cerebral y mantener la capacidad cognitiva y anímica en buena forma en los más mayores.

El cerebro puede sufrir ligeros cambios en su anatomía y fisiología con la edad. Los más comunes son:

- Ligera pérdida de peso.
- Menor actividad metabólica.
- Pérdida parcial de la vascularización (menos vasos sanguíneos).

- La sangre es el vehículo esencial de nutrientes y oxígeno a las células, por lo que se puede generar una menor actividad metabólica.
- Aumento del estrés oxidativo (es decir, de desechos de la respiración que pueden dañar las células).
- Tendencia a la neuroinflamación, es decir, a la producción de sustancias inflamatorias que pueden afectar la función cerebral.

Por su parte, los microorganismos del intestino también pueden tener alteraciones, que se comentaron previamente a lo largo del capítulo 1:

- Modificación de los perfiles normales de la microbiota intestinal.
- Mayor permeabilidad del intestino.
- Inflamación intestinal crónica leve.

Una de las dietas más recomendadas para el cerebro durante el envejecimiento es la dieta mediterránea. Esta dieta se basa en un alto consumo de vegetales, frutas, legumbres, cereales, semillas y aceite de oliva, un consumo moderado de pescado, huevos, lácteos y carnes magras, un consumo bajo de carnes rojas y grasas saturadas y una copa de vino al día (tinto de preferencia).

Para contrarrestar la inflamación y el estrés oxidativo se pueden utilizar aceites de semillas (sésamo, lino, pepitas de uva), alimentos ricos en ácido abscísico (alcachofa, espárragos, manzana, zanahoria) y polifenoles (hierbas frescas y aromáticas, especias, frutos secos).

Se recomiendan alimentos ricos en vitaminas A y C, y microminerales como hierro, selenio, calcio y fósforo, abundantes en semillas, cereales, frutas y verduras de colores vivos. Las tablas de alimentos ricos en estos nutrientes están disponibles en el apartado «El cerebro es selectivo con la comida» del capítulo 1.

Algunos estudios han determinado que las setas (ricas en selenio), los arándanos (ricos en polifenoles) y el brécol (rico en provitamina A, carotenoides y polifenoles) son superalimentos para el cerebro al envejecer.

En las investigaciones efectuadas fundamentalmente en países asiáticos se ha constatado que la raíz del *ginkgo biloba* en infusión puede mejorar la memoria, el riego sanguíneo y ser un excelente antioxidante natural. Las dosis recomendadas son 240 mg/día. El *ginkgo biloba* se vende en herbolarios y tiendas especializadas. Conviene consultar a su médico previamente. También son muy populares el ginseng y la curcumina que tienen propiedades antiinflamatorias y antioxidantes. Además, la jalea real puede fomentar el desarrollo de nuevas neuronas gracias a una proteína, la royalactina, que fomenta la formación de nuevas células.

El consumo de líquidos en los más mayores es importante. Muchas veces los mayores a los que imparto charlas sobre salud me comentan que se les olvida beber, porque no suelen tener sed. El consumo aconsejado es de 2 litros de agua al día, ½ copa de vino tinto y 1 café al día, mejor por la mañana. Se puede combinar con té verde o infusiones herbales.

Se debe evitar el consumo de grasas saturadas y azúcares refinados. Los dulces, bollería, pastelería, panes industriales y los embutidos, carnes rojas y alimentos difíciles de digerir provocan digestiones pesadas e inflamación intestinal que repercuten en la salud mental.

171

CEREBRO DE LA TERCERA EDAD	
Alimentación	• Seguir la dieta mediterránea (vegetales, frutas, legumbres, cereales, semillas y aceite de oliva, un consumo moderado de pescado, un consumo moderado de lácteos, huevos y carnes magras, un bajo consumo de carnes rojas y grasas saturadas. • Consumir los aceites de semillas (sésamo, lino, pepitas de uva), los alimentos ricos en ácido abscísico (abundantes en las alcachofas, espárragos, manzana, zanahoria) y polifenoles (hierbas frescas y aromáticas, especias, frutos secos). Consulta las tablas de alimentos ricos en estos nutrientes en el apartado «El cerebro es selectivo con la comida» en el capítulo 1.

CEREBRO DE LA TERCERA EDAD	
	• Fomentar la alimentación particularmente rica en alimentos antioxidantes que se han indicado en las tablas del capítulo 1. • Tomar al menos 300 mg/día de ácidos grasos omega-3 (ALA, EPA y DHA). • Tomar alimentos ricos en colina y dopamina. Consulta las tablas de alimentos en el apartado «Alimentos necesarios para la charla neuronal» en el capítulo 1. • Priorizar el consumo de productos del mar frente al consumo de carne roja. • Tomar alimentos ricos en fibra y en probióticos. Consulta el apartado «Bichos bien alimentados para un cerebro feliz» en el capítulo 1. • Recordar beber agua en abundancia, al menos 2 litros al día. • Se puede tomar 1 copa de vino tinto diaria que se incluye en la dieta mediterránea. • No consumir más de 2 cafés/día. • Evitar los refrescos, dulces, bollerías y azúcares refinados en general. • Evitar los alimentos ricos en grasas saturadas. • Evitar las digestiones pesadas. • Evitar comer en solitario.
Actividad física	• Hacer 30-45 minutos de ejercicio físico aeróbico 2 veces en semana*. Por ejemplo, caminar a buen paso, hacer gimnasia aeróbica, entrenarse en una bicicleta estática y ejercitar el *exergaming*). Consulta el párrafo «Hacer varias cosas a la vez incrementa la capacidad cognitiva» en el apartado «Trucos para sacar músculo en el cerebro» en el capítulo 2. • Hacer rutinas de ejercicios anaeróbicos de alta resistencia (por ejemplo, movimientos de las extremidades con pesos). Se debe hacer bajo la supervisión de un profesional. • Practicar los bailes de salón 1-2 veces/semana.
Actividad mental	• Tomar baños de sol (30 minutos/día) sin protector solar cuando sea posible. • Hacer respiraciones profundas hinchando el vientre entre 2-3 veces al día. • Fomentar nuevos retos y aprendizajes de todo tipo, en particular relacionados con la interacción social (actividades en grupo).** • Fomentar nuevos aprendizajes, como aprender a manejar el ordenador u otros dispositivos electrónicos, aprender a tocar un instrumento.

172

* Un estudio efectuado en la población de más de 65 años de edad con deterioro cognitivo ligero que empezó a practicar ejercicio físico (45 minutos diarios) demostró que en seis meses estas personas recuperaban habilidades cognitivas y memoria (en particular la memoria ejecutiva en la toma de decisiones) a niveles que tenían nueve años atrás.

** Hay personas mayores que comparten sus inquietudes respecto a la pérdida de memoria. Yo les animo a intentar acordarse de cosas, incluso aunque pasen días hasta que vuelven a ser recordadas. Así se regeneran circuitos neuronales que permanecían menos activos.

CEREBRO DE LA TERCERA EDAD
• Participar en alguna red o colectivo social. • Fomentar las caricias y el contacto físico afectivo. • Tener animales de compañía. • Reírse y hacer reír (aprender chistes nuevos, bromas, trucos de magia, una canción con letra divertida). • Practicar el cambio de actitud corporal (ver el párrafo «Cuando piensas que estás bien, te sientes bien» en el apartado «Tu cerebro hace juego con tu vida» del capítulo 2). • Practicar actividades de la tabla «Ejercicios para mejorar el rendimiento intelectual» de las filas 1-4, en particular, las relacionadas con la memoria y aspectos cognitivos en el capítulo 2. • Reemplazar la frase: «yo no puedo que estoy muy mayor» por: «bueno, lo intento a ver qué pasa».

PROPORCIÓN SEMANAL PARA EL CEREBRO DE LA TERCERA EDAD

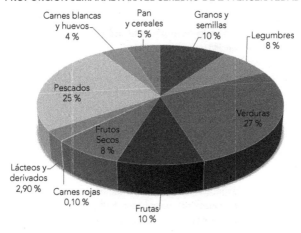

ALGUNAS SUGERENCIAS PARA LA COMIDA SEMANAL
Puedes combinar 2 o 3 de estas recetas por día. Para los detalles de la preparación e ingredientes, se indica entre paréntesis la página del libro donde encontrar los ingredientes y preparación en el apartado de las recetas

• Bebidas neuroenergéticas con abundancia de verduras y frutas, frutos secos y semillas (sésamo, chía, amaranto, linaza) (194-195).

Platos ligeros

• Salmorejo al estilo cordobés (receta fácil y rápida) (198).
• Potaje de maíz, curry y copos de avena (208).
• Humus de pimientos del piquillo (receta fácil y rápida) (218).
• Cardos con almejas (219).

ALGUNAS SUGERENCIAS PARA LA COMIDA SEMANAL

- Festín de verduras horneadas al romero (receta fácil) (223).
- Ensalada de aguacate, langostinos y cangrejo (receta fácil) (225).
- Calabaza sorpresa de verduras al aceite de hinojo (226).
- Endibias horneadas con lacón y salmón al curry (229).
- Huevos a la campesina (receta fácil) (239).
- Veguispaguetis tricolores (receta fácil y rápida) (293).
- Crema de verduras con las caras de la luna (receta fácil y rápida) (295).
- Torta de tomate, atún y queso (297).
- Pastel de *ratatuille* gratinado (298).
- Croquetas variadas sin bechamel (303).
- Pastelitos de cuscús y sardinas (305).

Legumbres

- Garbanzos con algas dulse (receta fácil) (236).
- Arroz bomba y lentejas con setas (258).
- Olla de judiones con col y azafrán (receta fácil) (256).

Pescados

- Brandada de bacalao con aceite de trufa (receta fácil) (228).
- Marmitako de bonito sencillo (receta fácil) (244).
- Cazuela de pescado (250).
- Albóndigas de sepia y gambas en salsa verde (252).
- Brocheta de pulpo y batata con mojo de albahaca y pistachos (266).
- Filetes de caballa en vinagreta de dátiles (receta fácil) (268).
- Mejillones a la marinera (269).
- Pescado blanco con salsa de pistachos, cilantro y ñoras (271).
- Atún en salsa de pimiento choricero y alcaparrones (283).

Carnes

- Tacos de buey marinados (receta fácil) (246). Tomar carne roja 1 vez cada 3 semanas.
- Codornices con pasas, aceitunas y almendras (receta fácil) (259).
- Hamburguesas de pavo con trufa y puré de castañas (275).
- Jamoncitos de pollo con jengibre, soja y limón (receta fácil) (308).

Postres

- Gelatina acuario de frutas (309).
- *Mousse* de higo chumbo (310).
- Sinfonía de frutas en sirope de vino tinto (receta fácil) (318).
- Frangollo de dátiles (321).

4

La neurococina al alcance de todos

Cómo compaginar vida frenética
y comida para la cabeza

A lo largo de la lectura de este libro, quizá hayas pasado revista mental a las pautas alimentarias que sigues y te hayas planteado algunos aspectos a mejorar en tu dieta. Incluso puede que la cabeza haya estado enviando señales de que le están faltando los nutrientes que necesita para estar en forma.

¿Cómo son esas señales? Se experimenta cansancio mental, desmotivación, desánimo, baja capacidad de concentración, fallos en la memoria a corto o medio plazo (se olvidan tareas aparentemente sencillas), incapacidad para relajarse, irascibilidad (enfadarse por cualquier cosa), frecuentes dolores de cabeza, aturdimiento, mareos, dificultad para dormir o para conciliar un sueño profundo, tendencia a la inflamación, enfriamientos o alergias recurrentes o repentinos, etcétera. Por añadidura, se suele incrementar el consumo de café y alimentos dulces para hacer más llevadera la actividad mental e intelectual. En ausencia de las enfermedades o los tratamientos farmacológicos asociados que puedan justificar estos síntomas, es probable que alguno de los tres cerebros (el principal, el intestino y la microbiota intestinal) esté reclamando más atención y cuidados.

En estas circunstancias es posible que la nutrición no esté siendo óptima y el cerebro lo está acusando a diferentes niveles. Nunca es tarde para empezar a sentirse mejor. No costará esfuerzo, sino algo de dedicación al principio. En 1-2 semanas se puede notar mejoría y nuevas sensaciones. Puede que al principio requiera dedicar un tiempo a la planificación de las nuevas pautas. Los cambios inducidos en las rutinas demandan una cierta inversión de tiempo, pero será un tiempo maravillosamente empleado en lo más importante de la vida: tu propia persona. Además, el rato que dediques al cuidado nutricional y al bienestar del cerebro se ahorrará posteriormente en remedios paliativos. Conseguirás un mejor rendimiento intelectual, conciliar mejor el sueño y por consiguiente tendrás menor necesidad de apoyo farmacológico.

Airam es un buen amigo. Cuando le conocí, llevaba un año siguiendo numerosas pruebas médicas y tratamientos farmacológicos variados si bien aún no tenía un diagnóstico. Se encontraba cada vez peor. Manifestaba sentirse hinchado, desanimado, cansado, dolorido y le costaba mucho dormir por las noches. A raíz de conversaciones que mantuvimos sobre su estilo de vida, Airam decidió modificar las pautas alimentarias, siguiendo un régimen con las proporciones de nutrientes que se han comentado en las páginas anteriores. Entre otros aspectos, eliminó de su dieta el pan blanco, el exceso de café y los lácteos, los refrescos, los azúcares refinados y los productos envasados. Después de tres semanas siguiendo una nueva forma de alimentarse, el cambio en su aspecto era evidente: se encontraba más fuerte, más capaz y más animado. Había perdido peso y su semblante había mejorado mucho. Tenía más brillo en los ojos y en la piel, sonreía más y su lenguaje corporal expresaba más optimismo y ánimo. Me comentó que «seguiría comiendo así, porque ya no quería comer de otra manera». Airam ha aprendido ahora tanto sobre nutrición y sobre el sistema nervioso que yo bromeo con él animándole a que se presente a los exámenes en el grado de medicina donde soy docente. Podría superar las pruebas sin necesidad de seguir las clases.

Elena es una amiga y catedrática de Derecho Civil. Tiene esclerosis múltiple desde hace casi 25 años. Le diagnosticaron cáncer de mama hace 8 años y decidió cambiar su alimentación. Disminuyó el consumo de carne, eliminó los azúcares y la leche, pero mantuvo los fermentos lácticos (de yogur y queso de cabra, en particular) y el consumo de carne magra. También aumentó el consumo de pescado y de alimentos ricos en antioxidantes naturales. El resultado fue asombroso: tras la administración de la quimioterapia, sus médicos decidieron eliminar el tratamiento para la esclerosis y superó el cáncer. Elena afirma que «su mejoría es fruto de un conjunto de factores entre los que se incluye sin duda el cambio en su alimentación».

Estas personas a las que cito por mi contacto personal no son evidentemente más que ejemplos puntuales con los que no pretendo generalizar. Un caso aislado no es concluyente en la ciencia. Sin embargo, con independencia de la base genética, fisiológica y medioambiental que puedan influir en muchas patologías, la alimentación adecuada es un pilar esencial para una mejor calidad de vida cerebral. Por añadidura, la mala alimentación empeora la salud mental.

Las personas suelen coincidir en su interés por alimentarse mejor para poder sentirse en buena forma. Sin embargo, ese interés se ve a menudo eclipsado por tres razones:

177

1. No tengo tiempo para planificar las comidas o ir a la compra. Ni mucho menos para cocinar.
2. Por razones laborales me veo obligado a comer con frecuencia fuera de casa. Viajo mucho.
3. No sé cocinar. No paso del huevo frito y no siempre me sale bien.

Este no es un libro de autoayuda ni yo me siento con el derecho de sugerir a los demás cómo deben vivir. No obstante, dada la importancia de la alimentación para el bienestar, permíteme que aporte mi granito de arena con algunas sugerencias contrastadas.

¿Tienes poco tiempo para cocinar?
- Dedica un par de horas a la semana a elaborar platos que puedan congelarse en porciones. Por ejemplo, los platos de cuchara se pueden preparar en grandes cantidades y suelen conservar su sabor una vez descongelados.

- Un robot culinario puede ser una buena inversión para cocinar en poco tiempo.
- La olla a presión es una adquisición estupenda. Desde mi punto de vista, fue un invento de 1679 que sigue siendo incomparable a la hora de preparar legumbres y alimentos de textura dura en 20-30 minutos.
- Cocina al horno o al vapor. Se hace sin supervisión excesiva y sin que tengas que dedicar tiempo activo a la preparación.
- Puedes preparar bebidas nutritivas de todo tipo. Lo más clásico es hacer batidos de frutas, pero puedes hacer batidos supernutritivos incorporando legumbres cocidas, verduras crudas (espinaca, lechuga, apio, zanahoria, remolacha, calabaza, setas, champiñones, y otros), hierbas frescas aromáticas (albahaca, cilantro, menta o hierba buena, romero, tomillo y mejorana), ingredientes ricos en proteínas de textura blanda (tofu, kéfir y queso fresco), semillas (pepitas de calabaza, semillas de girasol, de chía, de lino, de sésamo, de amapola, fenugreco y granos de mostaza), frutos secos previamente molidos con un molinillo de café y todas las ideas que se te ocurran para añadir a un batido de alto contenido nutricional. En las páginas posteriores encontrarás bebidas neuroenergéticas altamente recomendables.

¿Comes con frecuencia fuera de casa?
- Bebe con frecuencia, sobre todo agua, o una copa de vino, mejor que un refresco.
- Más vale poco y bien (pide plato único).
- Evita el pan y el postre.
- Come despacio para dejar tiempo al cerebro a enviar señales de saciedad antes de que te encuentres demasiado lleno.
- Sáltate la cena si tienes muchas comidas de negocios. Reemplaza la cena por ½ hora de caminata al aire libre.
- Si tienes que viajar en avión, no te conformes con lo que te ofrecen en cabina. Prevé un tentempié amigo del cerebro: frutos secos, panes de masa madre con cereales integrales, frutas

deshidratadas sin azúcar añadido, mezclas de legumbres con especias (muy comunes en los tentempiés de la cocina oriental), barritas de cereales integrales sin azúcar, etcétera.

- Si tienes que adquirir alimentos preparados dedica unos segundos a leer los ingredientes para evitar aquellos con azúcares añadidos y grasas vegetales nitrogenadas o parcialmente hidrogenados (grasas *trans*). Tanto el azúcar refinado como las grasas trans son neurotóxicas.
- Evita comer en solitario en la medida de lo posible. Algunos estudios recientes han demostrado que comer en solitario genera melancolía y baja el ánimo. Además, se tiene tendencia a comer más rápidamente y la digestión se hace más dificultosa.

No sé cocinar

En ese caso, cuando entres en la cocina aprovecha para poner buena música y tomarte una bebida agradable. Ponte un delantal que te guste para que la ceremonia sea más entrañable. Selecciona recetas de este capítulo, que se hacen sin necesidad de tener conocimientos culinarios. Puede que experimentes una gran satisfacción al comprender que disfrutas comiendo lo que preparas. Sin duda, lo más gratificante es comprobar que los comensales también lo disfrutan. Es tremendamente enriquecedor ofrecer algo del esfuerzo y cariño personal para que otros se alimenten. Además, recibirás halagos y agradecimientos, lo cual por añadidura nutre la mente de manera positiva.

Las recetas amigas del perfil «no sé cocinar» tienen el símbolo:

Cocinar para el cerebro

Hemos llegado a la parte central y más divertida del libro: cocinar para el cerebro. Expresado con más *glamour*: practicar la neurococina. La neurococina no es en sí más que un término para definir la manera de cocinar más compatible con un cerebro saludable y feliz.

A mí personalmente me gusta el término «yantar», que parece tener connotaciones de disfrutar de la comida en compañía. «Neuroyantando» vamos a combinar dos actividades esenciales para la salud mental: ingerir alimentos neurosaludables y practicar la interacción social como una de las actividades que más estimulan al cerebro.

Una forma maravillosa de neuroyantar es inspirarse en la cocina española. Está considerada una de las cocinas más reputadas, variadas y neurosaludables del mundo, por sus similitudes con la dieta mediterránea en las diferentes gastronomías a lo largo de su geografía. Por este motivo, muchas de las sugerencias que encontrarás a lo largo de este capítulo están basadas en recetas inspiradas en platos de la cocina española y mediterránea. No obstante, ciertos ingredientes se han reemplazado por otros o se han incorporado algunos adicionales para que se adapten más a las necesidades del cerebro y resulten óptimos para las neuronas, sin añadir kilocalorías innecesarias. Asimismo, encontrarás recetas basadas en otras cocinas del mundo. Los más pequeños también pueden divertirse neuroyantando. Algunos estudios demuestran que los niños comen y aprecian más la comida cuando contribuyen ellos mismos a prepararla.

La neurococina no será la que más motive a los amantes de los sabores dulces; ya hemos dicho que el azúcar refinado perjudica al cerebro. El premio de consolación es que hay algunos ingredientes de los postres que se han reemplazado por otros que sean compatibles con una dieta neurosaludable. Encontrarás sugerencias de postres atractivas y compatibles con la salud.

Muchas personas experimentan un aumento de la creatividad delante de los fogones. Se estimulan los sentidos, la imaginación y la relajación. Déjate llevar y disfruta de la maravillosa oportunidad que te ofrece la cocina para cuidar del cerebro y la mente.

Procura disponer de algunos utensilios básicos importantes para que la actividad culinaria sea más gratificante y agradable. No te deben faltar:

- Una tabla de cortar.
- Un juego de cuchillos que corten bien.
- Recipientes de cocina (sartén, cacerola) que estén limpios y sean antiadherentes.
- Una superficie de trabajo para preparar los ingredientes.
- Paños de cocina limpios.
- Es recomendable un delantal si tienes aprecio por tu vestimenta.

Procura tener preparados y a mano todos los ingredientes (verduras cortadas, utensilios limpios, los condimentos que vayas a utilizar) antes de empezar a cocinar. Para facilitar la tarea, cada receta viene precedida por un listado de los utensilios que necesitas para la elaboración.

Por otra parte, mantener la superficie de trabajo limpia y despejada contribuye a cocinar mejor. Un jefe de cocina japonés que conocí en una ocasión mientras preparaba un banquete me dijo que es mejor ir limpiando y lavando los utensilios a medida que se vayan usando para ser más rápido y eficaz. Aunque parezca que pierdes tiempo, realmente lo ganas en organización y eficacia.

Procura no llenar los platos al servir. La sobrealimentación es nociva para el cerebro. Por el contrario, comer cantidades moderadas contribuye a la longevidad del cerebro. El exceso de sal tampoco es aconsejable. En estudios neurocientíficos recientes se ha demostrado que la sal abundante aumenta el riesgo de alzhéimer. Los alimentos por sí mismos contienen sales minerales. Pon el mínimo de sal marina necesaria para realzar el sabor de tus platos.

Para cocinar óptimamente y ahorrar tiempo en la preparación existen un sinfín de técnicas y sugerencias en la preparación de algunos ingredientes. Encontrarás a continuación un apartado dedicado a algunos «Truquillos prácticos» para que la experiencia culinaria sea más exitosa. Muchos de los truquillos se mencionan en las recetas neurosaludables.

¡Preparen sus utensilios y paladares porque vamos a empezar a neuroyantar!

TRUQUILLOS PRÁCTICOS

Agradezco a todas las personas que me han enseñado algunas de estas técnicas su gentil aportación.

Ablandar las carnes con papaya o salmuera de leche

Las carnes para estofar se pueden macerar la noche de antes con puré de papaya. Esta fruta contiene una proteína denominada papaína que contribuye a degradar otras proteínas consiguiendo así ablandar la carne.

Para ello, coloca en un recipiente los trozos de carne con pulpa de papaya desmenuzada en un mortero. Mezcla bien la pulpa con la carne y déjala en la nevera durante toda la noche. Al día siguiente, puedes limpiar ligeramente los trozos de carne con papel de cocina. La carne estará así lista para ser preparada en el plato que elijas.

Por otra parte, la pechuga de pollo entera, el lomo de conejo, el solomillo de cerdo y las carnes blancas en general adquieren una textura muy jugosa si las maceras previamente en salmuera de leche. Para ello, mezcla 1 litro de leche entera con 1½ cucharadas soperas de sal. Calienta la leche a fuego moderado durante unos minutos. Incorpora la sal. Deja enfriar la leche salada a temperatura ambiente. Sumerge la carne en esta preparación y consérvala durante unas horas en la nevera. Posteriormente, saca la carne y sécala con papel de cocina. Estará lista para cocinar y se obtendrá una textura jugosa y tierna.

Aceites aromáticos de hierbas secas al baño María

Los aceites aromáticos de hierbas y especias secas dan un toque sabroso a ensaladas, pastas y pescados. Para prepararlos, lo más común es macerar el aceite con las hierbas aromáticas secas durante varios días o meses para que el aceite incorpore el perfume deseado.

Una alternativa más rápida consiste en calentar el aceite con las hierbas o semillas aromáticas seleccionadas. Para ello, coloca un recipiente con la preparación de aceite y hierbas secas al baño María a 55° durante un mínimo de 60 minutos, en una cacerola voluminosa, como se ilustra en la figura.

Posteriormente, puedes colocar el aceite en un recipiente de cristal preferentemente preservado de la luz. De esta manera se preparan aceites con aroma de romero, tomillo, hinojo, orégano, eneldo, pimienta picante, ajo, pimienta rosa o de mezclas creativas. Las hierbas utilizadas deben estar desecadas.

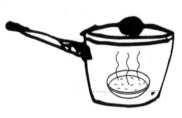

Aceites aromáticos de hierbas frescas

Si dispones de hierbas frescas como albahaca, cilantro, toronjil, menta, hierba huerto, salvia, etcétera puedes preparar aceites aromáticos para sopas, ensaladas, pastas, arroces o platos de legumbres. Para ello, coloca en un recipiente cilíndrico de boca ancha aproximadamente cuatro partes de hoja por cada parte de aceite de oliva de baja acidez. Mezclar con un robot culinario para que quede una pasta homogénea.

Macerar la mezcla de hierba triturada y aceite en la nevera durante 2 días. A continuación, usando un filtro de café, se filtra el aceite aromático y se eliminan las partes verdes que quedarán acumuladas en la parte alta del filtro. Descartar el resto de hojas y conservar el aceite filtrado. Este aceite aromático no conviene conservarlo durante más de 2-3 días porque podría resultar tóxico por la descomposición de las clorofilas presentes en estas hierbas.

Para conservar el aceite aromatizado es preferible congelarlo en el medio plazo. Para ello, se puede utilizar una bandeja de cubitos de hielo o rellenar con los aceites preparados los envases de plástico en los que se venden los huevos. De esa manera podrás descongelar las porciones requeridas a medida que se necesiten. Dan un toque excelente en los platos de cuchara, las ensaladas, las pastas, los arroces, las salsas y las cremas.

183

Aceites con propiedades físicas particulares

Algunos aceites son particularmente interesantes por su alto o bajo punto de fusión. Los aceites con un punto de fusión alto son más resistentes al calor. Tal es el caso del aceite de cacahuete. De esta manera, pueden utilizarse para saltear y freír sin que se degrade.

Por el contrario, otros aceites como el de oliva no deben sobrepasar en las frituras los 90-95 °C. Por encima de estas temperaturas, el aceite podría degradarse y resultar tóxico.

Los aceites con bajo punto de fusión (como el aceite de pepitas de uva) tienen la ventaja de no solidificar cuando se conservan en la nevera. De esta manera pueden usarse para marinadas y platos que se sirvan fríos. El aceite se mantendrá líquido incluso a bajas temperaturas.

Aderezos de frutos secos para acompañar crudités

Como ya comenté en mi anterior libro *Dale vida a tu cerebro* se pueden preparar aderezos a base de frutos secos y semillas (anacardos, sésamo, nueces, almendras, piñones, pistachos, cacahuetes, nueces de macadamia, etcétera), hierbas frescas (cilantro, albahaca, orégano, etcétera.), encurtidos (aceitunas, pepinillos, alcaparras, etcétera) y otros ingredientes (aguacate, queso, tahini, miso, kéfir, etcétera).

Estos aderezos se preparan rápidamente y son un acompañamiento ideal para *crudités* de verduras en aperitivos y tentempiés (de rábano, apio, zanahoria, coliflor, pimiento rojo, y otros más). También combinan con mariscos (como gambas, langostinos, calamar, almejas, camarones) y huevas de pescado.

A mí particularmente me gusta mucho un aderezo de albahaca con cilantro, piñones, pistachos, ajo, cúrcuma, comino y aceite de oliva. Para prepararlo, se mezclan todos los ingredientes en un robot culinario hasta formar una crema. Se sirve acompañado de bastoncillos de remolacha, calabacín, zanahoria, apio, rábano de Daikon, judías verdes ligeramente hervidas, etcétera.

Seguramente también desarrollarás tus propias creaciones.

Cocinar al vacío de manera sencilla

La cocina al vacío es una forma de preparar verduras, carnes y pescados de manera saludable, a la vez que conservan todo su sabor y textura. Si no dispones de las herramientas necesarias para este tipo de cocina, puedes simplemente colocar el alimento que vayas a cocinar en una bolsa de silicona con cierre hermético. No conviene usar bolsas de plástico por la posibilidad de que desprendan bisfenoles y otros disruptores endocrinos al ser calentados.

Cierra la bolsa casi completamente dejando un pequeño orificio por el que haces pasar una cañita para sorber bebidas. Extrae el aire absorbiendo por la misma y cierra la bolsa. Será más fácil extraer el aire con la bolsa sumergida en agua, ya que la propia presión del agua hará que el aire salga de la bolsa por sí solo.

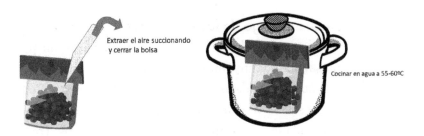

Extraer el aire succionando y cerrar la bolsa

Cocinar en agua a 55-60ºC

Coloca la bolsa con la preparación en una cacerola que contenga agua a 55-60 °C. Se necesita un termómetro de cocina para controlar la temperatura del agua durante la cocción. En 30-60 minutos tendrás lista tu preparación, según el tipo de alimento a preparar. Las carnes precisarán mayor tiempo de cocción (aproximadamente 2 horas).

Conservar las hierbas frescas y ensaladas más tiempo

Para que las hojas de lechuga, espinaca, kale, acelga, berro o de las hierbas aromáticas se conserven más tiempo frescas, conviene mantenerlas en la nevera en un recipiente hermético junto con un papel de cocina humedecido; durarán más tiempo.

Eliminar el anisakis del pescado

El anisakis es un parásito que se puede encontrar en los productos del mar y que puede pasar al organismo cuando se ingiere pescado crudo, poco cocinado o en preparaciones culinarias que no eliminan el parásito. En las personas puede generar una enfermedad denominada anisakis. Produce vómitos, náuseas, reacciones alérgicas y dolor abdominal.

Cuando el pescado se cocina en fritura, cocción, horneado o a la plancha se debe procurar que se alcancen al menos 60 °C de temperatura durante 1 minuto en toda la pieza de pescado. Por otra parte, cuando se prepara el pescado en escabeche, sushi, salmuera, ahumado o marinado se debe congelar previamente para evitar la presencia de anisakis. Para ello, el pescado se debe congelar a -20 °C durante al menos 5 días. Los frigoríficos de menos de tres estrellas (***) no alcanzan los -20 °C.

Eliminar el toque amargo de las berenjenas

186

Para eliminar el amargor de las berenjenas se pueden tratar previamente con sal abundante antes de usarlas en las recetas.

Para ello, trocear en rodajas o en pedazos las berenjenas. Colocarlas sobre un escurridor con abundante sal gorda. Permitir que el líquido sobrenadante se elimine durante 10-15 minutos. Transcurrido ese tiempo, lavarlas muy bien con abundante agua. Eliminar el exceso de agua y dejar secar ligeramente.

Así se pueden usar en la receta seleccionada. Su sabor será más suave y agradable.

Enfriar bebidas con frutas congeladas

Para enfriar una bebida puede ser muy práctico utilizar frutas congeladas (fresas, uvas, cerezas o moras) en lugar de cubitos de hielo. De esta manera la bebida se mantiene fría más tiempo y no se diluye la bebida cuando el hielo se deshace.

Para ello, se lavan las frutas y se secan con un paño limpio. Se colocan en una bolsa en el congelador durante varias horas. Se pueden usar inmediatamente una vez congeladas.

Espaguetis neurosaludables

Se pueden preparar verduras crudas a modo de espaguetis (veguispaguetis) para sustituir las pastas tradicionales. He comprobado personalmente que se consiguen veguispaguetis estupendos con calabaza, calabacín, remolacha, zanahoria, colinabo, chirivía, apio, pepino, papaya verde y bulbos de hinojo.

Para preparar este tipo de espaguetis se necesita un espiralizador que se encuentra a precios muy asequibles en tiendas de utensilios de cocina. Los veguispaguetis se pueden cocinar con salsas de todo tipo, similares a las que se utilizan en las pastas tradicionales. A los niños también les gustarán y son una forma diferente de comer verduras.

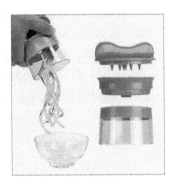

187

En el capítulo de las recetas encontrarás dos sugerencias:

- Veguispaguetis con crema de berberechos y cerveza (página 242).
- Veguispaguetis tricolores (página 293).

También podrás acceder a otras sugerencias de recetas muy sabrosas de veguispaguetis en este vínculo de mi blog: http://www.raquelmarin.net/actualidad/espaguetis-neurosaludables-caseros-y-faciles-de-preparar/

Germinados frescos de legumbres

Las legumbres son una fuente estupenda de carbohidratos de asimilación lenta. También pueden comerse en crudo en forma de brotes frescos que se pueden preparar en casa. Para la elaboración de germinados frescos de legumbres se necesita un recipiente de cristal con la tapa agujereada para permitir escurrir el agua sobrante.

Colocar un puñado de la legumbre de tu elección (garbanzos, lentejas, soja verde, soja blanca, judías blancas, negras o rojas, judías tipo adzuki, judías mungo) en el fondo del recipiente de cristal. Cubrir con agua y dejar hidratar durante unas horas a temperatura ambiente. Transcurrido ese tiempo, eliminar el agua filtrando a través de los agujeros de la tapa con el bote invertido. Mantener el bote invertido con una cierta inclinación y preservado de la luz durante 3-4 días para que los brotes germinen. Conviene hidratar los brotes diariamente. Para ello, se incorpora agua al bote para lavar los brotes diariamente e inmediatamente se elimina el agua sobrenadante invirtiendo el recipiente. Mantener en todo momento en la oscuridad para fomentar la germinación.

En este vínculo de mi blog http://www.raquelmarin.net/actua lidad/preparar-brotes-de-soja-o-de-otras-muchas-semillas-facil mente/ se puede acceder a ilustraciones que explican el proceso detalladamente.

Harina de frutos secos

Las harinas de frutos secos crudos sin tostar y sin piel pueden ser un sustituto neurosaludable de la harina de trigo tradicional para muchos platos y postres. Se preparan muy fácilmente. Tan solo necesitarás un molinillo de café.

Para ello, se colocan los frutos secos crudos (almendras, nueces, anacardos, piñones, castañas, avellanas, pistachos, cacahuetes) sin piel y sin sal en un molinillo de café y se muele a velocidad máxima durante 30-60 segundos aproximadamente. Quedará una harina con excelentes propiedades para su utilización en muchas recetas de repostería para espesar salsas y para preparar cremas o emulsiones. Estas harinas se han incorporado a recetas que se indican más adelante. Algunos ejemplos son:

- Crema de espárragos y calabacín (página 196).
- Salmorejo al estilo cordobés (página 198).

- Humus de pimientos de piquillo (página 218).
- Cardos con almejas (página 219).
- Albóndigas de sepia y gambas en salsa verde (página 252).
- Hamburguesas de pavo con trufa y puré de castañas (página 275).

Leche de frutos secos

Las leches de cereales, almendras, chufas y nueces se suelen encontrar en establecimientos de alimentación. Se pueden preparar en casa con frutos secos (anacardos, pistachos, avellanas, nueces, cacahuetes, almendras, nueces de macadamina, nueces de Brasil) a base de agua tibia y los frutos secos molidos.

Una proporción adecuada es una parte de frutos secos por tres partes de agua tibia, no obstante, puede variar ligeramente según el tipo de fruto seco.

Para la preparación, moler los frutos secos con un molinillo de café para obtener una harina como se describe en el párrafo anterior. Calentar ligeramente el agua. Cuando esté tibia, añadir la harina de frutos secos. Homogeneizar utilizando un robot culinario para que quede una mezcla bebible. Puede que se observe un depósito sólido en el fondo, por lo que se debe agitar la bebida antes de consumir.

En el momento de servir se puede agregar algún aroma al gusto: vainilla, canela, agua de azahar, esencia de rosas, cacao natural sin azúcar, jengibre, cardamomo, café.

189

Harina de garbanzos o de alubias
para masas más ligeras y saludables

Las harinas hechas a base de legumbres pueden ser en algunos casos sustitutos excelentes de las harinas refinadas, que no son saludables para el cerebro.

Son frecuentes las harinas hechas a base de garbanzos y de judías desecadas. Se obtiene una masa ligera que se puede utilizar en bizcochos y rebozados. Es particularmente recomendable la harina de garbanzo tipo pedrosillano ya que es ligera y de sabor suave, lo que lo hace apta para la repostería.

Higos chumbos en lugar de azúcar

El zumo de higo chumbo (*Opuntia ficus-indica*), también conocido como higo pico, tuno o tuna, tiene excelentes propiedades. Se puede consumir en dietas bajas en azúcar, para personas con síndrome metabólico o diabetes tipo II. El zumo es de textura densa, ya que presenta un alto contenido en pulpa rica en fibra, y se puede conservar congelados para cuando sea necesario. A pesar de ser bajo en azúcares tiene un sabor muy dulce, por lo que es un buen sustituto en la repostería. En las recetas de los postres de este libro se sugiere una *mousse* de higo chumbo (página 310). Es muy sabrosa y no incorpora azúcar añadido.

Mantequilla de cacahuetes casera

La mantequilla de cacahuetes manufacturada tiene muchos detractores por su alto contenido en grasas y azúcares. En algunos casos se incorporan grasas vegetales parcialmente hidrogenadas (grasas *trans*) para aumentar su preservación. Estas grasas son nocivas para el cerebro.

A lo largo del libro habrás podido comprobar que los cacahuetes son un nutriente excelente que contiene antioxidantes, vitaminas del grupo B, vitamina E, ácidos grasos esenciales de la serie omega y otros principios básicos para la comunicación neuronal. Además, son ricos en nutrientes y sustancias para aliviar los síntomas de la menopausia y contrarrestan el envejecimiento de la piel por las radiaciones UV.

Como alternativa a la mantequilla ultraprocesada de cacahuetes se puede preparar una mantequilla de cacahuete casera con excelentes propiedades. Tan solo necesitas un robot culinario de alta potencia y cacahuetes pelados sin sal.

Para preparar la mantequilla, se coloca 1 taza de cacahuetes en el procesador culinario y se mezcla a alta potencia durante al menos 2 minutos con 1 cucharada sopera de aceite de cacahuetes. Debe quedar una pasta homogénea. Añadir unas gotas de zumo de limón, ½ cucharada sopera de salsa de soja y una pizca de paprika picante al gusto. Esta pasta puedes conservarla en la nevera durante varios días.

Es una mantequilla muy versátil que se puede utilizar con frutas, verduras, pastas, legumbres, arroces y recetas de la cocina oriental y postres.

Obtener el máximo aroma de las especias

Muchas especias como el comino, el azafrán, el anís, la matalahúga, el cardamomo, los granos de mostaza o el fenugreco son mucho más aromáticos cuando se tuestan ligeramente antes de incorporarse a los guisos.

Para ello tan solo necesitas tostarlos en una sartén pequeña a fuego medio-alto durante unos minutos procurando que no se quemen. De esa manera le sacarás el máximo partido a las especias.

Pelar los tomates frescos fácilmente

Mi amigo Jérôme Audureau regentaba un café francés en Nueva York. Uno de los platos favoritos de los clientes era la torta provenzal, que lleva una gran cantidad de tomate fresco en rodajas. Para eliminar la piel del tomate de una forma rápida, Jérôme procedía a blanquearlos. Para ello, se hace un corte en «X» desde la base del tomate hacia arriba con un cuchillo. Se colocan los tomates en un bol y se cubren con agua muy caliente durante 3-5 minutos. La piel se ablandará y será fácil retirarla.

191

También puedes quitar la piel de las almendras crudas de una forma similar: colocándolas durante 5 minutos en agua hirviendo. Después se escurren, se dejan secar y se atemperan. La piel se retirará fácilmente.

Preservar la piel aromática del limón

Mi amiga Fouzia, originaria de Marruecos, me enseñó esta forma fácil de preparar una conserva de piel de limón en aceite (en francés, *citrons confits*). En la cocina marroquí la piel del limón se conserva para utilizarla en ensaladas, pastas o salsas aromáticas. Los limones preservados combinan fantásticamente con pimientos asados.

En algunas recetas de este libro puedes sustituir la ralladura de limón por trocitos de esta piel en salmuera, darás a tus platos un toque extraordinario perfumado a limón.

Para prepararlos, se necesitan 4-6 limones de piel gruesa de origen natural sin pesticidas, abundante sal y un tarro de cristal con tapa. Además, se precisa del zumo de otros 4-6 limones.

Se cortan los extremos de los limones, se hacen cuatro hendiduras en cruz en los extremos y se colocan en el tarro de cristal. Se embadurnan con abundante sal. El tarro se rellena con zumo de limón y se guarda cerrado en un lugar a oscuras durante al menos 15-20 días.

Transcurrido ese tiempo, se retira el zumo y se elimina la pulpa y la parte blanca de la piel de los limones que se habrán degradado. Las pieles de limón limpias se conservan cubiertas de aceite de oliva en otro tarro limpio preservado de la luz. De esta manera, la piel de limón se puede mantener en la nevera durante muchos meses.

192

Reducir el toque azufrado de la cebolla y el ajo en crudo

La cebolla, el ajo, el puerro y otras verduras ricas en compuestos organoazufrados son excelentes antioxidantes. Sin embargo, estos compuestos pueden resultar indigestos cuando se consumen crudos.

El toque azufrado de estos alimentos en crudo se puede eliminar macerando la verdura troceada en limón o vinagre durante unos minutos antes de incorporarlos a las recetas. En el momento de usarlos, se escurre el líquido sobrante y se utiliza en la preparación.

Tomates secos en conserva

Los tomates secos están disponibles en muchos establecimientos de alimentación y son el ingrediente óptimo para una sugerente conserva. Para ello, se rehidratan los tomates secos en agua tibia durante 10 minutos, se escurre el agua y se secan con papel absorbente de cocina.

A continuación, se colocan en un tarro de cristal hermético. Se pueden añadir 2-3 dientes de ajo, al gusto, con la piel y unas ramitas de romero seco o de tomillo. Cubrir con aceite de oliva. Conservar en un sitio fresco y preservado de la luz. Se pueden mantener en conserva durante varios días.

Yogur filtrado como sustituto de queso, crema o mahonesa

La nata, la crema de queso o la mahonesa se pueden sustituir en muchas recetas por yogur filtrado, que tiene una consistencia similar y aporta menos kilocalorías.

Para ello, se puede filtrar el yogur tipo griego sin azúcar o el yogur natural entero utilizando un filtro de tamiz fino o un filtro de café. Colocar el yogur sobre el filtro y sobre un recipiente que recoja el líquido remanente. Dejarlo en la nevera un mínimo de 15 minutos, aunque lo recomendable es toda la noche. Obtendrás una crema de yogur con una consistencia excelente, que aportará un toque y una textura magnífica a tus platos.

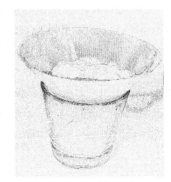

193

Zumo de granada natural en unos minutos

El zumo de granada tiene excelentes propiedades antioxidantes. Para extraerlo, se parte la granada en dos mitades y se presiona con fuerza la corteza de una de las mitades como si fuera una naranja para separar los granos. Se pueden dar unos golpes enérgicos para vaciar el contenido. Se eliminan las partes blancas insolubles para que las pepitas queden limpias. A continuación, se baten las pepitas en un robot culinario con 1 o 2 cucharadas de agua fría para que quede un zumo. Por último, se pasa el zumo a través de un tamiz para eliminar las partes insolubles. He publicado un vídeo de 1 minuto al respecto en https://youtube/oKm8LIVdplY para que sea más fácil la explicación.

BEBIDAS NEUROENERGÉTICAS

Las frutas, verduras, semillas, legumbres y frutos secos pueden ser un tentempié extraordinario mezcladas en zumo. Incluso pueden sustituir una comida ligera o un primer plato. Para prepararlos no hace falta saber cocinar, sino un poco de imaginación y creatividad. Necesitarás un robot culinario, una licuadora o un homogeneizador para mezclar bien los ingredientes y que adquieran una consistencia líquida.

En el momento de servir puedes añadir semillas o frutos secos desmenuzados, que aportan un toque estético además de nutrientes neurosaludables. También puedes preparar tus propias leches a base de agua y frutos secos (anacardos, almendras, nueces, avellanas, pistachos, cacahuetes) como se indicó en el apartado «Truquillos prácticos». A continuación se proporcionan algunas mezclas sabrosas y nutritivas de bebidas neuroenergéticas.

194

SUGERENCIAS DE MEZCLAS PARA BEBIDAS NEUROENERGÉTICAS

- Pera, jengibre, canela, semillas de amapola y leche de almendras.
- Espinaca, remolacha, piña y cúrcuma.
- Mango, maracuyá, cacao en polvo 100 por cien y pepitas de calabaza.
- Fresas, zanahoria, menta (o hierbabuena) y leche de arroz.
- Tomate, apio, garbanzos cocidos, orégano y paprika (al gusto).
- Manzana, remolacha, limón (o lima verde) y tahini (pasta de sésamo).
- Papaya, frambuesa, perejil y semillas de sésamo.
- Calabaza, maíz, jengibre, naranja y una pizca de clavo molido.
- Berros, jengibre, manzana, menta o hierba buena y zumo de naranja.
- Albaricoque, cerezas y zumo de uva.
- Pimiento rojo, granada, piña, pimienta negra y un toque de Tabasco.
- Arándanos, melocotón (o nectarina), semillas de linaza y leche de coco.
- Sandía, albaricoque, cilantro y zumo de pera.
- Pitahaya, papaya, nuez moscada y leche de espelta.
- Aguacate, pepino, lima verde, zumo de manzana y un toque de romero.

SUGERENCIAS DE MEZCLAS PARA BEBIDAS NEUROENERGÉTICAS

- Zumo de higo pico, fresa, semillas de chía y kéfir.
- Ciruelas, judías rojas, menta (o hierbabuena) y zumo de mandarina.
- Higo chumbo (sin pepitas), yogur natural líquido, canela y zumo de piña.
- Nectarina, calabacín, judías rojas cocidas, comino, clavo y leche de avena.
- Coco, tamarindo, cúrcuma y leche de cabra.
- Rúcula, ciruelas, hierbabuena y zumo de uva.
- Lechuga, remolacha, albahaca, semillas de girasol y zumo de mandarina.
- Leche de soja, leche de coco, té verde, clavo, canela, semillas de chía, avellanas, clavo, canela y una pizca de chocolate negro.*
- Setas, fresas, albahaca y zumo de uva o de granada.**

---

* Sugerencia para levantar el ánimo de Nayra, investigadora en biología y gran aficionada a la cocina.
** En el apartado «Truquillos prácticos» se describe un método eficaz para extraer el jugo de las granadas.

Preparación de los batidos

- Mezclar todos los ingredientes, excepto las semillas, en la licuadora o robot culinario.
- Las frutas y verduras se utilizan preferiblemente sin piel y sin semillas, o con la piel parcialmente eliminada para que la textura sea más agradable.
- Batir hasta obtener un líquido homogéneo de la textura deseada (1 minuto aproximadamente a máxima velocidad). Si es muy denso, se puede añadir un poco de agua, zumo o leche.
- Distribuir en vasos.
- Se pueden servir incorporando algunos ingredientes sólidos:
  - Pipas de girasol, pepitas de calabaza, semillas de chía, lino, sésamo, fenugreco, matalahúga, amapola.
  - Frutos secos troceados (almendras, cacahuetes, nueces, avellanas).
  - Cereales (copos de avena, salvado de trigo, cáscara de psilio).

195

PRIMEROS PLATOS

Entrantes exprés

CREMA DE ESPÁRRAGOS Y CALABACÍN

Los espárragos son una fuente excelente de vitaminas, fibra y componentes antioxidantes que contribuyen a la vascularización del cerebro. Esta crema incorpora además harina de almendras para reforzar aún más la nutrición cerebral. El resultado es un entrante ligero y exquisito.

UTENSILIOS

1 pelador para el calabacín
1 cacerola para preparar la crema
1 batidora o robot culinario
2 cuencos para servir

INGREDIENTES (para 2 personas)

1 calabacín tamaño medio pelado y troceado
10-12 espárragos verdes
½ cebolla picada
2 cucharadas soperas de aceite de oliva
½ litro de caldo de verduras (caldo natural sin aditivos)
Una cucharada sopera de almendra molida finamente
Una cucharada sopera de requesón
Una pizca de sal y pimienta al gusto

PREPARACIÓN (tiempo estimado: 25 minutos)

En la cacerola a fuego medio, colocar el aceite de oliva, la cebolla y el calabacín troceado. Mantener en el fuego 4-5 minutos, removiendo de vez en cuando.

Añadir los espárragos troceados. Si se desea, se pueden reservar un par de puntas para decorar la crema.

Añadir el caldo y subir ligeramente el fuego. Dejar cocinar durante 15 minutos. Remover de vez en cuando.

Apagar el fuego y añadir el requesón.

En la misma cacerola, batir hasta que quede una crema homogénea.

Añadir la harina de almendras, la sal y la pimienta.

Mezclar bien.

Servir tibio.

COMPOSICIÓN NUTRICIONAL.*		
Energía (Kcal)	por porción	162
Carbohidratos		4,42 g
Proteínas		15,66 g
Grasas	saturadas	0,8 g
	insaturadas	1,2 g
Otros	calcio	128 mg
	potasio	345 mg
	magnesio	52 mg
	fósforo	102 mg
Fibra		35 mg
Rico en vitamina A, C, B6, B9, B12, D, E, K		

* Fuente: USDA

SOPA TIPO HERREÑO DE QUESO DE CABRA Y HUEVO

197

Me encanta la isla de El Hierro. Es mi debilidad, un trocito de paraíso. Esta sopa deliciosa está basada en un clásico de la cocina herreña. La receta original lleva patata (papa), pero aquí se ha sustituido por calabaza para incorporar mayor cantidad de antioxidantes naturales y rebajar la cantidad de carbohidratos de la receta.

UTENSILIOS

1 olla a presión
1 sartén pequeña

INGREDIENTES (para 2 personas)

2 tazas de caldo vegetal natural
100 gramos de calabaza sin piel
Unas hebras de azafrán
2 huevos
2 cucharadas soperas de taquitos de queso ahumado de cabra
1 cebolla mediana troceada
1 cucharada sopera de aceite de oliva
Sal al gusto

PREPARACIÓN (tiempo estimado: 15 minutos)

En la olla a presión, saltear la cebolla en el aceite de oliva durante 1-2 minutos.

Incorporar la calabaza. Remover.

Añadir el caldo y la sal, cerrar la olla y cocer durante 5 minutos a fuego medio-alto.

Mientras, tostar con cuidado las hebras de azafrán en una sartén para extraer el aroma (ver «Truquillos prácticos»).

Pasados los 5 minutos, apagar el fuego, abrir la olla, añadir el azafrán y el queso. Remover.

Añadir a continuación los huevos enteros uno a uno, removiendo enérgicamente para que se deshagan.

Servir caliente.

COMPOSICIÓN NUTRICIONAL		
Energía (Kcal)	por porción	136
Carbohidratos		1,67 g
Proteínas		10,6 g
Grasas	saturadas	5,06 g
	insaturadas	3,7 g
Fibra		2,0 g
Otros	calcio	155 mg
	fósforo	198 mg
Rico en carotenoides y vitaminas A y D.		

SALMOREJO AL ESTILO CORDOBÉS

La cocina cordobesa me fascina por su variedad de influencia árabe y hebrea. La llevo en el corazón. Tengo raíces cordobesas. El salmorejo de tomate, ajo, aceite y pan puede incrementar su riqueza nutricional para el cerebro con harina de anacardos como sustituto del pan blanco o el pan rallado, que puede contener harinas refinadas.

UTENSILIOS

1 cuchillo de cocina

1 robot culinario con aspas

INGREDIENTES (para 2 personas)

1 tomate rojo grande sin piel

1 aguacate maduro pequeño

3 cucharadas soperas de aceite de oliva (el de Carcabuey es excelente)

½ diente de ajo picado muy finamente

5 cucharadas soperas de harina de anacardo (ver «Truquillos prácticos»)

Una pizca de sal marina

1 cucharada sopera de vinagre de jerez

Para decorar: huevo duro picado, trocitos de apio, almendra tostada, taquitos de jamón serrano, cebollino, rabanitos picados, etcétera. Se suelen añadir además unas gotitas de vinagre de jerez y un chorrito de aceite de oliva de baja acidez.

PREPARACIÓN (tiempo estimado: 15 minutos)

En el robot culinario, colocar el tomate pelado, el ajo, la sal y una cucharada de aceite de oliva. Mezclar bien para hacer una crema.

Incorporar progresivamente la harina de anacardo y el resto del aceite de oliva. Debe quedar una crema espesa.

Colocar la crema en un recipiente para servir y enfriar en nevera.

Servir frío con la decoración deseada (una idea son escamas de almendra natural tostada, trocitos de apio fresco y unas gotas de vinagre de Jerez).

199

COMPOSICIÓN NUTRICIONAL		
Energía (Kcal)	por porción	186
Carbohidratos		7,7 g
Proteínas		6,7 g
Grasas	saturadas	3,71 g
	insaturadas	16,57 g
Fibra		5,2 g
Otros	potasio	530 mg
	fósforo	305 mg
Rico en vitamina C y B9, y ácidos grasos esenciales.		

BARQUETAS DE ENDIBIAS
CON BERBERECHOS Y MENTA 👨‍🍳

Las endibias son ricas en fibra, calcio y vitaminas A y C. Los berberechos contienen yodo y ácidos grasos esenciales para el cerebro. La combinación de ambos ingredientes resulta muy sabrosa y fresca.

UTENSILIOS

1 tijera de cocina para cortar las hojas de menta

1 cazo o cacerola

1 sartén pequeña

1 recipiente hondo para mezclar

1 recipiente plano para servir

INGREDIENTES (para 2 personas)

6 hojas grandes de endibia

½ pimiento rojo cortado en taquitos (se puede sustituir por pimiento rojo asado en conserva al natural)

200 gramos de berberechos (frescos o conservados al natural). Escurrir el jugo de la conserva

1 huevo duro cortado en taquitos (se cuece en agua durante 8-10 minutos)

2 cucharadas de aceite de oliva

1 cucharada de café de vinagre de Jerez

Dos cucharadas soperas de hojas de menta fresca cortadas en trocitos con unas tijeras

Sal marina al gusto (con moderación)

PREPARACIÓN (tiempo estimado: 15 minutos)

En una sartén, saltear los taquitos de pimiento rojo con una cucharada de aceite de oliva. Mientras tanto, cocer el huevo.

En un recipiente hondo, colocar todos los ingredientes.

Añadir la cucharada de aceite de oliva y de jerez.

Distribuir la preparación entre las cuatro hojas de endivia a modo de barqueta.

Servir frío.

COMPOSICIÓN NUTRICIONAL					
Energía (Kcal)	por porción	180	Fibra		4,0 g
Carbohidratos		8,7 g	Otros	calcio	35 mg
Proteínas		16,5 g		potasio	27 mg
Grasas	saturadas	0,7 g		fósforo	31 mg
	insaturadas	13 g		hierro	20 mg
Rico en potasio, fósforo y magnesio.					

ENSALADA FRÍA
DE JUDÍAS MULTICOLOR 👨‍🍳

Las judías rojas son un alimento muy bueno para el cerebro. Aportan nutrientes para la comunicación de las neuronas y además alimentan los microorganismos del intestino. Se pueden preparar ensaladas ricas y vistosas en poco tiempo.

UTENSILIOS

1 tijera de cocina para cortar las hojas de perejil y albahaca
1 recipiente hondo para macerar la cebolla
1 cuenco para preparar la vinagreta
1 ensaladera para servir

INGREDIENTES (para 2 personas)

1 taza de alubias blancas y 1 taza de alubias rojas cocidas (si son envasadas que sean envasadas al natural)
1 cucharada sopera de cebolla finamente picada y macerada en limón
3 cucharadas soperas de pimiento verde, pimiento rojo y pimiento amarillo finamente picados
1 cucharada sopera de maíz cocido
2 cucharadas soperas de apio picado en trocitos
1 cucharada sopera de albahaca fresca picada
1 cucharada sopera de perejil fresco picado
Para la vinagreta: 3 cucharadas soperas de aceite de oliva de baja acidez, 1 cucharada sopera de vinagre de jerez y ½ cucharada sopera de zumo de limón

201

PREPARACIÓN (tiempo estimado: 10 minutos)

En una ensaladera honda, mezclar todos los ingredientes.
En un recipiente aparte, preparar la vinagreta.
Mezclar bien, salpimentar y servir.

COMPOSICIÓN NUTRICIONAL					
Energía (Kcal)	por porción	155	Fibra		9 g
Carbohidratos		21,15 g	Otros	calcio	93 mg
Proteínas		8,35 g		potasio	345 mg
Grasas	saturadas	0,5 g		sodio	250 mg
	insaturadas	8 g		hierro	4,3 mg
Rico en fibra y en vitaminas A, C y K.					

ENSALADA DE ENDIBIAS, RÚCULA, MANZANA Y BOLITAS DE QUESO CON FRUTOS SECOS 🍳

La rúcula y las endibias contienen calcio y vitaminas. En esta ensalada combinan con bolitas de queso mezcladas con frutos secos que aportan precursores para fabricar los neurotransmisores con los que las neuronas comunican entre sí.

UTENSILIOS

2 recipientes hondos para mezclar
1 robot culinario para desmenuzar los frutos secos
1 ensaladera honda

INGREDIENTES (para 2 personas)

2 endibias grandes
100 gramos de rúcula
1 manzana roja
50 gramos de queso cremoso de cabra u oveja
50 gramos de queso azul o cabrales
2 cucharadas soperas de pistachos mondados y de anacardos sin sal
1 cucharada sopera de pepitas de calabaza
3 cucharadas soperas de aceite de oliva (si puedes acceder a aceite de pepitas de calabaza, la ensalada será aún más sabrosa en esta receta)
½ o 1 cucharada sopera de zumo de limón
Sal marina y pimienta al gusto

PREPARACIÓN (tiempo estimado: 10 minutos)

En un recipiente hondo tipo ensaladera, colocar las endibias troceadas, la rúcula y la manzana pelada y troceada. Mezclar.

En un robot culinario, mezclar los anacardos, pistachos y pepitas de calabaza. Desmenuzar los frutos durante 1 minuto para que queden en trocitos.

En un recipiente hondo pequeño, mezclar los quesos con un tenedor para que quede una crema.

Añadir los frutos secos y mezclar.

Hacer unas bolitas con la preparación.

En otro recipiente aparte, mezclar el aceite de oliva con el zumo de limón, la sal marina y la pimienta. Mezclar la vinagreta con un tenedor.

Colocar las bolitas por encima de las hortalizas. Aderezar con la vinagreta.

Servir a temperatura ambiente.

COMPOSICIÓN NUTRICIONAL		
Energía (Kcal)		248
Carbohidratos		9,6 g
Proteínas		7,7 g
Grasas	saturadas	12,2 g
	insaturadas	19,1 g
Fibra		7,3 mg
Rico en calcio, potasio, vitaminas C y E.		

JUDÍAS MUNGO CON ACELGAS Y AVELLANAS

Las judías mungo son ricas en isoflavonas, proteínas y microminerales como el hierro y el magnesio. Esta sugerencia incluye una mezcla de ingredientes que combinan muy bien y aportan una amplia gama de nutrientes para la salud cerebral.

UTENSILIOS

1 tijera de cocina para trocear las hierbas frescas
Una cazuela para cocer las judías
Un molinillo de café para las avellanas
Una cazuela mediana para la preparación de las acelgas
Una ensaladera para la mezcla

INGREDIENTES (para 2 personas)

1 taza de judías mungo (poner a remojo unas horas antes)
1 cucharada sopera de queso de cabra fresco en dados
6 anchoas troceadas
½ cucharada sopera de alcaparras
4 pimientos del piquillo asados y troceados
1 cucharada sopera de avellanas desmenuzadas
1 cucharada sopera de cilantro fresco troceado
1 cucharada sopera de hierbabuena troceada
2 tazas de hojas de acelga fresca troceadas
2 cucharadas de aceite de oliva
½ cucharada de salsa de soja
½ cucharada de vinagre balsámico

PREPARACIÓN (tiempo estimado: 25 minutos)

Cocer las judías mungo en agua hirviendo durante 10 minutos. Escurrir el agua y reservar en una ensaladera.

En un molinillo de café, triturar someramente las avellanas.

Incorporar troceados el queso, las anchoas, las alcaparras, las avellanas desmenuzadas y los pimientos del piquillo. Mezclar bien.

Trocear con una tijera las hierbas frescas aromáticas.

Incorporarlas a la ensaladera.

En una cazuela mediana, calentar el aceite de oliva, la salsa de soja y el vinagre balsámico.

Cuando la vinagreta esté bien caliente, añadir las hojas de acelga.

Mezclar bien para que las hojas queden *al dente*. Apagar el fuego.

Añadir las acelgas junto con la vinagreta a la mezcla de judías mungo.

Mezclar bien. Servir inmediatamente.

COMPOSICIÓN NUTRICIONAL		
Energía (Kcal)	por porción	410
Carbohidratos		31,03 g
Proteínas		18,16 g
Grasas	saturadas	3,2 g
	insaturadas	18,31 g
Fibra		10,6 g
Rico en isoflavonas, microminerales y fibra.		

CHAMPIÑONES AL HORNO RELLENOS DE QUESO DE CABRA

Los champiñones son una fuente excelente de nutrientes que contribuye a la actividad memorística y del aprendizaje. Esta receta propone prepararlos al horno con un relleno muy sencillo y sabroso. Son un entrante atractivo y apetitoso.

UTENSILIOS

1 tijera de cocina para trocear las hojas de perejil

Una bandeja de horno

Una sartén pequeña

Un recipiente para la mezcla (se puede usar un mortero)

INGREDIENTES (para 2 personas)

8-10 champiñones de tamaño grande
2 cucharadas soperas de taquitos de queso semicurado de cabra
2 cucharadas soperas de perejil picado
1 diente de ajo picado finamente
1 cucharada sopera de aceite de oliva
1 cucharada de café de pimentón ahumado
Una pizca de sal

PREPARACIÓN (tiempo estimado: 35 minutos)

Precalentar el horno a 160 °C.

Separar con cuidado los tallos de las cabezas de los champiñones. Trocear los tallos.

Colocar las cabezas boca arriba en la bandeja de horno y hornear durante 10 minutos. Transcurridos los 10 minutos, sacar del horno y eliminar el jugo que se ha formado.

Mientras se hornean las cabezas de los champiñones, saltear en la sartén con el aceite de oliva el ajo junto con los tallos de los champiñones. Dejar dorar unos 3-4 minutos a fuego medio.

En un recipiente (o un mortero), colocar el ajo y el champiñón salteados, el perejil, el pimentón, los taquitos de queso, la sal marina y la pimienta. Mezclar bien con un tenedor. Debe quedar una pasta homogénea.

Colocar esta pasta sobre las cabezas de los champiñones horneados.

Hornear de nuevo durante cinco minutos más.

Servir calientes.

205

COMPOSICIÓN NUTRICIONAL		
Energía (Kcal)	por porción	123
Carbohidratos		3,3 g
Proteínas		9,12 g
Grasas	saturadas	14,6 g
	insaturadas	2,1 g
Fibra		2,5 g
Otros	calcio	340 mg
	potasio	280 mg
	fósforo	375 mg
Rico en vitaminas B1, B2, B3, B6, B9, B12 y vitamina D.		

TOMATES RELLENOS DE CUSCÚS 👨‍🍳

El cuscús es una fuente de selenio, fósforo y carbohidratos de asimilación lenta. Se cocina en unos minutos en agua, y se puede combinar con muchos ingredientes neurosaludables variados. En esta sugerencia se rellena un tomate crudo con la preparación de cuscús y se hornea unos minutos. Es un plato ligero y saludable.

UTENSILIOS

- 1 recipiente de horno
- 1 cacerola para cocer el cuscús
- 1 sartén para saltear la mezcla

INGREDIENTES (para 2 personas)

- 2 tomates rojos grandes
- 1 taza de cuscús (cocinar siguiendo las instrucciones del fabricante)
- ½ taza de cebolla troceada
- ½ taza de zanahoria sin piel troceada
- ½ taza de calabacín sin piel troceado
- 1 cucharada de aceitunas verdes sin hueso troceadas
- 1 piel aromática de limón («Truquillos prácticos») o ralladura de limón
- 1 cucharada sopera de pistachos naturales troceados
- 1 cucharada sopera de arándanos secos
- ½ taza de albahaca y perejil troceados
- 2 cucharadas de queso de cabra fresco (tipo feta griego) en taquitos
- 1 cucharada de aceite de oliva
- 1 cucharadita de pimentón ahumado
- ¼ cucharadita de paprika picante
- Sal marina

PREPARACIÓN (tiempo estimado: 20 minutos)

Pre-calentar el horno a 180 °C.

Rehidratar el cuscús según indique el envase.

Cortar con cuidado la parte alta del tomate. Vaciar la pulpa sin romper el exterior del tomate. Reservar.

En la sartén, a fuego medio, saltear la cebolla, la zanahoria y el calabacín con el aceite de oliva.

Añadir el tomate. Saltear 5 minutos.

Incorporar el resto de ingredientes.

Mantener al fuego 2 minutos más.

Rellenar los tomates con la mezcla de cuscús.

Hornear durante 5 minutos a 180 °C.
Servir tibio.

COMPOSICIÓN NUTRICIONAL		
Energía (Kcal)	por porción	290
Carbohidratos		47,26 g
Proteínas		9,8 g
Grasas	saturadas	2,5 g
	insaturadas	4,2 g
Fibra		5,25 g
Fuente de calcio, hierro, selenio y antioxidantes naturales.		

TARTAR DE BONITO
CON PIQUILLO Y LIMÓN

El bonito es uno de los pescados más recomendables por su alta cantidad de aceites de pescado para la salud mental y emocional. Este salpicón se prepara con limón y aceitunas. Resulta exquisito.

UTENSILIOS

1 cazuela para cocer el bonito
1 rallador para la piel de limón
1 cuenco para macerar la cebolla
1 ensaladera.

INGREDIENTES (para 2 personas)

300 g de bonito fresco troceado
½ cebolla finamente picada
1 cucharada sopera de vinagre de vino blanco
2 cucharadas soperas de aceitunas deshuesadas y troceadas
3 cucharadas soperas de pimientos del piquillo asados y troceados
1 tomate rojo troceado
Ralladura de 1 limón
2 cucharadas soperas de aceite de oliva

½ cucharada sopera de aceite picante (al gusto)
1 cucharada sopera de vinagre de vino tinto
1 cucharada sopera de orégano seco
Sal marina

PREPARACIÓN (tiempo estimado: 20 minutos)

En un cuenco, macerar la cebolla en el vinagre de vino blanco durante 10 minutos.

En la cazuela, cocer los trozos de bonito en agua caliente durante 3 minutos.

Retirar del fuego y reservar.

Transcurrido ese tiempo, retirar el vinagre y reservar la cebolla.

En una ensaladera, colocar todos los ingredientes. Mezclar bien.

Dejar macerar el conjunto durante 10 minutos.

Servir a temperatura ambiente (está también delicioso de un día para otro).

COMPOSICIÓN NUTRICIONAL		
Energía (Kcal)	por porción	506
Carbohidratos		30,72 g
Proteínas		32,12 g
Grasas	saturadas	7,6 g
	insaturadas	2,1 g
Fuente de calcio, yodo, hierro y omega-3.		

Entrantes exóticos

POTAJE DE MAÍZ, CURRY Y COPOS DE AVENA

El maíz es un alimento con nutrientes antioxidantes beneficiosos para el cerebro. Combina muy bien con la avena, que es además un excelente carbohidrato de asimilación lenta rica en vitaminas y fibra. Este potaje es muy sabroso.

UTENSILIOS

1 cacerola honda
1 robot culinario con aspas

INGREDIENTES (para 2 personas)

1 cebolla pequeña troceada

1 cucharada sopera de mantequilla

2 dientes de ajo troceados

3 tazas de caldo vegetal natural

1 taza de maíz en grano natural

1 taza de leche de coco

1 cucharada de café de estragón (o tomillo)

2 cucharadas de café de curry en polvo

½ taza de copos de avena naturales

2 cucharadas soperas de cilantro fresco troceado

1 limón (o lima)

Sal marina y pimienta al gusto

PREPARACIÓN (tiempo estimado: 30 minutos)

En la cacerola, dorar en la mantequilla la cebolla y el ajo.

Añadir el caldo vegetal y el maíz. Dejar cocer 5 minutos.

Añadir el estragón y el curry.

Incorporar la leche de coco.

Mezclar con el robot culinario para que quede una crema.

Poner de nuevo en la cacerola al fuego medio.

Agregar los copos de avena. Dejar cocer 10 minutos.

Añadir el cilantro troceado.

Servir tibio con el zumo de ½ limón por encima.

209

COMPOSICIÓN NUTRICIONAL		
Energía (Kcal)	por porción	309
Carbohidratos		46,54 g
Proteínas		7,7 g
Grasas	saturadas	10,37 g
	insaturadas	1,7 g
Fibra		5,1 g
Otros	calcio	70,5 mg
	potasio	129,5 mg
	magnesio	71,5 mg
	fósforo	128 mg
	zinc	1,24 mg
Rico en vitaminas del grupo B y luteína (antioxidante natural).		

SOPA DE GARBANZOS
ESTILO MARROQUÍ

La sopa *harira* es un plato muy popular en la cocina marroquí. Combina garbanzos, tomates, hierbas aromáticas y carne. En esta receta, se ha sustituido la carne por berenjena horneada. Un plato rico en ingredientes neurosaludables.

UTENSILIOS

1 cazuela de barro (o una olla a presión si se tiene poco tiempo)
1 sartén para tostar el azafrán
1 bandeja de horno para la berenjena

INGREDIENTES (para 2 personas)

100 gramos garbanzos cocidos
4 tomates grandes
1 cebolla roja grande troceada
2 ramas de apio troceadas
2 dientes de ajo troceados
1 berenjena asada y troceada
1 cucharadita de cúrcuma molida
½ cucharadita de canela en polvo
1 cucharadita de jengibre fresco
1 sobre de azafrán
1 cucharadita de semillas de cilantro machacadas
1 taza de perejil fresco troceado
1 taza de cilantro fresco troceado
2 cucharadas de aceite de oliva
1 taza de caldo vegetal natural
30 gramos de fideos de arroz finos (opcional)
Zumo de 1 limón
Sal marina y pimienta blanca

PREPARACIÓN (tiempo estimado: 60 minutos)

En la cazuela, saltear en el aceite de oliva la cebolla, el ajo y el apio durante 3-4 minutos.
Incorporar los tomates troceados. Cocer durante 3-4 minutos más.
Incorporar las hierbas aromáticas y las especias. Cocer 5 minutos.
Para que el azafrán quede más aromático, tostarlo previamente en la sartén 1 minuto a fuego suave.
Añadir el caldo, los garbanzos. Cocer durante 15 minutos (5 minutos si se hace en olla a presión).

Opcionalmente, se pueden añadir fideos finos de arroz previamente cocidos durante 2-3 minutos en agua.

Cocinar el conjunto 2-3 minutos más.

Rociar con el zumo de limón. Servir caliente.

COMPOSICIÓN NUTRICIONAL		
Energía (Kcal)	por porción	287
Carbohidratos		23 g
Proteínas		5,6 g
Grasas	saturadas	1 g
	insaturadas	11,16 g
Fibra		7,1 mg
Rico en hierro, manganeso, calcio, ácido fítico y neuroprotectores para las neuronas.		

211

BULBOS DE HINOJO AL VINO BLANCO

Los bulbos de hinojo tienen un fresco sabor anisado. Son ricos en fibra, vitaminas A y B1, selenio y magnesio, que alimentan el cerebro. Se preparan como si fueran cebollas, pero son muy suaves de sabor y suculentos. Se pueden conseguir sobre todo en muchos mercados de alimentación, según las estaciones.

UTENSILIOS

1 cuchillo y 1 tabla de cortar

1 olla a presión

INGREDIENTES (para 2 personas)

2 bulbos de hinojo cortados en dos mitades iguales

4 dientes de ajo picados

1 taza de caldo de verduras (sin aditivos ni azúcares añadidos)

1 cucharada sopera de aceite de oliva

½ vaso de vino blanco seco para cocinar

1 ramita de tomillo seco

½ cucharada de café de comino molido

PREPARACIÓN (tiempo estimado: 15 minutos)

En la olla a presión, saltear en el aceite el ajo picado.

Cuando esté dorado, añadir los bulbos de hinojo.

Remover con cuidado para que los bulbos no se deshojen.

Añadir el resto de ingredientes, cerrar la olla.

Dejar a fuego medio-alto durante 10 minutos desde que empiece a salir el vapor.

Servir calientes (en la fotografía –ver páginas 322– se acompañan de unas lentejas cocinadas con los tallos sobrantes de los bulbos de hinojo).

COMPOSICIÓN NUTRICIONAL		
Energía (Kcal)	por porción	156,5
Carbohidratos		24,48 g
Proteínas		20,57 g
Grasas	saturadas	0,98 g
	insaturadas	5,98 g
Fibra		3,1 g
Otros	calcio	115 mg
	hierro	1,7 mg
	fósforo	117 mg
	potasio	969 mg
	sodio	122 mg
Rico en potasio y fósforo.		

RAGÚ DE CASTAÑAS, ALGAS NORI Y ESPÁRRAGOS

Las castañas son ricas en fibra, vitaminas del grupo B, vitamina E y microminerales, óptimos para la actividad neuronal. Esta sugerencia incluye espárragos (selenio, manganeso, ácido abscísico) y algas (omega-3, yodo y fibra). El resultado es un plato completo en nutrientes para el cerebro, además de sabroso y sugerente.

UTENSILIOS

1 olla a presión o cacerola

1 cacerola mediana para los espárragos

1 molinillo de café para las algas

INGREDIENTES (para 2 personas)

2 tazas de castañas crudas sin piel (para quitar la piel, se puede hacer una incisión y calentar
en el microondas durante 2-3 minutos)

½ pimiento rojo troceado

1 taza de col blanca troceada

1 puerro mediano troceado

1 cucharada sopera de vino blanco seco

2 cucharadas soperas de agua

6 espárragos verdes frescos

3 láminas de algas nori (*Porphyratenera*) desecadas y troceadas

1 cucharada sopera de aceite de oliva

1 cucharada sopera de aceite de soja

PREPARACIÓN (tiempo estimado: 30 minutos)

En la olla a presión o en la cacerola, saltear en el aceite el puerro y el pimiento rojo.

Cuando estén blandos, incorporar la col, el vino blanco y el agua.

Remover y cocer 2-3 minutos.

Incorporar las castañas mondadas y la salsa de soja.

Cocer a fuego moderado 30 minutos (15 minutos en la olla a presión).

Mientras, cocer los espárragos en agua caliente durante 5 minutos.

Trocear e incorporar al ragú de castañas.

En el molinillo de café, colocar los trozos de algas nori.

Moler para que el alga quede en copos pequeños.

Añadir al ragú de castañas. Remover.

Cocer 1 minuto más.

Servir caliente.

213

COMPOSICIÓN NUTRICIONAL		
Energía (Kcal)	por porción	˙233
Carbohidratos		40 g
Proteínas		7,11 g
Grasas	saturadas	1 g
	insaturadas	6 g
Fibra		2,85 g
Rico en yodo, ácido abscísico, carbohidratos de asimilación lenta y microminerales.		

ROLLITOS DE CALABACÍN
CON ALGAS NORI Y GAMBAS

Para esta receta de muy sencilla preparación se necesitan planchas de alga nori desecada, que se pueden encontrar en muchas tiendas de alimentación. Además, necesitarás un poco de yogur filtrado. Encontrarás cómo preparar yogur filtrado en el apartado «Truquillos prácticos».

UTENSILIOS

1 sartén y una bandeja de horno
1 recipiente hondo para mezclar
1 mandolina para las tiras de calabacín
1 tijera de cocina para trocear el cilantro
1 bandeja alargada para servir

INGREDIENTES (para 2 personas)

4 rodajas finas de calabacín horneadas (es importante que las rodajas sean finas y cortadas longitudinalmente)
Una hoja de algas nori cortada en cuatro tiras de igual tamaño
100 g de gambas peladas
2 dientes de ajo picados
2 cucharadas soperas de yogur filtrado
½ cucharada sopera de aceite de oliva
16 palitos de pepino de unos 2 cm de longitud
1 pizca de pimentón

214

PREPARACIÓN (tiempo estimado: 30 minutos)

Precalentar el horno a 160 °C.
Colocar las rodajas de calabacín con una pizca de aceite de oliva por encima (mejor usar un pincel de cocina si dispones de uno). Hornear durante 10 minutos.
En una sartén, dorar el ajo con el aceite de oliva.
Cuando esté dorado, añadirlo al yogur filtrado. Incorporar el pimentón y un poquito de sal. Mezclar bien.
En la misma sartén, saltear ligeramente las gambas hasta que estén de un color rosado.
Para montar los rollitos: colocar una tira de calabacín, la tira de alga nori por encima, untar con la mezcla de yogur y los palitos de pepino con las gambas alternados. Como se indica en la figura.

Cilantro
Gamba y pepino
Mezcla de yogur
Alga nori
Calabacín

Colocar por encima hojas troceadas de cilantro fresco.

Enrollar con cuidado y embadurnar con hojas de cilantro fresco y pimentón. Servir a temperatura ambiente.

COMPOSICIÓN NUTRICIONAL		
Energía (Kcal)	por porción	60
Carbohidratos		5,0 g
Proteínas		4,0 g
Grasas	saturadas	1,6 g
	insaturadas	3,1 g
Fibra		3,5 g

ROLLITOS DE SALMÓN CON PESTO DE FRUTA DE LA PASIÓN

La fruta de la pasión (maracuyá) es muy rica en fibra soluble para la microbiota. Esta receta de salmón ahumado se acompaña de ajo negro rico en antioxidantes naturales para mantener el cerebro en forma. Necesitarás yogur filtrado. Encontrarás cómo preparar yogur filtrado en el apartado «Truquillos prácticos». Con 10 minutos de filtrado será suficiente.

UTENSILIOS

1 robot de cocina para preparar la mezcla de hierbas

1 molinillo de café para triturar los anacardos (alternativamente, se puede usar un mortero)

1 tijera de cocina para trocear las hierbas frescas

INGREDIENTES (para 2 personas)

200 gramos de lonchas de salmón ahumado

4 dientes de ajo negro picados

2 cucharadas soperas de cebollino troceado con las tijeras

2 cucharadas soperas de perejil troceado con las tijeras

1 fruta de la pasión (abrirla por la mitad y extraer la pulpa)

8-10 aceitunas negras sin hueso cortadas en trocitos

Una cucharada sopera de anacardos crudos en trocitos (usar el molinillo de café)

Semillas de sésamo para decorar (opcional)

PREPARACIÓN (tiempo estimado: 15 minutos)

En el robot culinario mezclar durante 1 minuto todos los ingredientes menos el salmón y el yogur.

Incorporar el yogur. Mezclar.

Sobre una tabla, extender las lonchas de salmón.

Sobre las lonchas, distribuir la mezcla preparada.

Enrollar el salmón en rollitos y servir.

COMPOSICIÓN NUTRICIONAL		
Energía (Kcal)	por porción	130
Carbohidratos		14,63 g
Proteínas		13,3 g
Grasas	saturadas	0,6 g
	insaturadas	1,8 g
Fibra		2,0 g
Otros	calcio	123 mg
	potasio	332 mg
	sodio	680 mg
Rico en vitamina C, yodo y magnesio.		

LASAÑA FRÍA DE AGUACATE, JAMÓN IBÉRICO Y ALGAS NORI

Sorprendente combinación de algas nori en láminas secas (disponibles en muchos supermercados) con jamón ibérico, aguacate, tomates secos y anacardos. El aguacate maduro sirve de base para las capas de lasaña. La combinación es muy sugerente y contiene una amplia gama de nutrientes neurosaludables.

UTENSILIOS

1 molinillo de café para moler los anacardos

1 molde cuadrado de unos 10 cm de lado

1 cuenco para mezclar la crema de queso

INGREDIENTES (para 2 personas)

2 aguacates maduros

2 cucharadas de crema de queso (tipo mascarpone)

3 cucharadas soperas de anacardos crudos molidos

2 cucharadas soperas de orégano seco

8 lonchas finas de jamón ibérico

1 taza de tomates secos rehidratados (rehidratar en agua caliente durante unos minutos y escurrir bien el agua)

El zumo de 2 limones

2 láminas de algas nori secas (cortadas en tiritas)

PREPARACIÓN (tiempo estimado: 10 minutos)

En un cuenco, mezclar la crema de queso con la harina de anacardo.

En el molde, colocar capas de los ingredientes en el siguiente orden:

Rodajas finas de aguacate rociado con limón.

Tiras de algas nori.

Tomates secos rehidratados y escurridos.

Espolvorear con orégano.

Una fina capa de crema de queso con anacardos.

Una loncha fina de jamón ibérico.

Rodajas finas de aguacate rociado con limón.

Repetir el mismo orden de ingredientes en una segunda capa.

Finalizar con una capa de aguacates.

Dar la vuelta a la preparación sobre un plato llano.

Espolvorear con orégano y anarcardos molidos.

Rociar con zumo de limón.

Servir a temperatura ambiente.

217

COMPOSICIÓN NUTRICIONAL		
Energía (Kcal)	por porción	458,5
Carbohidratos		38,66 g
Proteínas		14,9 g
Grasas	saturadas	7,95 g
	insaturadas	25,37 g
Fibra		13,53 g
Otros	calcio	197 mg
	hierro	4,6 mg
	magnesio	46 mg
	fósforo	86 mg
	potasio	583 mg
	sodio	1,46 g
Rico en ácidos grasos omega-3 y 9.		

HUMUS DE PIMIENTOS DEL PIQUILLO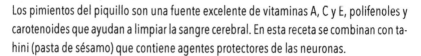

Los pimientos del piquillo son una fuente excelente de vitaminas A, C y E, polifenoles y carotenoides que ayudan a limpiar la sangre cerebral. En esta receta se combinan con tahini (pasta de sésamo) que contiene agentes protectores de las neuronas.

UTENSILIOS

1 molinillo de café para moler los anacardos
1 robot culinario para la mezcla
1 cuenco para macerar el ajo

INGREDIENTES (para 2 personas)

1 pimiento rojo asado sin piel
2 cucharadas soperas de tiras de pimientos de piquillo
2 cucharadas soperas de tahini
3 cucharadas soperas de anacardos crudos al natural
1 cucharada de café de ajo troceado
2 limones
Verduras crudas (apio, zanahoria)
Sal marina

PREPARACIÓN (tiempo estimado: 10 minutos)

En el cuenco, macerar el ajo con el zumo de 1 limón durante 5 minutos.
En el molinillo de café, moler los anacardos para que quede una harina.
En el robot culinario, colocar el pimiento asado, los pimientos de piquillo, la harina de anacardo, el tahini, el zumo de 1 limón, el ajo macerado (sin el limón) y la sal.
Mezclar hasta que quede una crema espesa.
Servir a temperatura ambiente acompañado de verduras frescas (el apio y la zanahoria combinan estupendamente).

COMPOSICIÓN NUTRICIONAL		
Energía (Kcal)	por porción	140
Carbohidratos		10,0 g
Proteínas		4,0 g
Grasas	saturadas	1,5 g
	insaturadas	9,5 g
Fibra		3,0 g
Rico en calcio, vitamina A, C y E.		

CARDOS CON ALMEJAS

Los cardos son nutricionalmente ricos en fibra soluble e insoluble para la microbiota intestinal. Contienen minerales como potasio, sodio, selenio, hierro y fósforo para la actividad de las neuronas. Son pobres en grasas pero nutritivos. En esta receta combinan muy bien con almejas.

UTENSILIOS

1 tabla de cortar y 1 cuchillo de cocina
1 cacerola mediana
1 sartén ancha para cocer las almejas
1 cacerola pequeña para cocer el huevo (8-10 minutos en agua hirviendo)
1 molinillo de café para moler las almendras

INGREDIENTES (para 2 personas)

300 gramos de cardos troceados (limpios de las hebras) y cocidos al dente con zumo de limón
300 gramos de almejas
2 dientes de ajo troceados
1 cebolla media troceada
2 cucharadas soperas de perejil
1 huevo cocido
1 cucharada sopera de almendra molida
½ taza de caldo de pescado natural
2 cucharadas soperas de aceite de oliva
Sal marina y pimienta blanca al gusto

219

PREPARACIÓN (tiempo estimado: 40 minutos)

En la cacerola mediana, dorar la cebolla y el ajo en el aceite.
Cuando estén dorados, añadir el caldo y la harina de almendra.
Mezclar bien para que quede una crema homogénea.
Incorporar los cardos cocidos y troceados. Cocer durante 5 minutos.
Mezclar la preparación, y cocer durante 10 minutos.
Mientras tanto, cocer el huevo.
En la sartén, colocar 1 taza de agua y las almejas con la concha.
Dejar hervir el agua hasta que las almejas se abran. Escurrir.
Eliminar las conchas de las almejas. Incorporar a la mezcla de cardos.
Dejar cocer durante 5 minutos.
Incorporar el perejil. Cocer 2-3 minutos más.
Para servir, colocar el huevo picado por encima.

COMPOSICIÓN NUTRICIONAL		
Energía (Kcal)	por porción	356,1
Carbohidratos		15,78 g
Proteínas		41,6 g
Grasas	saturadas	3,18 g
	insaturadas	5,89 g
Fibra		7,1 g
Otros	calcio	87,8 mg
	hierro	3,02 mg
	fósforo	79,3 mg
	magnesio	48,85 mg
	potasio	512,4 mg
	sodio	205,5 mg
Fuente de fibra y ácido abscísico.		

220

HAMBURGUESAS DE ALGAS CON SETAS

Las setas son ricas en selenio y colina, ambos nutrientes necesarios para la actividad memorística y el aprendizaje. Por su parte, las algas son ricas en yodo y ácidos grasos esenciales para la salud cerebral. Esta receta es muy original y neurosaludable.

UTENSILIOS

1 recipiente hondo
1 cuenco para hidratar las algas.
1 sartén pequeña
1 sartén grande
1 molinillo de café
1 colador para escurrir las algas

INGREDIENTES (para 2 personas)

1 taza de harina de maíz para arepas
1 huevo
25 gramos de algas wakame (*Undariapinnafitida*) deshidratadas
25 gramos de espagueti de mar (*Himanthaliaelongata*) deshidratado
1 puerro cortado en rodajas finas
4 dientes de ajo picados

150 gramos de setas tipo shiitake cortadas en tiras gruesas

1 cucharada pequeña de miso (pasta de judía fermentada, en tiendas de cocina oriental)

1 cucharada sopera de tahini (pasta de sésamo tostado)

1 cucharada sopera de salsa de soja (sin azúcar añadido)

2 cucharadas soperas de aceite de oliva

1 cucharada sopera de zumo de limón

1 cucharada sopera de semillas de sésamo tostadas

PREPARACIÓN (tiempo estimado: 30 minutos)

En una sartén pequeña, colocar un puñado de las algas wakame y tostar durante unos minutos hasta que estén crujientes.

Colocarlas en el molinillo de café y moler para obtener una harina fina.

El resto de las algas (wakame y espagueti de mar) se rehidratan durante 20 minutos en agua.

En un recipiente hondo, colocar la harina de arepa de maíz y la harina de alga.

Añadir una taza de agua tibia, el huevo y una pizca de sal. Mezclar bien hasta obtener una masa homogénea.

Dar a la masa forma de hamburguesas finas para que queden crujientes.

En la sartén, saltear en el aceite el puerro junto con el ajo.

Cuando estén dorados, añadir las algas rehidratadas y escurridas.

Mezclar bien, añadir la salsa de soja y apagar el fuego.

En un cuenco pequeño, mezclar el miso, tahini y limón.

Añadir esta preparación a la mezcla de algas. Reservar.

En la misma sartén, cocinar las hamburguesas con un poco de aceite, hasta que estén doradas y crujientes.

Abrir las hamburguesas en dos mitades.

Rellenar con la preparación de algas y setas.

Servir en caliente, espolvoreando semillas de sésamo por encima.

221

COMPOSICIÓN NUTRICIONAL		
Energía (Kcal)	por porción	188
Carbohidratos		29,6 g
Proteínas		16,4 g
Grasas	saturadas	1,5 g
	insaturadas	0,7 g
Fibra		5,8 g
Rico en sodio, potasio, yodo y omega-3.		

Entrantes sugerentes

GAZPACHO DE REMOLACHA, AGUACATE Y PIÑA TROPICAL 👨‍🍳

La remolacha es muy rica en provitamina A, antioxidantes para limpiar las neuronas y colina para la memoria. El aguacate aporta ácidos grasos omega y la piña ayuda al estado anímico. Juntos son potentes para la actividad cerebral y además combinan muy bien como ingredientes. Esta crema fría es un delicioso ejemplo.

UTENSILIOS

1 pelador para mondar la remolacha, la piña y el aguacate
1 robot culinario para mezclar los ingredientes
1 sartén pequeña para saltear las escamas de almendras
2 cuencos para servir .

INGREDIENTES (para 2 personas)

1 aguacate maduro
2 remolachas frescas (si es envasada, que sea al vacío y sin aditivos)
1 rodaja fina de piña tropical fresca
250-300 mililitros de caldo vegetal (sin aditivos ni azúcares añadidos)
1 taza grande de hojas de albahaca frescas
Una cucharada sopera de láminas de almendra cruda
1/2 cucharada sopera de aceite de oliva
Unas gotas de Tabasco (al gusto)

PREPARACIÓN (tiempo estimado: 10 minutos)

En el robot culinario, mezclar todos los ingredientes menos las almendras. Debe quedar una crema homogénea. Enfriar en nevera.
Aparte, saltear las láminas de almendra en el aceite de oliva para que se doren.
Distribuir la crema entre los cuencos para servir y colocar las escamas de almendra por encima. Servir fría.

COMPOSICIÓN NUTRICIONAL					
Energía (Kcal)	por porción	254	Fibra		8,65 g
Carbohidratos		23 g	Otros	magnesio	82,5 mg
Proteínas		6,4 g		fósforo	141 mg
Grasas	saturadas	3,57 g		potasio	754 mg
	insaturadas	7,32 g		sodio	70 mg
Rico en vitamina B9 y antioxidantes.					

FESTÍN DE VERDURAS
HORNEADAS AL ROMERO

Esta receta es una mezcla atractiva de verduras horneadas de elaboración sencilla. El aroma del romero da a las verduras un sugerente toque aromático. El plato contiene fibra, micronutrientes, antioxidantes y algunas vitaminas del grupo B en abundancia.

UTENSILIOS
1 pelador
1 bandeja de horno
1 bol para mezclar

INGREDIENTES (para 4 personas)
1 pieza de las siguientes verduras troceadas con piel: berenjena, calabacín, pimiento rojo, pimiento verde y cebolla. Además, 1 trozo de calabaza
½ batata sin piel troceada
1 mazorca de maíz en 2 mitades
4 dientes de ajo con piel
4 cucharadas soperas de aceite de oliva
3 cucharadas soperas de romero fresco
Sal marina

223

PREPARACIÓN (tiempo estimado: 25 minutos)
Precalentar el horno a 180 °C.
En la bandeja de horno, distribuir todas las verduras troceadas.
En un bol, mezclar el aceite de oliva con el romero y la sal.
Incorporar por encima de las verduras.
Hornear durante 20 minutos.
Servir caliente.

COMPOSICIÓN NUTRICIONAL					
Energía (Kcal)	por porción	280	Fibra		5,25 g
Carbohidratos		38,5 g	Otros	fósforo	101 mg
Proteínas		4,82 g		potasio	412 mg
Grasas	saturadas	3,55 g		vitamina C	13,22 mg
	insaturadas	19,07 g		folato (B9)	33 mg
Rico en antioxidantes naturales y fibra soluble e insoluble.					

ENSALADA DE ZANAHORIA, NARANJA, RÚCULA Y CAVIAR DE PESCADO 👨‍🍳

Las huevas de pescado son ricas en microminerales, proteínas y aceites esenciales para el cerebro. Combinan muy bien con verduras frescas como zanahoria y rúcula. En esta receta se añaden nueces y zumo de naranja. El resultado es delicioso y excelente para la salud del cerebro.

UTENSILIOS

1 pelador para mondar la zanahoria
1 rallador para la zanahoria
1 cacerola para cocer el arroz
1 ensaladera

INGREDIENTES (para 2 personas)

100 g de huevas de pescado (lumpo o mujol)
2 zanahorias mondadas y ralladas
1 vaso grande de hojas de rúcula troceadas
½ vaso grande de nueces crudas troceadas
1 vaso grande de cebollino fresco troceado
2 cucharadas soperas de alcaparrones
Zumo de 1 naranja
1 cucharada sopera de ralladura de naranja
3 cucharadas soperas de aceite de oliva de baja acidez
½ taza de arroz basmati cocido

PREPARACIÓN (tiempo estimado: 20 minutos)

En la cacerola, cocer el arroz basmati en agua siguiendo las indicaciones del fabricante. Dejar enfriar ligeramente.
En una ensaladera, colocar todos los ingredientes. Mezclar bien.
Servir tibia.

COMPOSICIÓN NUTRICIONAL					
Energía (Kcal)	por porción	411	Fibra		1,6 g
Carbohidratos		23,56 g	Otros	calcio	12 mg
Proteínas		20,65 g		zinc	4,2 mg
Grasas	saturadas	6,57 g		fósforo	391 mg
	insaturadas	31,7 g		potasio	230,5 mg
Rico en antioxidantes naturales y fibra soluble e insoluble.					

ENSALADA DE AGUACATE, LANGOSTINOS Y CANGREJO ♔

Esta ensalada de inspiración peruana es exquisita en la mezcla de sabores de las verduras y el aguacate. Acompañada de cangrejo desmenuzado y langostinos, es una auténtica delicia para refrescar el paladar. Además, su contenido en microminerales contribuye a la actividad de las neuronas.

UTENSILIOS
1 ensaladera para mezclar
1 pelador

INGREDIENTES (para 2 personas)
1 aguacate sin piel en taquitos
1 pepino pequeño sin piel en taquitos
1 tomate rojo en taquitos
1 rama de apio en trozos
1 remolacha horneada sin piel en taquitos
1 cucharada sopera de cebollitas en vinagre cortadas por la mitad
1 taza de hojas de lechugas variadas troceadas
100 gramos de carne de cangrejo
8 langostinos grandes cocidos y troceados
Zumo de 1 limón
2 cucharadas soperas de yogur filtrado tipo griego (ver «Truquillos prácticos»)

225

PREPARACIÓN (tiempo estimado: 15 minutos)
En la ensaladera, colocar los taquitos de aguacate con el zumo de ½ limón.
Dejar macerar unos minutos.
Incorporar el resto de las verduras: el pepino, el tomate, el apio y la remolacha.
Añadir la sal. Mezclar.
Colocar la carne de cangrejo desmenuzada y los langostinos troceados.
Añadir el yogur. Mezclar.
Rociar con el resto de zumo de limón.
Servir a temperatura ambiente.

COMPOSICIÓN NUTRICIONAL		
Energía (Kcal)	por porción	282
Carbohidratos		22,36 g
Proteínas		30,38 g
Grasas	saturadas	3,53 g
	insaturadas	9,17 g
Fibra		8,05 g
Otros	calcio	1.253 mg
	hierro	2,24 mg
	magnesio	116 mg
	fósforo	364,5 mg
	potasio	1.161 mg
	sodio	536 mg
	zinc	4,2 mg
Fuente de fibra, calcio, vitamina A, C y E, vitaminas del grupo B, omega-3 y antioxidantes naturales.		

CALABAZA SORPRESA DE VERDURAS AL ACEITE DE HINOJO

Para esta sugerencia se utiliza una calabaza de tamaño medio que sirve además como recipiente para hornear. Se adereza con aceite aromático de hinojo que puedes preparar según se indica en «Truquillos prácticos». La mezcla resulta sugerente, atractiva y aromática.

UTENSILIOS

1 sartén grande
1 rallador para la piel de naranja
1 bandeja de horno

INGREDIENTES (para 2 personas)

1 calabaza de tamaño medio
3 ramas de apio troceadas
2 puerros troceados
¼ de col blanca troceada

2 cucharadas soperas de aceite de oliva

2 cucharadas soperas de aceite de hinojo (ver «truquillos prácticos» sobre cómo prepararlo; si no dispones de este aceite, con las semillas de hinojo o matalahúga será suficiente)

1 cucharada de café de granos de hinojo o matalahúga

1 cucharada de café de semillas de cilantro troceadas

1 taza grande de albahaca fresca troceada

1 taza grande de hierbabuena fresca troceada

½ cucharada sopera de hojas de tomillo fresco

Ralladura de 1 naranja

Zumo de ½ limón

Sal marina y pimienta negra

PREPARACIÓN (tiempo estimado: 45 minutos)

Precalentar el horno a 200 °C.

Cortar la parte de arriba de la calabaza, dejando una distancia para que sirva de tapadera para hornear.

Limpiar las pepitas y hebras con una cuchara de metal. Descartar.

Raspar el interior de la calabaza para extraer su carne, con cuidado de no desgarrar la piel de la calabaza.

Salpimentar y hornear la parte inferior de la calabaza durante 15 minutos. Reservar.

Mientras, en una sartén saltear en el aceite de oliva el puerro y el apio hasta que estén blandos.

Incorporar la col y la calabaza. Cocer durante 5 minutos.

Añadir las semillas de hinojo, el aceite de hinojo y las hierbas aromáticas.

Mantener en el fuego 2 minutos más.

Incorporar las hierbas aromáticas y la ralladura de naranja. Salpimentar.

Colocar esta mezcla en el interior de la calabaza. Cubrir con la parte superior de la calabaza a modo de tapadera.

Hornear a 200 °C durante 15-20 minutos (según el tamaño de la calabaza).

Rociar con el zumo de limón. Servir en la misma calabaza caliente.

227

COMPOSICIÓN NUTRICIONAL		
Energía (Kcal)	por porción	224,5
Carbohidratos		32,5 g
Proteínas		6,82 g
Grasas	saturadas	3,0 g
	insaturadas	10,75 g
Fibra		5,65 g
Fuente de antioxidantes, vitamina B y C.		

BRANDADA DE BACALAO CON ACEITE DE TRUFA 👨‍🍳

El bacalao contiene nutrientes esenciales para el cerebro, como aceites de pescado, yodo, fósforo y vitaminas B3 y B12. Combina con aceite de oliva, con propiedades antioxidantes, además de aceites esenciales. Esta receta tradicional de la cocina provenzal es sencilla, rápida y sabrosa.

UTENSILIOS

- 1 pelador para mondar la patata
- 1 mano de mortero para mezclar
- 1 recipiente hondo
- 1 cacerola pequeña para cocer la patata
- 1 tijera de cocina para trocear el perejil
- 1 cazuelita de barro para hornear

INGREDIENTES (para 2 personas)

- 150 gramos de bacalao en su punto de sal troceado
- 1 patata mediana pelada y troceada
- 1 cucharada de café de ajo picado
- 3 cucharadas sopera de aceite de oliva
- 2 cucharadas soperas de perejil fresco picado
- Pimienta negra al gusto
- 1 cucharada sopera de aceite de trufa para servir

PREPARACIÓN (tiempo estimado: 35 minutos)

Precalentar el horno a 180 °C.

Cocer la patata en la cacerola hasta que esté blanda.

Escurrir el agua, pasar a otro recipiente.

Añadir el ajo y el perejil. Machacar para que quede un puré.

Añadir el bacalao troceado y la pimienta. Mezclar bien.

Incorporar el aceite de oliva para que quede una mezcla homogénea.

Colocar en una cazuelita de barro y hornear durante 20 minutos.

Colocar el grill del horno para que se dore por encima durante 3 minutos más.

Servir tibio con un chorrito de aceite de trufa por encima.

COMPOSICIÓN NUTRICIONAL		
Energía (Kcal)	por porción	322
Carbohidratos		12,44 g
Proteínas		14,2 g
Grasas	saturadas	21,75 g
	insaturadas	16,93 g
Fibra		2,15 g
Otros	calcio	35 mg
	magnesio	100 mg
	potasio	798 mg
	sodio	34 mg
Rico en vitamina D. Fuente de omega-3.		

ENDIBIAS HORNEADAS CON LACÓN Y SALMÓN AL CURRY

Las endibias son ricas en fibra y calcio, y bajas en calorías. En esta receta se crean barquetas una mitad con salmón ahumado y la otra mitad con lacón. Por último, se hornean. Es un entrante muy nutritivo y atractivo. Tendrás éxito asegurado.

UTENSILIOS

1 cazuela pequeña
1 cazuela grande para cocer las endibias
1 molinillo de café para moler las pepitas de calabaza
1 recipiente plano para hornear

INGREDIENTES (para 2 personas)

2 endibias grandes
2 lonchas finas de salmón ahumado
2 lonchas finas de lacón cocido
1 cucharada de café de jengibre fresco troceado finamente
1 cucharada de café de ajo troceado
1 cucharada sopera de yogur griego
1½ cucharada sopera de queso emmental o gruyère troceado

1 cucharada sopera de pepitas de calabaza crudas
1 cucharada de café de curry en polvo
Sal marina y pimienta blanca al gusto

PREPARACIÓN (tiempo estimado: 25 minutos)

Precalentar el horno a 180 °C.

En la cazuela grande, cocer en abundante agua hirviendo las endibias durante 15 minutos.

Escurrir el agua, secar con papel de cocina, cortar en 2 mitades simétricas y reservar.

Mientras cuecen las endibias, preparar la crema de curry.

En la cazuela pequeña, mezclar el ajo, jengibre, yogur, curry, sal, pimienta y 1 cucharada de queso gruyere rallado.

Calentar la mezcla a fuego medio durante 3-4 minutos. Remover.

En el molinillo de café, moler las pepitas de calabaza. Incorporar a la crema de queso y curry.

En un recipiente de horno, disponer las mitades de las endibias.

Colocar 1 loncha de salmón en una mitad y una de lacón en la otra.

Distribuir por encima la crema.

Espolvorear con el resto del queso gruyère.

Hornear a 180 °C durante 5 minutos.

Servir inmediatamente con unas pepitas de calabaza sobre la superficie.

230

COMPOSICIÓN NUTRICIONAL		
Energía (Kcal)	por porción	154,5
Carbohidratos		12,73 g
Proteínas		35,84 g
Grasas	saturadas	2,48 g
	insaturadas	1,84 g
Fibra		3,2 g
Rico en vitamina D. Fuente de omega-3.		

TERRINA DE GAMBAS
EN GELATINA DE MANDARINA

Las gambas forman parte de los alimentos que le gustan al cerebro por su contenido en ácidos grasos esenciales, yodo y minerales. En esta receta se crea una crema de gambas que se inserta en una gelatina con sabor a pescado y naranja. Es un plato muy atractivo a la vista, además de ligero en sabores.

UTENSILIOS

1 plato hondo para hidratar la gelatina
1 robot culinario para mezclar
1 microondas para calentar la gelatina
2 recipientes tipo ramequín

INGREDIENTES (para 2 personas)

100 g de gambas sin piel cocidas
4 hojas de gelatina sin sabor
½ vaso de zumo y ralladura de mandarina
1 vaso de caldo de pescado natural
50 g de queso de Burgos o requesón
½ cucharada de café de: comino molido, pimentón ahumado y clavo molido
¼ cucharada de café de nuez moscada molida
½ cucharada de café de brandy
Sal marina y pimienta al gusto
Rodajas tomate y perejil para decorar

231

PREPARACIÓN (tiempo estimado: 20 minutos, más 2 horas para enfriar)

En un plato hondo, sumergir las hojas de gelatina en agua fría.
En un robot culinario, mezclar las gambas para que quede una masa.
Añadir las especias, la sal marina y la pimienta.
Mezclar bien y añadir el requesón. Mezclar de nuevo para que quede una crema. Reservar.
Cuando las hojas de gelatina estén hidratadas, retirar el agua, añadir el zumo de mandarina y calentar en el microondas durante unos segundos.
Mezclar bien.
Añadir el caldo de pescado a la gelatina mezclando bien para que la gelatina no forme grumos.
Colocar ¼ del volumen de gelatina en dos ramequines. Enfriarlos en la nevera durante 10 minutos.
A continuación repartir por encima de la gelatina la crema de gambas con cuidado.
Verter el resto de gelatina por encima de la crema de gambas.
Dejar enfriar en la nevera hasta que la gelatina esté totalmente gelificada (al menos 1 hora).

Para servir, en un recipiente hondo que contenga agua caliente colocar los ramequines para que se calienten las paredes unos segundos.

De un golpe seco, invertir los ramequines sobre la bandeja de servir para que la terrina se desmolde.

Para servir, adornar con rodajas finas de tomate fresco y perejil por encima.

COMPOSICIÓN NUTRICIONAL		
Energía (Kcal)	por porción	411
Carbohidratos		13,56 g
Proteínas		20,57 g
Grasas	saturadas	0,51 g
	insaturadas	31,7 g
Rico en calcio, fósforo, yodo y vitamina D.		

SALPICÓN DE SALMÓN Y SANDÍA 🧑‍🍳

Este salpicón de salmón (rico en omega-3, vitamina D, yodo) es fresco y afrutado gracias a la fruta de la pasión y la sandía. Además, sus ingredientes son muy nutritivos y saludables para el cerebro.

UTENSILIOS

1 tijera de cocina para trocear el cilantro y el cebollino
1 recipiente hondo para mezclar los ingredientes
1 batidora con aspas para el zumo de fruta de la pasión
1 colador para filtrar el zumo de fruta
2 copas de cóctel para servir

INGREDIENTES (para 2 personas)

1 rodaja gruesa de salmón (previamente congelada a -20 °C para eliminar el posible anisakis)
½ cebolla picada y macerada en zumo de limón unos minutos
1 rodaja de sandía sin pepitas troceada
1 fruta de la pasión (maracuyá o parchita)
1 vaso de cilantro picado
2 cucharadas soperas de cebollino picado
Unas gotas de tabasco (al gusto)

PREPARACIÓN (tiempo estimado: 15 minutos)

Trocear el salmón en trozos pequeños (quitar la piel).

En un recipiente batidora, colocar la pulpa de la fruta de la pasión. Batir durante unos segundos.

Pasar el zumo por un tamiz para eliminar los restos de semillas.

Macerar el salmón en el zumo de fruta de la pasión durante unos minutos.

En un recipiente hondo, colocar la cebolla previamente macerada de limón, añadir la sandía cortada en trocitos.

Añadir el cilantro y el cebollino.

Añadir los trozos de salmón y el tabasco.

Mezclar bien y colocar en las copas.

Servir frío.

COMPOSICIÓN NUTRICIONAL		
Energía (Kcal)	por porción	195
Carbohidratos		13,56 g
Proteínas		22,3 g
Grasas	saturadas	0,346 g
	insaturadas	1,12 g
Fibra		1,5 g
Fuente de microminerales, vitaminas B12 y C, antioxidantes naturales y omega-3.		

TIMBAL DE BERENJENAS CON ANCHOAS

Las anchoas contienen gran cantidad de aceites esenciales para la comunicación neuronal. En esta receta se combinan con tahini (neuroprotector) y hierbas aromáticas. Un plato sabroso, aromático y excelente para las neuronas.

UTENSILIOS

1 cazuela honda

1 tijera de cocina para trocear las hierbas aromáticas

1 rallador para la ralladura de limón

1 cuenco para macerar la cebolla

1 ensaladera honda para mezclar los ingredientes

INGREDIENTES (para 2 personas)

1 berenjena sin piel y cortada en tiras finas longitudinales
25 gramos de anchoas en aceite (escurrir el aceite) troceadas
½ cebolla picada y macerada en zumo de limón unos minutos
El zumo de ½ limón
½ cucharada sopera de alcaparras
6 tomates secos conservados en aceite y cortados en tiras finas
½ cucharada sopera de tahini (pasta de sésamo)
Ralladura de ½ limón
3 cucharadas soperas de albahaca fresca troceada
2 cucharadas soperas de perejil fresco troceado
2 cucharadas soperas de aceite de oliva de baja acidez

PREPARACIÓN (tiempo estimado: 15 minutos)

En la cacerola, hervir agua. Añadir las tiras de berenjena.
Dejar durante 3 minutos. Apagar el fuego, escurrir el agua y enfriar.
Mientras, trocear la cebolla y macerarla en el zumo de limón.
En una ensaladera, colocar la albahaca y el perejil picados, las anchoas troceadas, la ralladura de limón, los tomates secos troceados en tiras finas y las alcaparras.
Incorporar las tiras de berenjenas cocidas. Mezclar bien.
En el cuenco, combinar el aceite, el tahini mezclado y el zumo de limón. Hacer una crema.
Incorporar la crema al resto de ingredientes. Mezclar.
Servir a temperatura ambiente.

COMPOSICIÓN NUTRICIONAL		
Energía (Kcal)	por porción	346,5
Carbohidratos		32,27 g
Proteínas		16,3 g
Grasas	saturadas	2,17 g
	insaturadas	11,9 g
Fibra		2,2 g
Rico en vitamina B6, D y yodo.		

PLATOS PRINCIPALES

A continuación encontrarás sugerencias de platos principales para diversas ocasiones:

- Para diario, más sencillos en la preparación.
- Para los domingos, cuando en muchas ocasiones se dispone de algo más de tiempo para poder disfrutar de la experiencia culinaria.
- Para seducir a los comensales en alguna ocasión especial.
- Para quedar como un auténtico *chef* con ingredientes sencillos sin necesidad de ser un erudito gastronómico.
- También se han incluido recetas para los más pequeños de la casa. En algunos casos pueden colaborar ellos mismos en la preparación. Los estudios demuestran que, cuando los más pequeños colaboran en la preparación de los platos, disfrutan más al ingerirlos.

235

En cada plato se indica el tiempo de preparación aproximado. Algunos se hacen en 30 minutos, pero no por ello el plato es menos apetitoso o menos saludable.

Para diario

REVUELTO DE ESPÁRRAGOS VERDES Y ALGAS KOMBU

Las algas kombu son una fuente extraordinaria de yodo y fibra. Llevan muy poca preparación en la cocina. Son de sabor delicado. Combinándolas con espárragos y huevo obtendrás un plato muy sabroso y con una gran parte de los nutrientes que el cerebro necesita para estar en pleno rendimiento.

UTENSILIOS
1 recipiente hondo para hidratar las algas
1 colador para escurrir las algas retratadas
1 sartén antiadherente
1 batidora con aspas para batir los huevos

INGREDIENTES (para 2 personas)

150 gramos de espárragos verdes frescos

25 gramos de algas kombu (*Laminaria ochroleuca*) deshidratadas

4 huevos

½ cebolla troceada.

2 cucharadas soperas de aceite de oliva

PREPARACIÓN (tiempo estimado: 15 minutos)

En un recipiente hondo colocar las algas kombu, cubrirlas con agua y rehidratar durante 20 minutos.

Cocer los espárragos al vapor durante 15-20 minutos hasta que estén *al dente*.

En la sartén, dorar la cebolla en el aceite.

Incorporar los espárragos y las algas. Saltear durante 3-4 minutos. Apagar el fuego. Reservar.

Mientras tanto, batir los huevos para que quede una emulsión.

Agregar a los huevos batidos la sal y la mezcla de alga y espárragos. Mezclar bien.

Cuajar la mezcla en la sartén a fuego medio durante 4-5 minutos, hasta que el huevo esté hecho.

Servir caliente.

COMPOSICIÓN NUTRICIONAL		
Energía (Kcal)	por porción	259,5
Carbohidratos		3,97 g
Proteínas		14 g
Grasas	saturadas	9,4 g
	insaturadas	30,2 g
Fibra		4,5 g
Rico en omega-3, yodo y ácido abscísico para evitar la neuroinflamación.		

GARBANZOS CON ALGAS DULSE

Los garbanzos son ricos en carbohidratos de asimilación lenta, fibra y minerales para todos los cerebros de tu cuerpo. Las algas dulse (*Palmaria palmata*) contienen ácidos grasos omega-3 y baja proporción de metales. Son además de textura delicada y con un sabor exquisito. No necesitas añadir sal.

UTENSILIOS

Un recipiente hondo para hidratar las algas
Un colador para escurrir las algas retratadas
1 batidora para preparar la crema tipo mahonesa

INGREDIENTES (para 2 personas)

400 gramos de garbanzos cocidos (si son en conserva asegúrate de que no llevan aditivos)
50 gramos de algas dulse deshidratadas
1 huevo
3 cucharadas soperas de aceite de oliva
Zumo de medio limón
1 cucharada de café de cominos molidos

PREPARACIÓN (tiempo estimado: 15 minutos)

En un recipiente hondo colocar las algas dulse, cubrirlas con agua y rehidratar durante 15 minutos.
En el recipiente de la batidora, colocar el huevo.
Batirlo con la batidora e incorporar poco a poco el aceite de oliva sin dejar de batir durante 2-3 minutos. Te quedará una crema tipo mahonesa.
En el recipiente de servir, colocar los garbanzos, añadir las algas, el comino, el limón y la crema tipo mahonesa al gusto. No reutilizar la mahonesa restante.
Servir a temperatura ambiente.

237

COMPOSICIÓN NUTRICIONAL		
Energía (Kcal)	por porción	479
Carbohidratos		67,86 g
Proteínas		27,26 g
Grasas	saturadas	3,71 g
	insaturadas	16,9 g
Fibra		20 g
Otros	calcio	222,5 mg
	fósforo	173,5 mg
	zinc	0,98 mg
	yodo	1,95 mg
Rico en fibra y microminerales para la memoria y el ánimo.		

PASTA SARRACENA HORNEADA
A LA MARINERA 👨‍🍳

Esta sugerencia es a base de pasta de trigo sarraceno, mejillones, pimientos de piquillo, tomate y mozzarella. Es un plato rico en carbohidratos de asimilación lenta para una cena de diario. Se hace en poco tiempo. Es muy nutritivo y contiene alimentos para la mente y la memoria.

UTENSILIOS

2 cazuelas de barro de ración
1 robot culinario
1 rallador para el queso
1 cazuela para cocer la pasta
1 bandeja de horno

INGREDIENTES (para 2 personas)

100 gramos de macarrones (tipo *penne*) de trigo sarraceno
4 pimientos de piquillo asados
2 cucharadas soperas de concentrado de tomate natural
½ cucharada de café de comino
1 cucharada de café de romero seco
1 cucharada sopera de nata líquida
1 taza de mejillones sin cáscara
½ mozzarella fresca troceada
1 cucharada sopera de queso parmesano rallado
Sal marina y pimienta blanca al gusto

PREPARACIÓN (tiempo estimado: 15 minutos)

Pre-calentar el horno a 200 °C.
En una cazuela grande, cocer la pasta en agua hirviendo durante 4 minutos.
Escurrir el agua y reservar.
Cocer en agua hirviendo los mejillones durante 1 minuto.
Escurrir el agua y mezclar con los macarrones.
En el robot culinario, mezclar los piquillos, el tomate, la sal, la pimienta, la nata, el comino y el orégano.
Mezclar para obtener una crema.
Distribuir la pasta con los mejillones entre sendas cazuelitas.
Mezclar con la crema de piquillos.
Repartir los trozos de la mozzarella insertada entre la pasta y la salsa.

Espolvorear con el parmesano rallado por encima.

Hornear durante 10 minutos.

Servir inmediatamente.

COMPOSICIÓN NUTRICIONAL		
Energía (Kcal)	por porción	331
Carbohidratos		42,46 g
Proteínas		17,05 g
Grasas	saturadas	5,64 g
	insaturadas	3,56 g
Fibra		4,5 g
Rico en calcio, yodo y vitaminas A, C y E.		

HUEVOS A LA CAMPESINA

Estos huevos se hacen al horno sobre un lecho de verduras y setas. El conjunto aporta vitaminas A, B, C y D, microminerales, aminoácidos esenciales y fibra. Es una buena opción para alimentarse cuando hay poco tiempo para cocinar.

239

UTENSILIOS

2 cazuelas de barro de ración

1 robot culinario

1 sartén grande

1 rallador para el queso

INGREDIENTES (para 2 personas)

2 huevos grandes de buena calidad

1 puerro troceado

1 pimiento rojo troceado

1 taza de setas (salvajes, champiñones, *porcini*, etcétera) troceadas

½ taza de tomate natural triturado

1 cucharada de café de orégano

½ cucharada de café de pimentón

3 cucharadas soperas de aceite de oliva

1 cucharada sopera de queso parmesano rallado

Sal marina y pimienta blanca al gusto

PREPARACIÓN (tiempo estimado: 20 minutos)

Precalentar el horno a 180 °C.

En una sartén, saltear en el aceite el puerro y el pimiento hasta que se ablanden.

Añadir el tomate natural, las setas y las especias.

Dejar al fuego medio durante 5 minutos.

Trasladar la mezcla a un robot culinario y homogeneizar durante 1 minuto. Debe quedar una mezcla espesa y con trozos pequeños de las verduras.

Distribuir la mezcla entre las 2 cazuelas de ración.

Con cuidado, colocar por encima un huevo crudo sin que se rompa.

Salpimentar.

Esparcir por encima queso parmesano rallado.

Hornear durante 10 minutos a 180 °C.

Servir inmediatamente.

COMPOSICIÓN NUTRICIONAL		
Energía (Kcal)	por porción	346,5
Carbohidratos		15,35 g
Proteínas		11,1 g
Grasas	saturadas	4,25 g
	insaturadas	23 g
Fibra		4,2 g
Rico en fibra, colina, selenio y antioxidantes.		

CARPACCIO DE POLLO CON SALSA DE ATÚN Y ANCHOAS

El pollo combina bien con sabores de mar. En esta receta de origen italiano se combinan lonchas finas de pechuga de pollo con una crema de anchoas y atún. La sugerencia es sencilla de preparación, jugosa y neurosaludable. Como la salsa lleva huevo crudo, usa huevo fresco de alta calidad y no reutilices las sobras.

UTENSILIOS

1 cacerola mediana para el pollo

1 robot culinario con aspas para la mezcla

1 guillotina de cocina para cortes finos (o un cuchillo de jamón bien afilado)

INGREDIENTES (para 2 personas)

1 pechuga de pollo entera

1 hoja de laurel

1 yema de huevo

½ taza de aceite de oliva

1 cucharada sopera de zumo de limón

100 gramos de atún en aceite de oliva

5 filetes de anchoa

2 cucharadas soperas de alcaparras sin sal

50 gramos de huevas de mújol o lumpo para servir

PREPARACIÓN (tiempo estimado: 25 minutos)

En una cacerola, cocer la pechuga entera en abundante agua con sal 1 hoja de laurel durante 3-4 minutos.

Apagar el fuego. Dejar la pechuga en el agua caliente con la cacerola tapada.

Preparar la crema. Para ello, en el robot culinario, batir la yema de huevo.

Incorporar progresivamente el aceite de oliva, batiendo enérgicamente.

Batir durante 2-3 minutos para que quede una textura de crema espesa.

Incorporar el zumo de limón, las anchoas y el atún. Batir 1 minuto más.

Añadir las alcaparras. Homogeneizar 1 minuto adicional.

Sacar la pechuga del agua. Secar con papel de cocina.

Cortar en rodajas finas tipo *carpaccio.*

Colocar por encima la crema y las huevas de pescado.

Decorar con alcaparras.

Servir a temperatura ambiente.

241

COMPOSICIÓN NUTRICIONAL		
Energía (Kcal)	por porción	437
Carbohidratos		1,14 g
Proteínas		29,8 g
Grasas	saturadas	7,4 g
	insaturadas	28,5 g
Fibra		0,9 g
Rico en vitamina D, potasio, fósforo y yodo.		

VEGUISPAGUETIS CON CREMA DE BERBERECHOS Y CERVEZA 👨‍🍳

Los veguispaguetis son una espléndida alternativa hipocalórica. Necesitas un espiralizador (ver «Truquillos prácticos»). En esta sugerencia se combinan nabo, zanahoria y calabacín. Para completar los nutrientes para el cerebro, la crema lleva berberechos y anacardos.

UTENSILIOS

1 espiralizador (disponible en establecimientos de utensilios de cocina)

1 ensaladera

1 cacerola mediana

1 molinillo de café para los anacardos

INGREDIENTES (para 2 personas)

½ zanahoria grande sin piel

½ nabo grande sin piel (puede sustituirse por chirivía o rábano de daikon)

½ calabacín grande sin piel

100 gramos de berberechos en conserva (escurrir el líquido)

1 vaso pequeño de cerveza de trigo

½ cucharada sopera de mantequilla

3 dientes de ajo troceados

1 cucharada sopera de yogur tipo griego

1 cucharada sopera de caldo vegetal (o agua tibia)

½ cucharadita de orégano seco

½ cucharadita de tomillo seco

1 tomate troceado

1 cucharada sopera de anacardos crudos molidos en el molinillo (para servir)

PREPARACIÓN (tiempo estimado: 20 minutos)

En la cacerola, a fuego medio, calentar la mantequilla. Dorar el ajo.

Añadir el tomate y las hierbas aromáticas. Cocer 5 minutos.

Incorporar la cerveza. Cocer 5 minutos.

Añadir los berberechos y el caldo. Salpimentar.

Cocer 2 minutos más.

En la ensaladera, crear veguispaghettis de las 3 verduras mezcladas.

Colocar por encima la crema de berberechos caliente.

Mezclar bien.

Espolvorear con la harina de anacardos.

Servir inmediatamente.

COMPOSICIÓN NUTRICIONAL		
Energía (Kcal)	por porción	254,5
Carbohidratos		26,02 g
Proteínas		13,7 g
Grasas	saturadas	2,8 g
	insaturadas	10,28 g
Fibra		3,5 g
Rico en vitamina D.		

LUBINA CON LANGOSTINOS, ESPINACAS Y QUESO

La lubina, junto con los langostinos y las espinacas, componen un conjunto de nutrientes extraordinarios. En esta receta, se añade además queso de oveja para que la experiencia sea apetitosa y altamente nutritiva.

243

UTENSILIOS

1 sartén grande para saltear

1 sartén para flambear los langostinos

1 robot culinario para triturar

1 fuente para hornear

INGREDIENTES (para 2 personas)

2 lubinas con piel y sin raspas abiertas en 2 lomos

150 gramos de espinacas

2 dientes de ajo troceados finamente

150 gramos de langostinos sin piel

100 gramos de albahaca fresca

½ cucharada sopera de brandy

4 cucharadas soperas de aceite de oliva

4 lonchas de queso de oveja semi-curado

Sal marina

PREPARACIÓN (tiempo estimado: 25 minutos)

Precalentar el horno a 180 °C.

En la sartén grande, saltear el ajo con 1 cucharada de aceite de oliva.

Cuando esté dorado, añadir las espinacas y un poco de sal.

Remover bien, dejar 1 minuto al fuego.

En la sartén pequeña a fuego medio-alto, calentar los langostinos pelados.

Añadir el brandy. Dejar al fuego durante 2 minutos. Reservar.

En la sartén grande, dorar la piel de los lomos de lubina con 1 cucharada de aceite de oliva.

    La piel debe quedar crujiente.

En el robot culinario, colocar la albahaca fresca y 2 cucharadas de aceite de oliva. Mezclar bien.

En la bandeja de horno, colocar 2 lomos de lubina con la piel hacia abajo.

Repartir entre los 2 lomos una capa de la mezcla de espinacas.

Colocar por encima los langostinos.

A continuación, repartir las lonchas de queso.

Cubrir el otro lomo con la piel expuesta.

Colocar por encima la mezcla de albahaca.

Hornear durante 5 minutos y servir.

COMPOSICIÓN NUTRICIONAL		
Energía (Kcal)	por porción	760
Carbohidratos		6,17 g
Proteínas		48,25 g
Grasas	saturadas	14 g
	insaturadas	26,08 g
Fibra		2,3 g

MARMITAKO DE BONITO SENCILLO

El marmitako de bonito reúne ingredientes de alto contenido nutricional para el cerebro. Esta receta inspirada en la receta tradicional de marmitako se hace en poco tiempo. Se puede tomar como plato único para que el cerebro esté bien nutrido en los días de la semana.

UTENSILIOS

    1 recipiente para pelar los tomates

    1 cazuela grande para cocer el marmitako

INGREDIENTES (para 2 personas)

300 g de lomo de bonito fresco troceado en dados

2 tomates rojos sin piel (ver «Truquillos prácticos»)

1 cebolla mediana troceada

2 dientes de ajo troceados

1 pimiento rojo asado sin piel troceado

1 cucharada sopera de pulpa de ñoras

1 cucharada de café de pimentón

1 patata mediana sin piel troceada

2 cucharadas soperas de aceite de oliva

300 ml de caldo de pescado natural

Sal marina

PREPARACIÓN (tiempo estimado: 35 minutos)

En la cazuela, saltear en el aceite de oliva la cebolla y los ajos.

Cuando estén dorados, añadir los tomates troceados, la pulpa de ñora, el pimiento rojo y el pimentón.

Saltear durante 5 minutos.

A continuación, añadir la patata troceada y el caldo de pescado.

Cocer durante 15-20 minutos, hasta que la patata esté cocida pero entera.

Añadir los dados de bonito.

Mantener a fuego lento durante 3 minutos más.

Servir caliente.

245

COMPOSICIÓN NUTRICIONAL		
Energía (Kcal)	por porción	358,5
Carbohidratos		11,5 g
Proteínas		40,83 g
Grasas	saturadas	5,1 g
	insaturadas	21,98 g
Fibra		2,4 g
Otros	calcio	35 mg
	magnesio	94 mg
	fósforo	418,5 mg
	potasio	420 mg
	sodio	205 mg
Fuente de hierro, yodo y zinc.		

TACOS DE BUEY MARINADOS 👨‍🍳

La carne roja se incorpora esporádicamente en la dieta neurosaludable. Aporta proteínas, vitaminas, la B12 que escasea en vegetales, y minerales para la comunicación neuronal. Esta receta está concebida para preparar en 2 minutos la carne en su punto. El único requisito es que se debe marinar la víspera.

UTENSILIOS

    1 recipiente de conservación
    1 recipiente para el microondas
    1 cazuela pequeña
    1 molinillo de café para moler la estrella de anís
    1 rallador para rallar la cebolla y el jengibre

INGREDIENTES (para 2 personas)

Para marinar la carne

    300 g de carne roja de buey (solomillo, entrecot, redondo, babilla). Si tienes un amigo carnicero, pídele la entrécula o chuletón del carnicero. Es la pieza maestra que por ser escasa y deliciosa el carnicero se suele quedar para consumo personal
    2 cucharadas de cebolla rallada
    2 estrellas de anís molidas
    1 cucharada sopera de carne de papaya troceada finamente
    1 cucharada de jengibre rallado
    1 cucharada de café de pimentón
    1 pizca de cayena
    1 cucharada de aceite vegetal
    Sal marina y pimienta negra

Para el salteado final

    2 cucharadas de aceite de sésamo
    1 cucharada de aceite de oliva
    1 cucharada de café de semillas de sésamo tostado
    Unas gotitas de vinagre balsámico
    Sal marina y una pizca de cayena

PREPARACIÓN (tiempo estimado: 5 minutos + marinar la carne la víspera).

    El día anterior, limpiar la carne de grasa y trocear en tacos medianos.
    Añadir los ingredientes de la marinada. Mezclar bien.
    Marinar toda la noche en la nevera.
    Unos minutos antes de servir, limpiar la carne de la marinada con papel de cocina.

Colocar la carne en un recipiente. Cocinar en el microondas durante 1-1½ minuto.

Mientras, colocar en una cacerola pequeña los ingredientes para el salteado, excepto las semillas de sésamo.

Calentar a fuego fuerte durante 1 minuto (hasta que el aceite esté muy caliente pero sin humear).

Distribuir rápidamente sobre la carne.

Servir inmediatamente con las semillas de sésamo sobre la carne.

COMPOSICIÓN NUTRICIONAL		
Energía (Kcal)	por porción	420
Carbohidratos		0 g
Proteínas		30,5 g
Grasas	saturadas	9,7 g
	insaturadas	19,4 g
Fibra		0 g
Fuente de fósforo, zinc, vitaminas de grupo B (vitamina B12) y vitamina K.		

247

BACALAO HORNEADO
SOBRE LECHO DE LENTEJAS

Para esta sugerencia, las lentejas se preparan en la olla a presión con verduras y zumo de naranja. El lomo de bacalao se hornea junto con las lentejas. Si usas bacalao salado tendrás que desalarlo 24-48 horas antes. Obtendrás un plato rico en nutrientes neurosaludables y muy sabroso.

UTENSILIOS
1 bandeja de horno
1 olla a presión
1 sartén para saltear el bacalao

INGREDIENTES (para 2 personas)
1 lomo de bacalao fresco o desalado
1 taza de lentejas
2 ½ cucharadas de aceite de oliva

1 puerro troceado

1 zanahoria mondada y troceada

1 cucharada sopera de salsa de tomate natural

1 cucharada de café de semillas de cilantro machadas

1 cucharada de café de pimentón

1 cucharada de café de comino molido

Zumo y ralladura de 1 naranja

2 tazas de caldo vegetal natural

3 dientes de ajo negro troceados

1 cucharada de nata líquida

PREPARACIÓN (tiempo estimado: 35 minutos)

Precalentar el horno a 180 °C.

En la olla a presión, saltear en 2 cucharadas de aceite el puerro y la zanahoria 3-4 minutos.

Añadir las lentejas. Remover.

Incorporar el zumo de naranja, el tomate, las especias y el caldo vegetal.

Salpimentar.

Cerrar la olla y cocer a fuego medio durante 10 minutos.

En la sartén a fuego medio-alto, saltear en ½ cucharada de aceite de oliva el lomo de bacalao durante 1 minuto.

Colocar el lomo sobre 1 bandeja de horno con papel de horno.

Distribuir sobre el lomo de bacalao el ajo negro troceado.

Verter por encima la preparación de lentejas.

Por último añadir la nata líquida.

Envolver la preparación en el papel de horno.

Hornear durante 10 minutos.

Servir caliente.

248

COMPOSICIÓN NUTRICIONAL		
Energía (Kcal)	por porción	544,5
Carbohidratos		82,4 g
Proteínas		55,28 g
Grasas	saturadas	2,5 g
	insaturadas	2,14 g
Fibra		12,55 g
Fuente de calcio, hierro, yodo, vitaminas B3 y B12, y omega-3.		

Para los domingos

CHIPIRONES AL PESTO DE ALBAHACA Y GUISANTES

Los chipirones aportan beneficios para el desarrollo y mantenimiento del cerebro toda la vida. En esta receta se combinan con albahaca y guisantes para añadir antioxidantes naturales, fibra y microminerales.

UTENSILIOS

1 olla a presión
1 pelador para la piel del calabacín
1 robot culinario para la mezcla de pesto
1 cacerola para cocer el conjunto

INGREDIENTES (para 2 personas)

300 g de chipirones
50 g de albahaca fresca
1 ½ cucharada sopera de nueces molidas
1 calabacín mediano troceado en tiras
1 cucharada sopera de queso parmesano rallado
4 cucharadas de aceite de oliva
1 diente de ajo troceado
1 taza de guisantes
1 taza de caldo de pescado natural
Sal marina

249

PREPARACIÓN (tiempo estimado: 50 minutos)

En la olla a presión, cocer en agua y sal los chipirones hasta que estén blandos (aproximadamente 20 minutos).

Moler las nueces en el molinillo de café para que quede una harina.

En el robot culinario mezclar la albahaca con 3 cucharadas de aceite de oliva, el ajo, el queso y una pizca de sal.

Debe quedar la textura del pesto.

En la cacerola, dorar el calabacín en 1 cucharada de aceite de oliva durante 5 minutos.

Incorporar el pesto. Mezclar bien durante 2-3 minutos.

A continuación, añadir los chipirones cocidos junto con el caldo.

Dejar cocer durante 5 minutos.

Por último, añadir los guisantes y dejar a fuego moderado durante 5 minutos más, hasta que los guisantes tenga la textura adecuada.

Servir caliente.

COMPOSICIÓN NUTRICIONAL		
Energía (Kcal)	por porción	566,3
Carbohidratos		23,44 g
Proteínas		31,6 g
Grasas	saturadas	23,52 g
	insaturadas	43,62 g
Otros	calcio	283 mg
	hierro	2,73 mg
	magnesio	31,5 mg
	fósforo	17,3 mg
	potasio	177 mg
	sodio	628 mg
Fuente de vitamina D.		

CAZUELA DE PESCADO

Este plato contiene una gran cantidad de verduras, almejas, pescado y marisco. Todos ellos contienen nutrientes esenciales para la salud cerebral. ¡Un auténtico festival de neuroalimentos!

Necesitarás más de 1 hora de preparación, pero el tiempo invertido merece la pena. Los comensales lo disfrutarán.

UTENSILIOS

1 tijera de cocina
1 sartén grande
1 sartén pequeña
1 cazuela de barro grande y honda

INGREDIENTES (para 3-4 personas)

1 kilo de pescado variado sin espinas (mero, merluza, rape, bacalao)
200 gramos de calamar

300 gramos de almejas

1 pieza de las siguientes verduras: cebolla, calabacín, batata, mazorca de maíz, aguacate, peladas y troceadas

½ col pequeña

3 dientes de ajo troceados

Unas hebras de azafrán

½ cucharadita de granos de hinojo

2 tomates rojos sin piel (verel apartado «Truquillos prácticos»)

1 manojo de berros, de perejil y de cilantro

4 cucharadas de aceite de oliva

1 litro de caldo de pescado natural

PREPARACIÓN (tiempo estimado: 1h 15 minutos)

Limpiar el pescado y quitar la espina central. Trocear en trozos grandes.

En una sartén, marcar en el aceite el pescado y el marisco. Retirar y reservar.

En esa misma sartén, dorar el ajo y la cebolla.

Añadir el tomate pelado, la mitad del perejil y de cilantro. Dejar cocer durante 2-3 minutos.

Colocar el caldo de pescado en una cazuela. Añadir la verdura salteada. Salpimentar.

En una sartén pequeña, tostar el azafrán y los granos de comino. Incorporar al caldo.

Añadir al caldo progresivamente los siguientes ingredientes por este orden: batata, calamar y maíz; a los 5 minutos, la calabaza y 1 minuto después, el calabacín; transcurridos 3 minutos más, la col; 2 minutos después, añadir las almejas; inmediatamente después, el pescado; por último, incorporar los berros y el aguacate.

Cocer el conjunto 4-5 minutos más.

Servir caliente con el perejil y el cilantro restantes troceados.

251

COMPOSICIÓN NUTRICIONAL		
Energía (Kcal)	por porción	534
Carbohidratos		36,82 g
Proteínas		49,76 g
Grasas	saturadas	10,45 g
	insaturadas	27,98 g
Fibra		4,5 g
Otros	magnesio	127 mg
	fósforo	768,25 mg
Fuente de omega-3, vitamina D y B, yodo, potasio y zinc.		

ALBÓNDIGAS DE SEPIA Y GAMBAS EN SALSA VERDE

La sepia (choco o pota) y las gambas contienen omega-3, yodo y micronutrientes para las neuronas. En esta receta se combinan con almendras en salsa de perejil y caldo de pescado. Tienen un sabor suave a pescado y una textura cremosa para el gusto de los comensales.

UTENSILIOS

- 1 olla a presión para cocer la sepia
- 1 sartén honda para saltear
- 1 cazo para cocer las gambas
- 1 molinillo de café
- 1 robot culinario para mezclar

INGREDIENTES (para 2 personas)

- 1 sepia
- 100 g de gambas cocidas y peladas
- 150 g de almendras molidas
- 1 cucharada sopera de cacahuetes crudos molidos finamente
- 1 huevo
- ½ cebolla cortada finamente
- 2 dientes de ajo troceados
- 1 cucharada de café de jengibre fresco rallado
- 1 vaso pequeño de vino blanco seco
- 1 vaso grande de caldo de pescado natural
- 1 vaso grande de perejil fresco picado
- 1 cucharada sopera de menta (hierbabuena) fresca troceada
- 4 cucharadas de aceite de oliva
- Sal marina

PREPARACIÓN (tiempo estimado: 60 minutos)

En la olla a presión, cocer la sepia durante 25 minutos para ablandarla.

En un cazo, cocer las gambas durante 2-3 minutos hasta que estén rosadas.

En la sartén, dorar en 1 cucharada de aceite de oliva el ajo y el jengibre.

Cuando la sepia esté cocida, mezclar en un robot culinario junto con las gambas, la menta, el ajo y jengibre dorados, el huevo y una pizca de sal.

Incorporar a la mezcla la harina de almendras para espesar. Debe quedar una mezcla moldeable.

Formar las albóndigas. Reservar.

En la sartén, dorar la cebolla en 2 cucharadas de aceite de oliva.

Añadir el perejil, el vino blanco y el caldo de pescado. Cocer durante 10 minutos.

Incorporar los cacahuetes molidos.

Mezclar la preparación en un robot culinario para obtener una crema.

En la sartén, saltear las albóndigas en 1 cucharada de aceite de oliva.

Dorar por todos los lados para que no se deshagan.

Añadir la salsa verde a las albóndigas.

Cocer el conjunto durante 2-3 minutos. Servir inmediatamente.

COMPOSICIÓN NUTRICIONAL		
Energía (Kcal)	por porción	511,5
Carbohidratos		11,97 g
Proteínas		39,8 g
Grasas	saturadas	3,74 g
	insaturadas	28,39 g
Fuente de omega-3, vitamina D y E.		

COLA DE RAPE CON ALCACHOFAS, GUISANTES Y NARANJA

El rape es un pescado de carne delicada con grasas esenciales y rico en vitaminas A, B3, B9 y B12. Combina excelentemente con alcachofas y guisantes en una salsa de naranja y limón. Una sugerencia apetitosa y con una amplia gama de los nutrientes que tu cerebro necesita.

UTENSILIOS

1 cazuela de barro

1 sartén plana

INGREDIENTES (para 2 personas)

1 cola de rape de 300-400 gramos

12 corazones de alcachofas medianos

½ taza de guisantes

1 cebolla roja troceada

Piel conservada de ½ limón (ver «Truquillos prácticos»). Se puede sustituir por ralladura de
    1 limón

10 aceitunas verdes despepitadas

Unas hebras de azafrán

4 dientes de ajo troceados

2 cucharadas soperas de aceite de oliva

½ vaso de vino blanco seco

1 cucharada sopera de pulpa de pimientos choriceros

Zumo de 1 naranja

1 taza de perejil fresco troceado

Sal marina y pimienta blanca

PREPARACIÓN (tiempo estimado: 40 minutos)

En la cazuela de barro, saltear la cebolla y el ajo en 1 cucharada de aceite de oliva.

Cuando estén dorados, añadir la piel de limón, el vino blanco, el azafrán y el zumo de naranja.

Incorporar los corazones de las alcachofas. Cocer durante 5 minutos.

Mientras tanto, embadurnar la cola de rape con la pulpa de pimiento choricero.

En la sartén, saltear en el aceite de oliva la cola de rape a fuego medio-fuerte durante 1 minuto. Dar la vuelta para dorar por todos los lados.

Cortar la cola en 4 trozos e incorporar a la cazuela con el resto de ingredientes. Salpimentar.

Cocer durante 5 minutos más.

Incorporar el perejil y los guisantes.

Dejar al fuego 5 minutos.

Incorporar las aceitunas troceadas.

Cocer 2-3 minutos más.

Servir caliente.

254

COMPOSICIÓN NUTRICIONAL		
Energía (Kcal)	por porción	450
Carbohidratos		15,4 g
Proteínas		25,6 g
Grasas	saturadas	4,05 g
	insaturadas	17,4 g
Fibra		6,5 g
Fuente de vitaminas A, B3, B9, B12 y ácidos grasos esenciales.		

ATÚN EN SALSA DE VINO TINTO, HINOJO, DÁTILES Y ACEITUNAS

El atún es uno de los pescados más ricos en omega-3, perfecto para la salud del cerebro. En esta receta se combina con una salsa de toque agridulce gracias a la mezcla de tomate, vino tinto, dátiles, alcaparras, aceitunas y vinagre. La salsa es de inspiración provenzal. Además de aromática, crea un maridaje excelente con el atún. El resultado es rico en nutrientes neurosaludables.

UTENSILIOS

1 cacerola para la salsa
1 sartén plana para marcar el atún
1 bandeja de horno
1 robot culinario para mezclar la salsa

INGREDIENTES (para 2 personas)

2 medallones de atún fresco de 3 cm de grosor
1 cebolla dulce troceada finamente
2 dientes de ajo troceados finamente
1 tomate rojo troceado
2 hojas de laurel
1 cucharadita de semillas de hinojo
½ vaso de vino tinto
1 cucharada sopera de agua
¼ de cucharada de café de tomillo seco
3 dátiles sin hueso troceados
8 aceitunas verdes sin hueso troceadas
1 cucharada de café de alcaparras
1 cucharada sopera de harina de garbanzos
2 cucharadas de aceite de oliva
Sal marina y pimienta blanca

255

PREPARACIÓN (tiempo estimado: 30 minutos)

Precalentar el horno a 200 °C.
En la cacerola, dorar en 1 ½ cucharadas de aceite de oliva la cebolla y el ajo.
Cuando estén blandos, añadir el agua, el vino tinto, el hinojo, el tomillo, el laurel y el tomate. Salpimentar.
Cocer durante 10 minutos a fuego medio.
Cuando el tomate esté blando, añadir los dátiles. Cocer 2 minutos más.
Homogeneizar la mezcla en el robot culinario para que quede una crema.

Devolver a la cacerola. Añadir las alcaparras y las aceitunas.

Cocer durante 3 minutos más.

Rebozar las rodajas de atún en la harina de garbanzos. Salpimentar.

En la sartén, a fuego medio-alto, marcar con ½ cucharada de aceite de oliva el atún por ambos lados (1 minuto máximo por cada lado).

En una bandeja de horno sobre una hoja de papel para hornear, colocar una capa de la salsa.

Sobre esta, colocar las rodajas de atún. Disponer por encima el resto de la salsa.

Cerrar el papel a modo de papillote.

Hornear durante 3 minutos a 200 °C.

Servir inmediatamente.

COMPOSICIÓN NUTRICIONAL		
Energía (Kcal)	por porción	353,3
Carbohidratos		g
Proteínas		19,3 g
Grasas	saturadas	3 g
	insaturadas	14 g
Fibra		2,75 g
Fuente deomega-3, vitaminas A y B y microminerales.		

OLLA DE JUDIONES
CON COL Y AZAFRÁN

Las judías blancas son ricas en carbohidratos de asimilación lenta, microminerales y fibra que alimenta la microbiota intestinal. También en isoflavonas beneficiosas cuando hay desajustes hormonales en la mujer. Si no estás acostumbrado a comer legumbres, sírvete porciones pequeñas para que no te sienten mal. La receta incorpora comino para evitar las digestiones pesadas.

UTENSILIOS

1 olla a presión

1 sartén pequeña

1 mortero para mezclar

INGREDIENTES (para 2 personas)

1 cebolla
1 diente de ajo sin piel y troceado
1 col blanca mediana troceada
2 tazas de judías garrofón (dejar en agua el día anterior)
1 cucharada sopera de aceite de oliva
2 tazas de caldo de verduras natural
Unas hebras de azafrán
1 cucharada de café de comino entero
½ cucharada de café de pimentón
1 taza de taquitos de magro de jamón serrano (quitar el exceso de tocino)
Sal marina y pimienta al gusto

PREPARACIÓN (tiempo estimado: 30 minutos)

En una olla exprés, cocer a fuego medio en agua las judías garrofón durante 10 minutos. Si las judías son congeladas, no hace falta este paso.

Retirar del fuego y descartar el agua de cocción. Reservar las judías.

En la misma olla, saltear la cebolla con el aceite durante 3-4 minutos.

Incorporar la col. Remover y mezclar con la cebolla durante 3-4 minutos.

Agregar los judiones.

Añadir el caldo, la sal, la pimienta, la cúrcuma, el comino y los taquitos de jamón.

Tostar ligeramente el azafrán en una sartén para extraer su aroma.

Mezclar el ajo con el azafrán tostado en el mortero.

Incorporar el majado en la olla exprés junto con el resto de los ingredientes.

Cerrar la olla y cocer a fuego medio durante un máximo de 15 minutos desde que empiece a salir el vapor de la olla. Servir tibio.

257

COMPOSICIÓN NUTRICIONAL		
Energía (Kcal)	por porción	231,5
Carbohidratos		36,53 g
Proteínas		22,21 g
Grasas	saturadas	3,69 g
	insaturadas	10,28 g
Fibra		12,3 g
Fuente de microminerales y vitaminas B.		

ARROZ BOMBA Y LENTEJAS CON SETAS

El arroz y las lentejas son ricos en carbohidratos nutritivos de asimilación lenta, además de microminerales (hierro, manganeso, cobre, fósforo). Combinan muy bien con setas (colina y selenio). Así se consigue un plato sabroso y completo en nutrientes para tener la mente en plena forma.

UTENSILIOS

1 cacerola honda
1 rallador para el queso

INGREDIENTES (para 2-3 personas)

1 taza de lentejas tipo Lanzarote
1 taza de arroz bomba
2 ramas de apio troceadas
3 dientes de ajo troceados
1 zanahoria sin piel troceada
1 tomate grande troceado
1 cucharadita de tomillo seco
½ cucharadita de romero seco
100 gramos de setas variadas
3 tazas de caldo vegetal natural
½ vaso de vino blanco
2 cucharadas soperas de queso parmesano para servir
1 cucharada sopera de yogur filtrado (ver «Truquillos prácticos»)
1 cucharada sopera de aceite de oliva
1 cucharada de aceite de trufa para servir
Sal marina y pimienta blanca al gusto

258

PREPARACIÓN (tiempo estimado: 40 minutos)

En la cacerola a fuego medio, saltear en el aceite el apio y el ajo.
Cuando el ajo esté dorado, agregar la zanahoria y el tomate.
Cocinar durante 3-4 minutos.
Incorporar el vino blanco, las setas y las hierbas aromáticas. Cocer 2 minutos.
Agregar el caldo y el arroz. Remover bien y cocer a fuego medio 10 minutos.
Añadir las lentejas. Salpimentar.
Seguir cociendo sin dejar de remover 10 minutos más.
Cuando el caldo se haya consumido, añadir el yogur. Remover.
Servir caliente con aceite de trufa y espolvoreado con el queso parmesano rallado.

COMPOSICIÓN NUTRICIONAL		
Energía (Kcal)	por porción	404
Carbohidratos		65,2 g
Proteínas		26,13 g
Grasas	saturadas	2,4 g
	insaturadas	3,8 g
Fibra		9,3 g
Fuente de fibra y microminerales.		

CODORNICES CON PASAS, ACEITUNAS Y ALMENDRAS

Las codornices son ricas en vitamina A y D, microminerales (calcio, hierro, zinc, magnesio) y pobres en grasas. En esta receta se preparan en la olla a presión aderezadas con especias y acompañadas de cebollas, almendras, aceitunas y pasas. El resultado es exquisito y fácil de preparar.

259

UTENSILIOS

1 olla a presión
1 sartén grande
1 sartén pequeña
1 cuenco para mezclar
1 rebanadora para la patata

INGREDIENTES (para 2 personas)

2 cebollas troceadas en láminas
2 codornices enteras
2 cucharadas soperas de aceite de oliva
1 cucharada sopera de curry
½ cucharada sopera de comino molido
1 cucharada de café de pimentón
1 cucharada sopera de pasas sin pepitas
2 cucharadas soperas de almendras enteras tostadas sin piel
2 cucharadas soperas de aceitunas deshuesadas
1 patata pequeña cortada en rodajas finas (1 mm de espesor)
1 taza de caldo vegetal natural
Sal marina y pimienta al gusto

PREPARACIÓN (tiempo estimado: 30 minutos)

En el cuenco, mezclar las especies, sal y 1 cucharada de aceite.

Rebozar las codornices con las especias.

En la sartén grande, dorar las codornices a fuego medio-alto durante 1 minuto. Reservar.

En la misma sartén, dorar la cebolla durante 3-4 minutos.

En la sartén pequeña, tostar las almendras con una pizca de aceite con cuidado de que no se quemen.

En la olla a presión, colocar la cebolla.

Por encima, disponer las codornices.

Colocar las pasas, aceitunas y almendras.

Por último disponer las rodajas de patata sobre la preparación.

Verter el caldo vegetal.

Cerrar la olla a presión y cocer a fuego medio durante 15 minutos.

Servir caliente.

COMPOSICIÓN NUTRICIONAL		
Energía (Kcal)	por porción	593,78
Carbohidratos		36,53 g
Proteínas		34,23 g
Grasas	saturadas	4,6 g
	insaturadas	19,33 g

RAGÚ AROMÁTICO DE BUEY CON MEMBRILLOS

La carne roja combina muy bien con el membrillo, aportando aminoácidos esenciales y microminerales esenciales para el funcionamiento de las neuronas. Esta receta es muy aromática con la fragancia del membrillo combinado con la canela y el vino tinto. La carne roja se debe comer esporádicamente (1 vez cada 2-3 semanas) para una dieta neurosaludable.

UTENSILIOS

1 olla a presión

1 pelador

INGREDIENTES (para 2 personas).

300 gramos de carne de buey para estofado cortada en dados

3 cucharadas de aceite de oliva

1 cucharada de harina de trigo integral

2 cebollas medias cortadas finamente

1 taza de caldo natural de carne

½ taza de vino tinto afrutado

2 tazas de salsa de tomate al natural

2 bastoncitos de canela

½ cucharada de café de canela

3 membrillos frescos pelados y cortados en dados pequeños

2 cucharadas soperas de pasas sin pepitas

1 cucharada de café de pimentón

1 cucharada de café de comino

Sal marina y pimienta al gusto

1 cucharada sopera de zumo de limón

1 taza de perejil fresco troceado

PREPARACIÓN (tiempo estimado: 60 minutos)

En una sartén honda, dorar a fuego medio con 2 cucharadas de aceite de oliva la carne previamente rebozada en la harina hasta que esté dorada. Retirar del fuego y reservar.

En esa misma sartén, saltear la cebolla hasta que esté dorada.

Incorporar la salsa de tomate, el perejil, la canela y el resto de las especias, sal y pimienta. Cocer 5 minutos.

Añadir a continuación el caldo, el vino blanco y la carne.

Cocer a fuego moderado en la olla a presión durante 15-20 minutos.

En una sartén, dorar a fuego medio el membrillo con 1 cucharada de aceite de oliva durante 15 minutos.

Cuando el membrillo esté dorado, incorporar las pasas. Salpimentar.

Incorporar el membrillo con las pasas al ragú de carne.

Mantener a fuego suave durante 5 minutos.

Servir caliente con el zumo de limón.

COMPOSICIÓN NUTRICIONAL		
Energía (Kcal)	por porción	745
Carbohidratos		83,23 g
Proteínas		35,3 g
Grasas	saturadas	6,9 g
	insaturadas	17,92 g

CORDERO CON CASTAÑAS, VERDURAS Y ESPECIAS

La carne de cordero contiene los aminoácidos esenciales para el cerebro. Debe consumirse con moderación, ya que su contenido en grasas saturadas e insaturadas es elevado. En esta receta se combina con verduras y castañas, ricas en fibra y proteínas para que sea un plato completo. Es una delicia, pero no llenes mucho el plato.

UTENSILIOS

1 olla a presión
1 recipiente para el yogur

INGREDIENTES (para 2 personas)

300 gramos de carne de cordero cortada en dados (la víspera se puede macerar la carne con trozos de papaya desmenuzados para que esté más tierna. Ver «Truquillos prácticos»)

2 cucharadas de aceite de oliva

1 cebolla troceada

2 dientes de ajo troceados

1 cucharada de caldo natural

2 tomates rojos troceados

1 pimiento rojo troceado

1 patata pequeña sin piel troceada

200 gramos de castañas

100 gramos de coliflor

100 gramos de brécol

2 cucharadas soperas de brandy de Jerez o vino Pedro Ximénez

3 cucharadas soperas de yogur filtrado (ver «Truquillos prácticos»)

1 taza de cebollino fresco troceado

½ cucharada de café de clavo molido

½ cucharada de café de nuez moscada

1 cucharada de café de pimentón

1 cucharada de café de comino

4 estrellas de anís

Sal marina y pimienta al gusto

PREPARACIÓN (tiempo estimado: 40 minutos)

En la olla a presión, saltear en el aceite la cebolla y el ajo.
Añadir el pimiento rojo y los tomates.
Cocer durante 3-4 minutos.

Añadir el cordero (eliminar los restos de papaya) y las especias. Mantener al fuego durante 3-4 minutos.

Incorporar la patata y el vino o brandy. Cocer durante 5 minutos.

Mondar las castañas. Para ello, hacer una pequeña hendidura y calentarlas en el microondas durante 2-3 minutos.

Incorporar las castañas, el brécol, la coliflor y la cucharada de caldo al resto de ingredientes. Cocer a fuego moderado en la olla a presión durante 15-20 minutos.

Mezclar el yogur filtrado con el cebollino fresco.

Servir caliente acompañado del yogur.

COMPOSICIÓN NUTRICIONAL		
Energía (Kcal)	por porción	296,5
Carbohidratos		43,2 g
Proteínas		26 g
Grasas	saturadas	3,3 g
	insaturadas	5,3 g
Fibra		21,8 g
Rico en fibra y vitaminas B y C.		

263

Para seducir

ANTOJITOS DE PESCADO AHUMADO CON QUESO Y ARÁNDANOS

El pescado contiene nutrientes esenciales para el cerebro. Es rico en omega-3 y yodo, además de vitaminas del grupo B y D. En esta receta de inspiración peruana el pescado con lechuga, queso, remolacha, arándanos y fruta de la pasión componen un cóctel sugerente de nutrientes y antioxidantes para el bienestar de la mente.

UTENSILIOS

1 robot culinario
2 recipientes hondos para mezclar
1 sartén pequeña
1 mortero
1 paño limpio

INGREDIENTES (para 2 personas)

2 pescados ahumados, tipo trucha o arenque

4 hojas grandes de lechuga tipo *rosso* u hoja de roble

½ remolacha cocida y troceada

100 gramos de queso tipo feta

2 cucharadas soperas de yogur griego

1 cucharada de arándanos secos

200 gramos de tomatitos troceados

1 cucharada sopera de aceite de oliva

2 cucharadas soperas de cacahuetes naturales sin piel troceados

2 cucharadas soperas de mahonesa (a base de huevo y aceite, sin aditivos)

Pulpa de ½ maracuyá (fruta de la pasión)

1 cucharada de café de vino blanco seco

PREPARACIÓN (tiempo estimado: 50 minutos)

En la sartén pequeña, saltear los tomatitos con el aceite durante 10 minutos, hasta que quede una mezcla caramelizada.

Quitar del fuego y reservar.

Mezclar en un recipiente con un tenedor el queso y el yogur.

Lavar enteras las hojas de lechuga. Secar con cuidado con un paño.

Machacar en el mortero los cacahuetes naturales sin piel.

En el robot culinario, mezclar los arándanos, la remolacha, la crema de queso y los tomates caramelizados. Homogeneizar.

Incorporar los cacahuetes. Reservar.

En un recipiente hondo, mezclar la mahonesa con el vino blanco y la pulpa de maracuyá hasta que quede una crema. Reservar.

Para preparar el plato, colocar en la base de una hoja de lechuga una cucharada de la mezcla de queso y remolacha.

Extender por encima un filete del pescado ahumado.

Enrollar la hoja de lechuga.

Colocar por encima 1 cucharada de la mezcla de mahonesa y maracuyá.

Servir a temperatura ambiente.

COMPOSICIÓN NUTRICIONAL					
Energía (Kcal)	por porción	476,5	Fibra		6,8 g
Carbohidratos		25,66 g	Otros	calcio	465 mg
Proteínas		22,6 g		sodio	978,5 mg
Grasas	saturadas	21,5 g			
	insaturadas	20,18 g	Fuente de omega-3.		

LENTEJAS VERDES CON QUINOA, ZANAHORIA Y SÉSAMO 👨‍🍳

Las lentejas y la quinoa son nutrientes ricos en antioxidantes naturales para mejorar el rendimiento neuronal. El aceite de sésamo contiene sesamol, que ayuda a eliminar toxinas y metales, y es protector para las neuronas. Esta receta es ligera, nutritiva y aromática.

UTENSILIOS

- 1 cacerola a presión para cocer las lentejas
- 1 cazuela mediana para cocer la quinoa
- 1 rallador para rallar la zanahoria
- 1 sartén pequeña para dorar las semillas de sésamo
- 1 bol pequeño para preparar el aderezo de curry
- 1 ensaladera para servir

INGREDIENTES (para 2 personas)

- 1 taza grande de lentejas verdes
- 1½ tazas de quinoa
- ½ zanahoria rallada finamente
- 2 dientes de ajo negro troceados
- 2 cucharadas soperas de semillas de sésamo
- 2 cucharadas soperas de aceite de sésamo
- 1 cucharada sopera de polvo de curry
- ½ cucharada sopera de vinagre de vino blanco
- Sal marina

265

PREPARACIÓN (tiempo estimado: 20 minutos)

En la olla a presión, cocer las lentejas verdes durante 15 minutos.

En la cacerola, cocer la quinoa según las instrucciones del envase (suelen ser 5-10 minutos).

En la sartén, dorar las semillas de sésamo a fuego medio-alto durante 3-4 minutos.

En un bol, mezclar el curry con el aceite de sésamo y el vinagre.

En la ensaladera, colocar la zanahoria rallada, el ajo negro y las semillas de sésamo. Mezclar. Incorporar la quinoa y las lentejas cocidas y la sal.

Por último, añadir la vinagreta de curry.

Servir tibio.

COMPOSICIÓN NUTRICIONAL		
Energía (Kcal)	por porción	310,5
Carbohidratos		49,39 g
Proteínas		32,7 g
Grasas	saturadas	0,84 g
	insaturadas	19,35 g
Fibra		16,13 g
Otros	calcio	153 mg
	hierro	11,71 mg
	magnesio	178,5 mg
	fósforo	564,5 mg
	potasio	1.071,15 mg
	sodio	26,5 mg
	zinc	5,45 mg

Fuente de carbohidratos de asimilación lenta y vitamina A y B, hierro, zinc y resveratrol (antioxidante natural).

BROCHETA DE PULPO Y BATATA CON MOJO DE ALBAHACA Y PISTACHOS

El pulpo es rico en proteínas y bajo en calorías. Es una fuente de vitamina B12 y grasas esenciales omega-3. En esta receta se prepara en brocheta con tomate fresco y batata o yuca. Se sirve con mojo de albahaca y pistachos para completar la composición nutricional para alimentar el cerebro. Es muy apetitoso.

UTENSILIOS

1 olla a presión
1 robot culinario
1 cacerola mediana
1 sartén para saltear las brochetas
Pinchos de madera para brochetas

INGREDIENTES (para 2 personas)

1 pulpo pequeño

1 batata mediana (o yuca)

1 tomate rojo mediano

3 tazas de hojas de albahaca frescas (reservar algunas para las brochetas)

½ diente de ajo

50 g de pistachos sin sal y sin cáscara

1 taza de aceite de oliva, más ½ cucharada para saltear las brochetas

1 cucharada sopera de vinagre de Jerez

Sal marina y pimienta negra

PREPARACIÓN (tiempo estimado: 60 minutos)

En la olla a presión, cocinar el pulpo en agua con sal unos 40 minutos.

Cuando el pulpo esté tierno, trocear en tacos.

En la cacerola, cocer la batata en trozos grandes 5 minutos en agua hirviendo con sal.

Cuando esté blanda, eliminar la piel y cortar en rodajas gruesas.

Cortar el tomate rojo en rodajas gruesas cortadas en cuartos.

Colocar en 4 pinchos de madera los ingredientes en el siguiente orden: batata, pulpo, tomate, albahaca fresca. Repetir la serie hasta cubrir el pincho. Finalizar con un trozo de pulpo.

En el robot culinario, mezclar los pistachos, albahaca, ajo, sal y aceite de oliva. Triturar hasta que quede un mojo (salsa espesa).

Añadir unas gotas de vinagre y sal. Reservar.

En la sartén, saltear en ½ cucharada de aceite de oliva las brochetas, dorándolas vuelta y vuelta durante 1 minuto.

Servir inmediatamente con el mojo por encima.

267

COMPOSICIÓN NUTRICIONAL		
Energía (Kcal)	por porción	343,5
Carbohidratos		17,5 g
Proteínas		28 g
Grasas	saturadas	3 g
	insaturadas	14,4 g
Fibra		3,5 g
Fuente de hierro, fósforo, zinc y calcio. Rico en antioxidantes naturales.		

FILETES DE CABALLA
EN VINAGRETA DE DÁTILES 🎩

La caballa contiene nutrientes esenciales para el cerebro, como omega-3, vitamina B12 y calcio. Combina bien con sabores ligeramente agridulces como en esta sugerencia de vinagre de vino, dátiles y piñones. La combinación es muy apetitosa.

UTENSILIOS

1 cacerola mediana

1 sartén antiadherente

1 sartén pequeña para tostar los piñones

INGREDIENTES (para 2 personas)

2 caballas grandes en filetes sin espinas

1 cebolla troceada

3 cucharadas soperas de aceite de oliva

½ vasito de vino blanco seco

1 cucharada sopera de vinagre de vino blanco

1 bastoncillo de canela

4 hojas de laurel

1 cucharada sopera de tomate natural triturado

½ cucharada de café de hojas de tomillo fresco

6 dátiles sin hueso laminados

1 cucharada sopera de piñones

Pimienta blanca al gusto (no necesita sal. El sabor se realza por su contenido en vinagre)

PREPARACIÓN (tiempo estimado: 20 minutos).

En la cacerola, dorar en 1 cucharada de aceite la cebolla.

Añadir el vino blanco, el vinagre, la canela y el laurel. Dejar cocer 5 minutos.

Incorporar el tomate troceado, el tomillo y la pimienta.

Cocer durante 5 minutos. Reservar.

En una sartén pequeña, tostar los piñones con cuidado en ½ cucharada de aceite de oliva.

Añadir los piñones y los dátiles al resto de la salsa. Mantener caliente.

En la sartén grande, saltear a fuego medio-alto los filetes de caballa en el resto del aceite de oliva durante 1 minuto, dorándolos por ambos lados.

Bajar el fuego. Añadir la vinagreta a las caballas.

Cocer el conjunto 1-2 minutos.

Retirar las hojas de laurel y la canela.

Servir caliente.

(Nota: si se dispone de tiempo, las caballas se pueden preparar al vacío a 60 °C durante 15 minutos antes de saltearlas. Ver «Truquillos prácticos» para la cocción al vacío).

COMPOSICIÓN NUTRICIONAL		
Energía (Kcal)	por porción	376
Carbohidratos		16,7 g
Proteínas		20,3 g
Grasas	saturadas	3,9 g
	insaturadas	18,54 g
Fibra		2,25 g
Otros	calcio	61,6 mg
	hierro	15,86 mg
	sodio	522 mg
	fósforo	70 mg
Fuente de omega-3 y yodo.		

269

MEJILLONES A LA MARINERA

Los mejillones son ricos en antioxidantes naturales y yodo, para el desarrollo y mantenimiento del cerebro al envejecer. Esta receta clásica lleva además tomate, cebolla, pistachos, ajo y perejil. Muy completa en nutrientes neurosaludables.

UTENSILIOS

1 robot culinario con aspas
1 cacerola honda
1 molinillo de café para moler los pistachos

INGREDIENTES (para 2 personas)

300 gramos de mejillones frescos y limpios
1 cebolla pequeña troceada
2 dientes de ajo troceados
1 taza de vino blanco seco
3 tomates rojos sin piel troceados
1 cucharada sopera de pistachos frescos molidos
2 cucharadas soperas de aceite de oliva

1 cucharada de café de pimentón
1 taza de caldo de mejillones o de pescado
Sal marina

PREPARACIÓN (tiempo estimado: 30 minutos)

En la cacerola, dorar en el aceite la cebolla y el ajo unos minutos.

Añadir el vino blanco. Dejar cocer 5 minutos.

Añadir el tomate troceado. Dejar cocer 5 minutos.

Incorporar la sal, el perejil troceado, el pimentón y el caldo.

Cocer 3 minutos más.

Moler los pistachos con el molinillo de café para que quede una harina.

Incorporar a la salsa. Mezclar bien.

En el robot culinario, batir durante 1 minuto la salsa.

Devolver a la cazuela a fuego moderado.

Incorporar los mejillones. Mezclar con la salsa.

Dar un hervor de 2-3 minutos.

Servir caliente.

COMPOSICIÓN NUTRICIONAL		
Energía (Kcal)	por porción	352,3
Carbohidratos		9,8 g
Proteínas		19,8 g
Grasas	saturadas	5,19 g
	insaturadas	43,62 g
Fibra		4,2 g
Otros	calcio	93 mg
	hierro	9,83 mg
	fósforo	55,5 mg
	potasio	177 mg
	sodio	318,5 mg
Fuente de omega-3, yodo y antioxidantes naturales.		

PESCADO BLANCO CON SALSA DE PISTACHOS, CILANTRO Y ÑORAS

Los pistachos tienen propiedades excelentes por su alto contenido en antioxidantes y nutrientes para la actividad neuronal. En esta sugerente receta, se mezclan con cilantro, que combina a la perfección con pescado blanco, contribuyendo a crear un plato con excelentes propiedades nutritivas.

UTENSILIOS

1 robot culinario con aspas

1 sartén

1 molinillo de café para moler los pistachos

INGREDIENTES (para 2 personas)

2 filetes de pescado blanco (gallo, lenguado, merluza)

150 gramos de hojas de cilantro frescas

100 gramos de pistachos al natural

1 cucharada sopera de pulpa de pimiento tipo ñora

½ vaso de caldo de pescado natural

¼ vaso de aceite de oliva

½ cucharada de café de paprika picante

1 cucharada de café de semillas de anís o matalahúga

Zumo de ½ limón

Sal marina

271

PREPARACIÓN (tiempo estimado: 30 minutos)

Moler los pistachos en el molinillo de café.

Reservar 1 cucharada sopera para saltear el pescado.

En el robot culinario, mezclar todos los ingredientes menos el aceite de oliva y el pescado.

Mezclar para obtener una pasta homogénea.

En la sartén, saltear en el aceite de oliva el pescado durante 1 minuto.

Incorporar la pasta de pistachos y cilantro.

Mantener al fuego la mezcla durante 3-4 minutos más.

Servir caliente.

COMPOSICIÓN NUTRICIONAL		
Energía (Kcal)	por porción	376,5
Carbohidratos		11 g
Proteínas		30,81 g
Grasas	saturadas	4,13 g
	insaturadas	17,07 g
Fibra		2,4 g
Otros	calcio	38 mg
	hierro	0,98 mg
	fósforo	203 mg
	potasio	688 mg
	sodio	214 mg
Fuente de omega-3, yodo y antioxidantes naturales.		

DORADA AL HORNO CON SALSA DE FRUTAS TROPICALES

Esta receta es muy sugerente y original. Los perfumes tropicales del mango y la fruta de la pasión realzan el sabor de la carne de la dorada. Es además ligera en kilocalorías y muy nutritiva. La receta no supone mucha preparación.

UTENSILIOS

1 bandeja de horno para hornear la dorada

Papel de horno para envolver (no utilizar papel de aluminio)

1 robot culinario para preparar la mezcla

1 sartén para saltear las verduras

1 tabla y 1 cuchillo para cortar las verduras

1 bandeja grande para colocar los pescados

INGREDIENTES (para 2 personas)

2 doradas de ración, limpias y enteras

La carne de un mango maduro

1 cebolla picada finamente

1 maracuyá (fruta de la pasión)

1 cucharada de café de jengibre rallado
1 cucharada sopera de aceite de oliva
2 tazas de caldo de pescado natural
½ cucharada de café de vinagre de jerez
Pimentón picante al gusto
Albahaca fresca picada para servir

PREPARACIÓN (tiempo estimado: 35 minutos)

Precalentar el horno a 180 °C.

Envolver las doradas individualmente en papel de horno previamente salpimentadas.

Hornear durante 20 minutos.

Mientras tanto, en la sartén dorar la cebolla con el aceite de oliva.

Cuando la cebolla esté dorada, colocar en el robot culinario junto con el mango, el jengibre, la pulpa de la fruta de la pasión, el caldo de pescado, una pizca de sal marina y el pimentón picante.

Mezclar bien para que quede una crema homogénea.

Devolver la mezcla a la sartén. Mantener el horno muy suave para que se conserve caliente.
    Añadir el vinagre de jerez y mezclar.

Para servir, limpiar la espina central de la dorada y rellenar con la mezcla de mango.

Añadir por encima hojas de albahaca fresca.

Servir caliente.

273

COMPOSICIÓN NUTRICIONAL		
Energía (Kcal)	por porción	398
Carbohidratos		17,62 g
Proteínas		28,82 g
Grasas	saturadas	7,94 g
	insaturadas	20,79 g
Fibra		1,7 g
Otros	calcio	88 mg
	hierro	0,91 mg
	fósforo	31 mg
	potasio	88 mg
	sodio	852 mg
Fuente de omega-3.		

ARROZ INTEGRAL
CON CONEJO Y ALCACHOFAS

La carne de conejo es magra y rica en proteínas y vitaminas que te ayudarán a fabricar los nutrientes que las neuronas necesitan para comunicar. Combinada con alcachofas y arroz integral contribuye a alimentar los microorganismos del intestino. Así todos los cerebros del cuerpo se nutren.

UTENSILIOS

1 olla a presión

1 cazuela de barro

1 tijera de cocina para trocear el perejil

INGREDIENTES (para 2 personas)

½ conejo despiezado

1 taza de arroz integral

5 cucharadas soperas de aceite de oliva

½ pimiento verde y ½ pimiento rojo troceados

1 cebolla pequeña troceada

2 tomates rojos sin piel y troceados

200 gramos de corazones de alcachofa en cuartos

200 gramos de setas frescas troceadas

1 taza de judías verdes redondas troceadas

1 taza de perejil fresco finamente picado

2 hojas de laurel

½ cucharada de café de romero seco

1 cucharada de café de salvia seca

2 tazas de caldo vegetal (sin azúcares añadidos)

Sal marina y pimienta al gusto

Zumo de limón para servir

PREPARACIÓN (tiempo estimado: 50 minutos)

En la olla a presión, precocer el arroz integral con 2 tazas de agua y una pizca de sal. Cocer durante 15 minutos a fuego medio-alto.

Abrir la olla, colar el arroz y reservar ½ taza de caldo de la cocción.

En una sartén, saltear en 5 cucharadas de aceite de oliva los trozos de conejo hasta que esté dorado (5 minutos). Reservar

En el mismo aceite, saltear los pimientos durante 3-4 minutos.

Añadir la cebolla y el tomate troceado. Saltear 3-4 minutos.

Agregar las alcachofas. Saltear 3-4 minutos.

Añadir las judías verdes. Saltear 2-3 minutos.

Incorporar por último las setas. Saltear 2-3 minutos.

Colocar todos los ingredientes en una cazuela de barro, incluyendo las especias, el perejil y el caldo (en total, 2 ½ tazas de caldo).

Cocer 15 minutos a fuego medio-alto.

Dejar reposar unos 5 minutos.

Servir caliente rociando con un chorrito de limón por encima.

COMPOSICIÓN NUTRICIONAL		
Energía (Kcal)	por porción	539
Carbohidratos		26,2 g
Proteínas		40,93 g
Grasas	saturadas	6,01 g
	insaturadas	20,79 g
Fibra		7,2 g
Fuente de vitaminas C y D.		

HAMBURGUESAS DE PAVO CON TRUFA Y PURÉ DE CASTAÑAS

La carne de pavo (rica en microminerales, proteínas y vitamina D para el cerebro) combina con los sabores de trufas, setas y castañas. La receta sugerida es baja en calorías y rica en una batería de nutrientes óptimos para una buena mente e intelecto.

UTENSILIOS

1 recipiente para mezclar

1 cazuela para el puré de castañas

1 robot culinario para mezclar

1 sartén para las hamburguesas

INGREDIENTES (para 2 personas)

Para las hamburguesas:

300 gramos de carne de pavo triturada (para 4 hamburguesas medianas)

1 huevo

2 cucharadas soperas de harina de anacardos (ver «Truquillos prácticos»)

1 cucharada sopera de cebolla roja rallada y macerada en zumo de limón

1 cucharada sopera de perejil fresco troceado

1 trufa negra troceada finamente

2 cucharadas soperas de harina de garbanzos para rebozar las albóndigas

Sal marina y pimienta negra

1 cucharada sopera de aceite de oliva

2 cucharadas soperas de aceite de trufa negra en el momento de servir

Para el puré de castañas:

1 taza de castañas crudas, mondadas y troceadas (hacer una hendidura en la cáscara y calentar en el microondas 2-3 minutos para poder quitar la cáscara fácilmente)

1 taza de apio troceado

1 taza de cebolla roja troceada

1 manzana reineta sin piel troceada

1 cucharada de café de semillas de cilantro molidas

¼ taza de vinagre de Jerez

1 cucharada sopera de caldo vegetal

Sal marina y pimienta blanca

PREPARACIÓN (tiempo estimado: 50 minutos)

En una cazuela, colocar los ingredientes del puré de castañas.

Cocer a fuego medio durante 5 minutos.

Homogeneizar en el robot culinario. Reservar.

En un recipiente, mezclar la carne con el resto de ingredientes. Dar forma a las hamburguesas.

Rebozar en la harina de garbanzos.

Saltear las hamburguesas en una sartén antiadherente con 1 cucharada sopera de aceite de oliva hasta que estén doradas (2-3 minutos por cada lado).

Servir calientes acompañadas del puré de castañas.

Rociar por encima con el aceite de trufa.

COMPOSICIÓN NUTRICIONAL		
Energía (Kcal)	por porción	310,7
Carbohidratos		27 g
Proteínas		21,6 g
Grasas	saturadas	1,95 g
	insaturadas	8,45 g
Fibra		3,58 g
Fuente de vitaminas B3, B9 y D, y mic\nminerales (fósforo, calcio, hierro, potasio).		

SOLOMILLO DE CERDO EN SALSA DE NARANJA Y COMINO 👨‍🍳

El solomillo de cerdo es una carne magra con vitaminas del grupo B y D, microminerales y aminoácidos. Es baja en grasa. En esta sugerencia la carne se cocina al vacío de manera lenta. El solomillo queda jugoso y rosado con todo su sabor. Se sirve con una salsa ligera de cítricos.

UTENSILIOS

- 1 cacerola pequeña
- 1 exprimidor
- 1 cacerola grande y honda
- 1 termómetro de cocina
- 1 bolsa grande con cierre hermético para colocar el solomillo
- 1 medidor de volúmenes

INGREDIENTES (para 2 personas)

1 solomillo de cerdo de unos 300 gramos

Para la salsa de naranja y comino:

¼ taza (60 ml) de zumo de naranja

1 cucharada sopera de zumo de limón

1 cucharada sopera de ajo finamente troceado

1/3 taza (80 ml) de aceite de oliva

½ cucharada de café de comino molido

½ cucharada sopera de almendra cruda troceada

1 cucharada de café de vinagre de Jerez

Una pizca de sal marina y pimienta blanca

PREPARACIÓN (tiempo estimado: 45 minutos)

En la cacerola pequeña, dorar ligeramente el ajo en el aceite.

Añadir la almendra troceada. Dorar durante 2-3 minutos.

Añadir el resto de ingredientes de la salsa. Dejar cocer a fuego medio durante 2-3 minutos. Reservar manteniendo caliente.

Colocar el solomillo en la bolsa para sellar con 2 cucharadas soperas de la salsa de naranja y comino (ver instrucciones sobre cocinar al vacío en «Truquillos prácticos»).

Colocar la cacerola grande al fuego leve con abundante agua.

Cuando la temperatura alcance los 60 °C colocar el solomillo en la bolsa sellada.

Dejar cocer manteniendo esa temperatura durante 40 minutos.

Sacar el solomillo de la bolsa. Trocear en medallones de 2 cm de grosor.

Servir inmediatamente con la salsa caliente por encima.

COMPOSICIÓN NUTRICIONAL		
Energía (Kcal)	por porción	523,1
Carbohidratos		5,41 g
Proteínas		34,99 g
Grasas	saturadas	8,55 g
	insaturadas	32,46 g
Fibra		0,7 g
Otros	calcio	15,2 mg
	hierro	2,77 mg
	magnesio	38,3 mg
Fuente de vitaminas A, B, C, D, minerales y antioxidantes.		

Para quedar como un *chef*

ALCACHOFAS AL HORNO CON AJOS TIERNOS, LANGOSTINOS Y SERRANO

Los ajos tiernos son una fuente de fibra y de componentes antiinflamatorios y antioxidantes. Por su parte, las alcachofas son un alimento a incluir en nuestra dieta si queremos mantener la microbiota intestinal en forma. Contienen además ácido abscísico, que es un nutriente excelente para mejorar la salud cerebral y evitar la neuroinflamación.

UTENSILIOS

1 recipiente para hornear
1 sartén para saltear los ingredientes
1 tabla y 1 cuchillo de cocina
1 rallador para el queso parmesano

INGREDIENTES (para 2 personas)

200 g de corazones de alcachofas partidos en dos mitades
100 g de ajos tiernos
200 g de langostinos pelados

½ cucharada sopera de taquitos de jamón serrano

2 cucharadas soperas de aceite de oliva

1 cucharada sopera de piñones

1 cucharada sopera de zumo de limón

1 cucharada sopera de harina de almendras

1 cucharada sopera de queso parmesano fresco rallado

Sal marina y pimienta al gusto

PREPARACIÓN (tiempo estimado: 20 minutos)

Precalentar el horno a 160 °C.

En una sartén, saltear en el aceite de oliva los ajos tiernos y las alcachofas durante 10 minutos. Salpimentar. Remover de vez en cuando.

Incorporar los piñones, los langostinos, el jamón y el zumo de limón, y dejar en la sartén 2 minutos.

Colocar esta preparación en un recipiente de horno.

Añadir por encima el queso rallado y la harina de almendras.

Gratinar durante 3-4 minutos.

Servir caliente.

COMPOSICIÓN NUTRICIONAL		
Energía (Kcal)	por porción	493
Carbohidratos		20,44 g
Proteínas		41,6 g
Grasas	saturadas	5,01 g
	insaturadas	16,49 g
Fibra		4,7 g
Otros	calcio	228 mg
	hierro	4,8 mg
	fósforo	292 mg
	magnesio	52 mg
	potasio	693 mg
	sodio	403 mg
Fuente de ácido abscísico como antiinflamatorio natural, yodo y zinc.		

GARBANZOS PEDROSILLANO CON ESPINACAS, TOMATES SECOS Y DÁTILES

Los garbanzos pedrosillano son de textura suave pero con mucho sabor. Contienen abundante fibra y los nutrientes necesarios para las conexiones neuronales. En esta receta, la combinación de sabores con espinacas, tomates secos y especias es apetitosa y nutritiva. Si no consigues el tipo pedrosillano, puedes recurrir a otros garbanzos de pequeño tamaño.

UTENSILIOS
1 olla a presión
1 sartén pequeña
1 escurridor

INGREDIENTES (para 2 personas)
½ cebolla troceada
1 tomate rojo sin piel troceado (ver «Truquillos prácticos»)
1 taza de garbanzos pedrosillano
100 gramos de hojas de espinacas frescas
1 cucharada de café de granos de comino enteros
1 cucharada de café de granos de comino molido
2 cucharadas soperas de aceite de oliva
6 tomates secos rehidratados (rehidratar en agua caliente durante unos minutos y escurrir bien)
4 dátiles de rama troceados
Zumo de ½ limón
Sal marina

PREPARACIÓN (tiempo estimado: 40 minutos)
En la olla a presión, cocer los garbanzos en agua durante 30 minutos.
Mientras, en la sartén saltear en 1 cucharada de aceite de oliva la cebolla.
Cuando esté dorada, incorporar el tomate troceado y el comino en grano y molido.
Dejar al fuego durante 5 minutos para formar una salsa.
Cuando los garbanzos estén cocidos, sacar los garbanzos y escurrir el agua sobrante.
En la olla, colocar 1 cucharada de aceite de oliva. Saltear las espinacas durante 30 segundos.
Incorporar la salsa de tomate y los garbanzos. Mezclar durante 1 minuto.
Retirar del fuego.
Colocar la mezcla en una ensaladera.
Aderezar los garbanzos con los tomates secos, los dátiles troceados y el zumo de limón.
Servir tibio.

COMPOSICIÓN NUTRICIONAL		
Energía (Kcal)	por porción	356,1
Carbohidratos		15,78 g
Proteínas		41,6 g
Grasas	saturadas	3,18 g
	insaturadas	5,89 g
Fibra		7,1 g
Otros	calcio	87,8 mg
	hierro	3,02 mg
	fósforo	79,3 mg
	magnesio	48,85 mg
	potasio	512,4 mg
	sodio	205,5 mg
Fuente de ácido abscísico y ácido fítico.		

PUDIN DE CALABACÍN , HIERBABUENA Y SALMÓN CON CREMA DE KIWI

Esta sugerencia se prepara en el horno con calabacín rallado, hierbabuena y salmón ahumado. Se acompaña de una salsa de kiwi y albahaca. La combinación es ligera y refrescante, además de baja en grasas saturadas.

UTENSILIOS

1 molde para tartas de 16 mm de diámetro
1 molinillo de café para las avellanas
1 batidora para mezclar
1 robot culinario para rallar el calabacín
1 sartén
1 colador grande

INGREDIENTES (para 2 personas)

Para el pudin:

500 g de calabacín sin piel rallado
2 dientes de ajo rallados
1 cucharada de aceite de oliva
2 cucharadas soperas de hierbabuena fresca troceada

2 cucharadas soperas de perejil fresco troceado

3 cucharadas soperas de harina avellanas (ver «Truquillos prácticos»)

2 cucharadas soperas de nata líquida

50 g de salmón ahumado troceado

Para la salsa:

1 cebolla dulce pequeña troceada

½ cucharada sopera de aceite de oliva

2 kiwis sin piel troceados

2 cucharadas soperas de agua

Sal marina

PREPARACIÓN (tiempo estimado: 60 minutos)

Precalentar el horno a 180 °C.

Colocar el calabacín con una pizca de sal en el colador para que escurra.

Eliminar presionando el líquido del calabacín en exceso.

En la sartén, saltear en el aceite de oliva el calabacín y el ajo 3-4 minutos.

Batir los huevos firmemente con la batidora. Salpimentar.

Incorporar el yogur y la nata. Batir 1 minuto más.

Añadir las hierbas frescas y el salmón troceado. Mezclar.

Por último, incorporar la harina de avellana. Mezclar bien.

Colocar en el horno a 180 °C durante 40 minutos.

Mientras, preparar la crema de kiwi.

Saltear en la sartén la cebolla 4-5 minutos.

Incorporar los kiwis. Salpimentar.

Mantener al fuego 2 minutos más.

Añadir la albahaca. Mezclar. Retirar del fuego.

En el robot culinario, mezclar para obtener una crema homogénea.

Servir tibio con la crema de kiwi (la crema se puede pasar por un tamiz para eliminar las semillas de kiwi).

COMPOSICIÓN NUTRICIONAL		
Energía (Kcal)	por porción	423,5
Carbohidratos		22,3 g
Proteínas		17,9 g
Grasas	saturadas	4,7 g
	insaturadas	18,4 g
Fibra		4,45 g
Rico en vitaminas A, C, D y K. Rico en microminerales. Fuente de antioxidantes naturales.		

ATÚN EN SALSA DE PIMIENTO CHORICERO Y ALCAPARRONES

El atún es una fuente excelente de aceites omega-3 que el cerebro necesita para funcionar. En esta exquisita preparación, se combina con hierbas aromáticas, hortalizas y alcaparrones para que aporte todos los nutrientes para una mente saludable. El paladar también quedará satisfecho.

UTENSILIOS

- 1 sartén honda
- 1 sartén plana para saltear el atún
- 1 robot culinario para homogeneizar la salsa
- 1 molinillo de café para moler las avellanas

INGREDIENTES (para 2 personas)

- 2 rodajas de 2 centímetros de atún fresco
- ½ cebolla grande troceada
- 2 dientes de ajo troceados
- 1 hoja de laurel
- La pulpa de 4 pimientos choriceros
- 3 tomates maduros sin piel y troceados (ver «Truquillos prácticos»)
- 1 taza de vino blanco
- 1 cucharada de café de pimentón ahumado picante
- ½ cucharada de café de orégano
- ½ cucharada de café de granos de anís o matalahúga
- 2 cucharadas soperas de perejil fresco picado
- 1 cucharada sopera de alcaparrones (y 2 más para decorar)
- 2 ½ cucharadas soperas de aceite de oliva
- ½ cucharada sopera de vinagre de Jerez
- 1 cucharada sopera de harina de avellanas crudas molidas
- Sal marina

283

PREPARACIÓN (tiempo estimado: 30 minutos)

En la sartén honda, dorar la cebolla y el ajo en 2 cucharadas de aceite.

Cuando estén dorados, añadir el tomate y la pulpa de pimiento.

Cocer 5 minutos a fuego medio.

Incorporar el vino y las especias (laurel, orégano, pimentón, anís).

Dejar cocer durante 5 minutos más.

Incorporar el perejil troceado y los alcaparrones.

Colocar esta mezcla en el robot culinario, junto con la harina de avellanas.

Mezclar durante 1 minuto. Colocar de nuevo en la sartén, y cocer durante 2-3 minutos más a fuego suave.

En la sartén, dorar a fuego fuerte los trozos de atún con la ½ cucharada de aceite de oliva para que quede una costra (1 minuto vuelta y vuelta).

Colocar los trozos de atún sobre la salsa. Estofar durante 2 minutos a fuego suave.

Servir caliente.

COMPOSICIÓN NUTRICIONAL		
Energía (Kcal)	por porción	356,1
Carbohidratos		15,78 g
Proteínas		41,6 g
Grasas	saturadas	3,18 g
	insaturadas	5,89 g
Fibra		7,1 g
Rico en omega-3 y antioxidantes.		

SALMÓN A LA NARANJA SOBRE LECHO DE MENUDILLO DE JUDÍAS ROJAS

El salmón es uno de los pescados con más contenido en grasas omega-3 y te ayudará a cuidar del cerebro. Las judías rojas son ricas en vitaminas B, fibra y omega-3. Combinados, son un alimento potente para el cerebro. Esta receta es exquisita y sorprendente.

UTENSILIOS

1 bandeja de horno
1 sartén grande y 1 sartén pequeña
1 rallador para la cáscara de naranja
1 robot culinario

INGREDIENTES (para 2 personas)

2 rodajas gruesas de salmón
Ralladura y zumo de 1 naranja
300 gramos de judías rojas cocidas
1 cucharada sopera de aceitunas negras deshuesadas

2 cebollas finamente picadas

2 cucharadas de aceite de oliva

1 cucharada sopera de aceite de sésamo

5 pimientos de piquillo en tiras

1 cucharada de café de granos de comino

2 ramas de apio cortadas en rodajas finas

3 tomates rojos sin piel y troceados

½ cucharada de café de paprika picante

2 cucharadas soperas de hojas de menta (hierba huerto) troceadas

Sal marina y pimienta al gusto

PREPARACIÓN (tiempo estimado: 35 minutos)

Precalentar el horno a 160 °C.

En la sartén pequeña, dorar ½ cebolla en el aceite de sésamo.

Agregar el comino, las aceitunas, la ralladura y el zumo de ½ naranja.

Dejar reducir el jugo durante 10 minutos.

Homogeneizar en robot culinario para obtener una crema.

En la bandeja de horno, colocar sobre papel de horno las rodajas de salmón.

Distribuir por encima la crema de naranja y cebolla.

Cerrar el papel y hornear durante 15 minutos en papillote.

En la sartén grande, dorar 1 ½ cebolla con el aceite de oliva.

Añadir el apio, el tomate sin piel troceado y la ralladura y zumo de ½ naranja.

Incorporar las judías rojas. Salpimentar.

Saltear la preparación removiendo y machacando las judías durante 10 minutos.

Incorporar el paprika y los piquillos.

Cocer durante 5 minutos más.

Retirar del fuego. Añadir las hojas de menta fresca troceadas.

Para servir, extender un lecho de la mezcla de judías.

Colocar por encima una rodaja de salmón con la crema de naranja y aceitunas.

Servir caliente.

285

COMPOSICIÓN NUTRICIONAL		
Energía (Kcal)	por porción	576,5
Carbohidratos		33,28 g
Proteínas		54,91 g
Grasas	saturadas	7,97 g
	insaturadas	24,9 g
Fibra		10,55 g
Fuente de omega-3 y vitaminas B y D.		

CABALLA AL VACÍO CON ESPECIAS Y SALSA DE SÉSAMO

La caballa es rica en aceites de pescado, calcio y fósforo para la salud cerebral. La carne adquiere una textura muy agradable al vacío (ver «Truquillos prácticos»). En esta sugerencia se combina con una salsa de sésamo, rica en sesamol y perfecta para proteger las neuronas.

UTENSILIOS

- 1 cacerola grande
- 1 termómetro de cocina
- 1 medidor de volúmenes
- 1 robot culinario

INGREDIENTES (para 2 personas)

- 2 caballas en filetes sin espinas
- 1 cucharada de café de jengibre molido
- 1 mezcla de especias que contenga ½ cucharada de café de las siguientes especias: comino molido, clavo molido, nuez moscada, pimienta negra, fenugreco molido, cúrcuma, canela. Si no dispones de todas ellas, puedes hacer tu propia mezcla
- 1 cucharada sopera de aceite de oliva

Para la salsa de sésamo:

- ½ de taza de tahini
- ¼ taza de agua tibia
- 2 cucharadas de café de ajo troceado
- ½ cucharada de café de comino molido
- Una pizca de cayena
- 2 cucharadas soperas de perejil fresco troceado

PREPARACIÓN (tiempo estimado: 25 minutos)

Preparar los filetes de caballa para cocinarlas al vacío (ver «Truquillos prácticos» sobre cómo hacer el vacío en casa de manera sencilla).

En la cazuela, colocar agua abundante. Calentar hasta 60 °C con ayuda del termómetro.

Preparar la mezcla de especias. Embadurnar las caballas con la mezcla.

Colocar los filetes en las bolsas de cierre hermético para el vacío.

Cocer a 60 °C durante 15 minutos.

Mientras tanto, preparar la salsa de sésamo.

En el robot culinario, mezclar el ajo con el tahini, el comino, la sal y la cayena.

Homogeneizar para que quede una crema.

Incorporar poco a poco el agua para que adquiera la consistencia de una salsa espesa.

Añadir el perejil troceado. Mezclar.

Cuando las caballas estén cocidas, en la sartén con 1 cucharada de aceite de oliva, saltear a fuego fuerte los filetes vuelta y vuelta durante 30 segundos.

Servir inmediatamente con la salsa de sésamo.

COMPOSICIÓN NUTRICIONAL		
Energía (Kcal)	por porción	242
Carbohidratos		4,43 g
Proteínas		17,7 g
Grasas	saturadas	2,25 g
	insaturadas	11,44 g
Fibra		2,1 g
Otros	calcio	60 mg
	hierro	2,55 mg
	potasio	11 mg
	sodio	267 mg
Fuente de ácido abscísico y ácido fítico.		

287

ROLLITOS DE POLLO AL HORNO CON PISTACHOS Y GRANADA

Los pistachos son excelentes como antioxidantes para la circulación sanguínea. Contienen vitaminas del grupo B para la charla neuronal. Además son ricos en fibra para un intestino feliz. En esta receta, combinan muy bien con pollo. Procura que sea pollo de corral, alimentado libremente. Aunque sea algo más caro, tu salud lo agradecerá.

UTENSILIOS

1 bandeja de horno

1 molinillo de café

1 sartén

1 recipiente hondo para mezclar

1 cacerola pequeña

1 cuenco

INGREDIENTES (para 2 personas)

4 filetes finos de pechuga de pollo de corral

50 g de pistachos sin sal

El zumo de 1 granada (ver en el apartado «Truquillos prácticos» una forma sencilla de preparar este jugo)

Pulpa de dos tomates maduros

Media cebolla picada y macerado en zumo de limón

2 cucharadas soperas de maíz en grano cocido

½ cucharada de café de canela

½ cucharada de café de orégano

PREPARACIÓN (tiempo estimado: 35 minutos)
Precalentar el horno a 160 °C.

En un cuenco, macerar la cebolla con zumo de limón durante unos minutos. Descartar después el zumo de limón.

En una cacerola, cocer el maíz hasta que los granos estén blandos.

Desmenuzar los pistachos en el molinillo de café.

En un recipiente hondo, incorporar los pistachos con la cebolla, el zumo de granada y la pulpa de tomate. Mezclar bien.

Añadir a la mezcla las especias (orégano y canela) y el maíz.

Colocar los filetes de pollo sobre una tabla, colocar por encima la mezcla y enrollarlos con cuidado.

Colocarlos sobre la bandeja de horno y hornear durante 12-14 minutos.

Servir caliente.

COMPOSICIÓN NUTRICIONAL		
Energía (Kcal)	por porción	251,5
Carbohidratos		46,83 g
Proteínas		21,01 g
Grasas	saturadas	4,69 g
	insaturadas	7,7 g
Fibra		4,35 g
Fuente de vitamina D y antioxidantes.		

REDONDO DE PAVO A LAS FINAS HIERBAS Y TOMATES SECOS

El pavo es una carne blanca rica en proteínas, vitamina D y micronutrientes necesarios para el cerebro. En esta receta de pechuga de pavo la carne queda jugosa aderezada con hierbas frescas que le dan un toque aromático y apetitoso. Es de preparación sencilla. ¡Tendrás un éxito asegurado!

UTENSILIOS

1 tabla de cortar y 1 cuchillo de cocina
1 cacerola para cocer al vapor
1 robot culinario
1 rallador
1 cuenco

INGREDIENTES (para 2 personas)

2 pechugas de pavo enteras
150 gramos de perejil fresco
50 gramos de cebollino fresco
2 cucharadas soperas de estragón seco
3 cucharadas soperas de aceite de oliva tipo arbequina
12 tomates secos en conserva (ver «Truquillos prácticos»)
2 limones
1 diente de ajo sin piel y troceado finamente
Sal marina

PREPARACIÓN (tiempo estimado: 35 minutos)

En el robot culinario, mezclar el perejil, el estragón y el cebollino. Incorporar 2 cucharadas de aceite de oliva. Mezclar para que quede un pesto.
Hacer dos incisiones a lo largo de cada pechuga (sin llegar a separar los cortes para que no se separen los trozos).
Extender en las incisiones un poco del pesto. Reservar el resto para la salsa.
Sellar con palillos para que no se separen los trozos.
Cocer al vapor durante 20 minutos.
Mientras tanto, en un cuenco colocar el ajo con el zumo de 1 limón. Macerar durante 5 minutos.
En el robot culinario, mezclar el resto del pesto de perejil con la ralladura y zumo de 1 limón, los tomates secos troceados, la sal y 1 cucharada de aceite de oliva.
Mezclar bien.
Incorporar el ajo macerado (sin el zumo de limón de la maceración).
Homogeneizar para que quede una mezcla.

Cuando las pechugas hayan cocido, cortarlas en rodajas.

Colocarlas en un plato con la salsa de hierbas y tomates por encima.

Servir caliente (se puede acompañar de judías verdes cocidas al vapor para añadir más fibra y antioxidantes al plato).

COMPOSICIÓN NUTRICIONAL		
Energía (Kcal)	por porción	539
Carbohidratos		26,2 g
Proteínas		40,93 g
Grasas	saturadas	6,01 g
	insaturadas	20,79 g
Fibra		3,1 g
Fuente de vitamina C, D y antioxidantes.		

LOMO DE CONEJO HORNEADO CON CREMA DE APIO Y MANZANA

La carne de conejo combina bien con sabores variados. Es una carne rica en nutrientes que ayudan a fabricar los neurotransmisores de las neuronas. Esta receta es sencilla y exquisita. Puedes macerar la carne en salmuera de leche el día de antes para que quede más tierna (ver «Truquillos prácticos» para la preparación).

UTENSILIOS

1 bandeja de horno

1 sartén

1 cacerola pequeña

1 balanza de cocina

1 robot culinario

INGREDIENTES (para 2 personas)

Para adobar la carne:

1 lomo de conejo y 2 muslos cortados en medallones

2 cucharadas soperas de eneldo seco

½ cucharada sopera de romero seco

2 cucharadas soperas de salvia seca

½ cucharada de vino blanco seco

1 cucharada sopera de aceite de oliva

Para la crema de apio y manzana:

175 g de apio troceados

95 g de manzana sin piel troceada

250 ml de leche de almendras

½ cucharadita de nuez moscada

½ cucharada sopera de crema líquida

1 cucharadita de café de vinagre de vino blanco

1 cucharada sopera de pepitas de calabaza tostadas

Sal marina y pimienta blanca

PREPARACIÓN (tiempo estimado: 30 minutos)

Unas horas antes, colocar la carne de conejo en la salmuera de leche preparada como se indica en «Truquillos prácticos».

Precalentar el horno a 180 °C.

En una cacerola, cocer a fuego medio el apio, la manzana, la leche de almendras, una pizca de sal y la nuez moscada.

Apagar el fuego cuando se haya reducido la leche y el apio esté blando.

Mezclar en el robot culinario para que quede una crema.

Incorporar la nata líquida. Mezclar.

Añadir el vinagre de vino. Reservar.

Sacar la carne de la salmuera. Secarla con papel de cocina.

Mezclar las hierbas aromáticas con la cucharada de aceite de oliva.

Embadurnar la carne con las hierbas.

En una sartén a fuego medio-alto, dorar los trozos de carne durante 1 minuto.

Colocar la carne junto con el vino blanco sobre una bandeja de horno cubierta con papel de horno.

Envolver en la hoja de papel de horno.

Hornear en papillote 12-15 minutos.

Servir caliente, con la crema de apio-manzana y las pepitas de calabaza.

COMPOSICIÓN NUTRICIONAL		
Energía (Kcal)	por porción	316
Carbohidratos		24,36 g
Proteínas		27,58 g
Grasas	saturadas	3,27 g
	insaturadas	10,73 g
Fibra		4,6 g
Fuente de minerales y antioxidantes.		

MAGRET DE PATO CON SALSA DE FRUTOS DEL BOSQUE Y MANDARINA

El magret de pato es la pechuga, es decir, la parte magra rica en proteínas y vitaminas A y B. La grasa altamente saturada está en el exterior (como aislante térmico), y por lo tanto no se integra en la carne. En esta sugerencia se toma con una salsa de frutos del bosque con muchas propiedades antioxidantes y nutritivas. Es exquisita.

UTENSILIOS

1 bandeja de horno
1 sartén (de hierro de preferencia)
1 cacerola
1 robot culinario
1 colador grande

INGREDIENTES (para 2 personas)

1 magret de pato (de 300-350 g)

Para la salsa:

1 puerro pequeño troceado

½ cucharada de mantequilla sin sal
1 ½ tazas de frutos rojos variados (mora, fresa, frambuesa, arándano, grosella roja, grosella negra)
1 taza de caldo de pollo natural
½ taza de zumo de mandarina
½ cucharada sopera de reducción de vinagre balsámico
1 cucharada sopera de hierbabuena fresca troceada
1 cucharada sopera de vino tinto
Sal marina y pimienta blanca

PREPARACIÓN (tiempo estimado: 30 minutos)

Precalentar el horno a 200 °C.
En una cacerola, dorar en la mantequilla el puerro 3-4 minutos.
Añadir los frutos rojos variados, el vino, el caldo, el zumo de mandarina.
Cocer a fuego medio durante 10 minutos.
Homogeneizar en el robot culinario.
Filtrar por un colador para eliminar las semillas.
Devolver a la cacerola. Añadir la reducción de vinagre. Salpimentar.
Añadir la hierbabuena troceada.
Remover. Mantener a fuego leve.
Hacer unos cortes a modo de cuadrícula en la grasa del pato (sin dañar la parte magra de la carne).

Calentar la sartén de hierro a fuego alto (sin aceite). Colocar el pato con la grasa hacia abajo. Dorar durante 1 minuto.

Dar la vuelta para dorar el lado de la carne durante 30 segundos.

Colocar el magret en la bandeja de horno. Cubrir con papel de horno.

Hornear durante 5 minutos a 180 °C.

Retirar del horno. Cortar el magret en rodajas de unos 2 mm de grosor.

Disponer sobre un plato. Distribuir la salsa de frutos del bosque por encima.

Servir inmediatamente (calentar el plato de servir en el microondas durante 1 minuto antes de colocar el pato, para que la carne no se enfríe).

COMPOSICIÓN NUTRICIONAL		
Energía (Kcal)	por porción	403
Carbohidratos		41,9 g
Proteínas		34,25 g
Grasas	saturadas	3,83 g
	insaturadas	5,61 g
Fibra		9,75 g
Fuente de vitaminas A, C, B3, B9 y B 12, microminerales y antioxidantes naturales. Los arándanos se consideran uno de los superalimentos para el cerebro.		

293

PLATOS ELABORADOS POR LOS COCINEROS JÚNIOR

VEGUISPAGUETIS TRICOLORES

En el apartado «Truquillos prácticos» hemos hablado de que los vegetales llamativos con forma de espagueti son una alternativa muy neurosaludable. En esta sugerencia se combinan tres colores de verduras: la zanahoria, la remolacha y el calabacín. Se acompaña de una salsa inspirada en la carbonara que suele gustar a los más pequeños.

UTENSILIOS

1 pelador

1 cacerola pequeña

1 espiralizador (ver espaguetis neurosaludables en «Truquillos prácticos»)

1 molinillo de café

1 ensaladera

INGREDIENTES (para 2 personas)

Un calabacín sin piel

Una zanahoria grande sin piel

Una remolacha fresca sin piel

2 dientes de ajo picados

2 cucharadas soperas de yogur natural tipo griego

1 cucharada sopera de nata líquida para cocinar

1 cucharada de café de orégano seco

2 cucharadas soperas de taquitos de jamón (quitar el tocino)

½ cucharada sopera de harina de almendra (almendras crudas sin piel muy molidas con un molinillo de café)

½ cucharada sopera de mantequilla sin sal

Queso parmesano rallado para servir. Es preferible comprar el queso entero y rallarlo en casa. Muchos quesos previamente rallados y envasados contienen azúcar y otros ingredientes poco deseados)

Sal marina al gusto (con moderación)

PREPARACIÓN (tiempo estimado: 25 minutos)

Con ayuda del espiralizador, crear los espaguetis de las tres verduras. Colocarlas en una ensaladera honda.

En una cacerola pequeña, calentar la mantequilla y dorar el ajo. A continuación, incorporar los taquitos de jamón y el orégano.

Cocer a fuego medio 2 minutos.

Apagar el fuego. Añadir el yogur y la nata. Mezclar bien.

Añadir a continuación las almendras molidas. Remover.

Colocar la salsa en caliente sobre los veguispaguetis.

Servir inmediatamente. Espolvorear con parmesano rallado.

COMPOSICIÓN NUTRICIONAL					
Energía (Kcal)	por porción	185,6	Fibra		2,34 g
Carbohidratos		10,45 g	Otros	calcio	198,5 mg
Proteínas		14,01 g		hierro	0,77 mg
Grasas	saturadas	4,7 g		fósforo	20 mg
	insaturadas	4,02 g		magnesio	10,5 mg
Fuente de vitaminas A, B y C.					

CREMA DE VERDURAS
CON LAS CARAS DE LA LUNA 👨‍🍳

Una sugerencia de combinación de verduras que contiene gran cantidad de fibra, vitaminas, antioxidantes y carbohidratos de asimilación lenta para una cabeza saludable. Una es de remolacha con manzana. La otra de coliflor con batata (rica en ácido abscísico para proteger las neuronas).

UTENSILIOS

1 pelador para las verduras

2 cacerolas pequeñas para preparar las cremas

1 robot culinario para homogeneizar

INGREDIENTES (para 2 personas)

Para la crema de remolacha:

2 remolachas horneadas, sin piel y troceadas

1 puerro pequeño

1 manzana roja pelada y troceada

1 cucharada sopera de crema de queso (tipo requesón)

2 vasos de caldo vegetal natural

½ cucharada de café de orégano

½ cucharada sopera de mantequilla

Sal marina

Para la crema de coliflor:

300 gramos de coliflor cocida

1 puerro pequeño

1 cucharada sopera de aceite de oliva

100 gramos de batata sin piel y troceada

2 ½ tazas de caldo vegetal natural

½ cucharada de café de curry

Sal marina

PREPARACIÓN (tiempo estimado: 25 minutos)

Para la crema de remolacha:

En la cazuela, saltear el puerro con la mantequilla a fuego medio.

Incorporar la manzana.

Dejar al fuego durante 3-4 minutos.

Añadir las remolachas.

Cocinar durante 2 minutos más.

295

Añadir el caldo, la crema de queso y la sal. Remover y retirar del fuego.

Mezclar en el robot culinario.

Servir caliente.

Para la crema de coliflor:

En la cazuela, saltear el puerro con el aceite a fuego medio.

Incorporar la batata.

Dejar al fuego durante 5 minutos.

Añadir la coliflor, el caldo vegetal, el curry y la sal.

Cocinar durante 10 minutos hasta que la coliflor se ablande.

Añadir la crema de queso y la sal. Remover y retirar del fuego.

Mezclar en el robot culinario.

Servir caliente acompañado de la crema de remolacha.

Nota: se puede acompañar de rodajas de verdura crujientes. Para ello, las verduras se cortan en rodajas y se doran en el horno a 160 °C con una pizca de aceite de oliva.

COMPOSICIÓN NUTRICIONAL		
Energía (Kcal)	por porción	212
Carbohidratos		62,9 g
Proteínas		8,1 g
Grasas	saturadas	2,5 g
	insaturadas	2,3 g
Fibra		14,1 g
Otros	calcio	162,5 mg
	magnesio	109 mg
Fuente de vitaminas A, B, C y antioxidantes naturales.		

TORTA DE TOMATE, ATÚN Y QUESO

Esta torta (o pizza) está preparada con harina de garbanzo, lo cual mejora la calidad nutricional del plato. Además contiene atún, aceitunas y semillas de girasol, que aportan grasas omega. Un plato muy neurosaludable para el gusto infantil.

UTENSILIOS

1 sartén pequeña
1 plancha de horno
1 rallador de queso
1 ensaladera
1 balanza de cocina
1 colador
1 rodillo de cocina

INGREDIENTES (para 4 personas)

100 gramos de harina de garbanzos
100 gramos de harina integral de grano entero
1 taza de agua tibia
1 pimiento rojo troceado
1 lata grande de atún en aceite de oliva (eliminar el aceite)
1 cucharada de café de orégano seco
2 cucharadas soperas de tomate troceado sin piel
2 tomates rojos cortados en rodajas finas
1 taza de queso de cabra rallado
1 cucharada sopera de pepitas de girasol
1 cucharada sopera de aceitunas negras sin hueso en rodajas finas
½ cucharada de aceite de oliva

PREPARACIÓN (tiempo estimado: 40 minutos)

Precalentar el horno a 180 °C.
Trocear los tomates en rodajas y colocarlos en un colador para que escurran.
En una sartén pequeña, saltear en el aceite de oliva el pimiento rojo hasta que esté blando. Reservar el aceite para incorporarlo a la masa de la pizza.
En un recipiente hondo colocar las harinas con una pizca de sal. Añadir la taza de agua y mezclar muy bien.
A continuación, añadir el aceite sobrante del salteador de pimientos.
Trabajar bien la masa para que quede homogénea y un poco pegajosa.
Extenderla para que quede fina y colocarla en una bandeja de horno.
Hornear durante 10 minutos a 180 °C.

Transcurrido ese tiempo, colocar por encima los ingredientes en el siguiente orden:
- los pimientos rojos
- el tomate troceado
- las rodajas de tomate
- el orégano
- el atún
- las semillas de girasol y las aceitunas
- el queso

Hornear durante 12 minutos más. Servir inmediatamente.

COMPOSICIÓN NUTRICIONAL		
Energía (Kcal)	por porción	327,5
Carbohidratos		34,759 g
Proteínas		19,08 g
Grasas	saturadas	2,47 g
	insaturadas	7,2 g
Fibra		5,9 g
Otros	calcio	84,75 mg
	hierro	2,45 mg
	fósforo	127,7 mg
Fuente de selenio y vitaminas B, C y D.		

PASTEL DE *RATATUILLE* GRATINADO

Este pastel se hace con muchas verduras tipo *ratatuille* (o pisto) que aportan micronutrientes, fibra y vitaminas. Se termina en el horno y queda muy jugoso.

UTENSILIOS
1 sartén grande
1 bol pequeño
1 bol mediano y 1 robot con aspas
1 recipiente de horno alargado
1 rallador para el queso

INGREDIENTES (para 4 personas)

100 gramos de pan de masa madre

1 cucharada sopera de leche de almendra

3 cucharadas soperas de aceite de oliva

1 berenjena sin piel finamente troceada

1 calabacín sin piel finamente troceado

1 puerro finamente troceado

1 pimiento rojo finamente troceado

2 tomates sin piel troceados (ver «Truquillos prácticos»)

3 huevos batidos

½ vasito de nata líquida

1 cucharada sopera de hierbas aromáticas (tomillo y orégano)

Sal marina

2 cucharadas soperas de queso parmesano rallado

PREPARACIÓN (tiempo estimado: 40 minutos)

Precalentar el horno a 180 °C.

En un bol, mezclar el pan con la leche de almendras.

En la sartén, saltear en el aceite las verduras troceadas durante 15 minutos.

Retirar del fuego y añadir las hierbas aromáticas.

En un bol mediano, batir los huevos a punto fuerte.

Incorporar la nata y mezclar bien.

En el recipiente de horno, colocar las verduras junto con el pan mojado.

Colocar por encima la mezcla de huevo y nata.

Espolvorear con el queso parmesano rallado.

Hornear durante 20 minutos.

Servir caliente.

COMPOSICIÓN NUTRICIONAL					
Energía (Kcal)	por porción	293,3	Fibra		2,3 g
Carbohidratos		17,35 g	Otros	calcio	176,9 mg
Proteínas		12,16 g		hierro	1,9 mg
Grasas	saturadas	6,7 g		fósforo	165 mg
	insaturadas	10,95 g		potasio	341 mg
Fuente de vitaminas A, B y D.				magnesio	34,77 mg

TORTILLA ESPAÑOLA DE BROTES FRESCOS

La tortilla española triunfa allá donde va. Para que sea más neurosaludable es conveniente incorporar más fibra y micronutrientes. ¿Por qué no añadir brotes germinados y hojas frescas para que sea una comida perfecta? Esta tortilla de brotes es muy agradable y nutritiva.

UTENSILIOS

1 sartén honda
1 tapadera plana
1 recipiente hondo y una batidora con aspas.

INGREDIENTES (para 4 personas)

5 huevos frescos (de la mejor calidad que consigas)
1 patata mediana pelada y cortada en taquitos pequeños
1 pimiento verte cortado en trocitos pequeños
1 taza de brotes de mezcla de judías adzuki, soja y lentejas (ver apartado en «Truquillos prácticos»)
1 taza grande de brotes de ajo tiernos
1 cucharada sopera de maíz en grano
½ cucharada sopera de aceitunas negras sin hueso cortadas en rodajas finas
1 taza de espinacas frescas
1 taza de perejil fresco picado
3 cucharadas soperas de aceite de oliva
Una pizca de sal

PREPARACIÓN (tiempo estimado: 30 minutos)

En una sartén honda antiadherente, saltear el pimiento y la patata en el aceite de oliva hasta que estén ablandados (3-4 minutos).
Añadir los ajos tiernos y el maíz. Remover (3-4 minutos).
Añadir el resto de ingredientes excepto los huevos. Mantener a fuego medio 5 minutos más. Reservar.
En un recipiente hondo, batir los huevos con la batidora de aspas para que quede una emulsión.
Añadir los ingredientes a los huevos y mezclar bien.
En la sartén antiadherente, cuajar la tortilla a fuego medio, volteando a mitad de la cocción para que quede dorada por ambos lados.
Servir tibia.

COMPOSICIÓN NUTRICIONAL		
Energía (Kcal)	por porción	427,5
Carbohidratos		48,03 g
Proteínas		21,2 g
Grasas	saturadas	2,27 g
	insaturadas	12,35 g
Fibra		8,27 g
Otros	calcio	159,3 mg
	hierro	0,9 mg
	fósforo	379,5 mg
	potasio	1.020,4 mg
	magnesio	96,02 mg
Fuente de vitaminas A, B y D. Rico en fibra.		

CRÊPES DE ESPINACAS Y ARÁNDANOS

Las espinacas y los arándanos combinados contienen abundantes nutrientes para el cerebro en desarrollo. En esta receta se prepara un salteado de la espinaca sobre una *crêpe* elaborada a base de harina de arroz. Hay que tener cuidado al darle la vuelta ya que no contiene apenas gluten y es más frágil.

UTENSILIOS

1 sartén plana antiadherente para las *crêpes*
1 sartén mediana
1 robot culinario
1 balanza de cocina y un medidor de volúmenes

INGREDIENTES (para 2 personas)

Para las *crêpes*:

100 gramos de harina de arroz
25 gramos de harina integral de trigo
2 huevos
½ cucharada de aceite vegetal
375 ml de leche de avena
1 pizca de sal marina
1 pizca de mantequilla para dorar las *crêpes*

Para las espinacas:

300 gramos de espinacas frescas

1 cebolla pequeña troceada finamente

2 cucharadas soperas de aceite de oliva

1 cucharada sopera de arándanos rojos secos

1 cucharada sopera de piñones

2 cucharadas soperas de taquitos de queso de cabra fresco (tipo feta)

Sal marina y pimienta negra al gusto

PREPARACIÓN (tiempo estimado: 20 minutos)

Para preparar las espinacas:

En la sartén, saltear en el aceite la cebolla hasta que esté dorada.

Añadir los piñones y los arándanos, dejar al fuego 3 minutos más.

Incorporar la espinaca. Salpimentar. Dejar al fuego durante 2 minutos.

Añadir los taquitos de queso. Remover. Saltear durante 2 minutos.

Apagar el fuego y reservar en caliente.

Para la masa de las *crêpes*:

En el robot culinario, mezclar todos los ingredientes.

Homogeneizar para que quede una crema líquida.

En la sartén para las *crêpes*, colocar una pizca de mantequilla.

Cuando la sartén esté caliente, cubrir la sartén con una capa fina y homogénea de la masa de *crêpes*.

Dorar al fuego durante 1 minuto.

Dar la vuelta con mucho cuidado de que no se desgarre.

Dorar por el otro lado.

Continuar el mismo procedimiento con el resto de la masa.

Colocar por encima la mezcla de espinacas para que cubra las *crêpes*.

Servir inmediatamente.

COMPOSICIÓN NUTRICIONAL		
Energía (Kcal)	por porción	427,5
Carbohidratos		48,03 g
Proteínas		21,2 g
Grasas	saturadas	2,27 g
	insaturadas	12,35 g
Fibra		8,27 g
Fuente de vitaminas A, B y D. Rico en fibra.		

CROQUETAS VARIADAS SIN BECHAMEL

Las croquetas son muy versátiles y suelen gustar mucho. Se puede mejorar la calidad nutricional para el cerebro haciendo la bechamel con harina de garbanzos o de anacardos y yogur filtrado (ver «Truquillos prácticos» para preparar harina de frutos secos y filtrar yogur). Las croquetas con harina de garbanzo quedarán menos grasientas. Las sugerencias son croquetas de bacalao y de champiñones con berberechos.

UTENSILIOS

1 sartén honda antiadherente
1 sartén pequeña
2 recipientes hondos
1 cazo
1 molinillo de café
1 recipiente hondo y un brazo de mortero
2 platos hondos
1 bandeja o plato llano grande

INGREDIENTES (para 6 personas)

2 patatas medianas peladas y troceadas
3 cucharadas soperas de yogur filtrado
½ cucharada de café de nuez moscada
2 cucharadas soperas de avellanas en trocitos pequeños
1 cucharada sopera de harina de anacardo
3 dientes de ajo picados finamente
1 cebolla pequeña picada finamente
1 lata de berberechos de tamaño pequeño (escurrir el jugo)
5 champiñones grandes troceados
150 gramos de bacalao en su punto de sal troceado
4 pimientos de piquillo troceados
1 cucharada sopera de aceitunas verdes sin hueso troceadas
½ tomate rojo pelado y troceado
6 cucharadas soperas de aceite de oliva
½ cucharada sopera de vinagre de vino blanco
Sal marina y pimienta blanca al gusto
Para rebozar las croquetas: 2 huevos frescos y 3 cucharadas soperas de harina de garbanzo

303

PREPARACIÓN (tiempo estimado: 50 minutos)

Para preparar la base tipo bechamel:

Cocer las patatas en un cazo con agua hasta que estén blandas. Escurrir el agua.

Machacarlas con un brazo de mortero para que quede un puré.

Añadir sal marina y nuez moscada.

Cuando el puré se haya enfriado, incorporar el yogur filtrado.

Mezclar bien para que quede una crema.

Por último, añadir la harina de anacardo para que quede una textura tipo de bechamel.

Dividir en dos partes en sendos recipientes hondos.

Para el relleno de champiñones con berberechos:

En una sartén pequeña, dorar la cebolla en 1 cucharada de aceite de oliva.

Incorporar los champiñones troceados. Cocer durante 5 minutos.

Incorporar las avellanas troceadas. Saltear durante 3-4 minutos.

Por último, añadir los berberechos y la sal y la pimienta. Reservar.

Para el relleno de bacalao:

En una sartén pequeña, dorar el ajo en 1 cucharada de aceite de oliva.

Añadir el ½ tomate troceado. Saltear durante 5 minutos.

Incorporar el bacalao troceado. Cocer durante 5 minutos.

Añadir los pimientos de piquillo y las aceitunas.

Mezclar bien y dejar al fuego 3 minutos más.

Por último, añadir el vinagre de vino. Mezclar y enfriar la preparación.

Para preparar las croquetas:

Mezclar cada uno de los rellenos por separado con la mitad de la bechamel.

En un plato hondo, batir los huevos con una pizca de sal.

En otro plato hondo colocar la harina de garbanzos.

Dar la forma a las croquetas.

Rebozar en harina de garbanzos, después en un huevo batido, y por último de nuevo en harina de garbanzos.

Para saltearlas, en una sartén honda dorar las croquetas en las 4 cucharadas de aceite de oliva restantes.

Comer tibias (una vez preparadas, también se pueden congelar).

COMPOSICIÓN NUTRICIONAL					
Energía (Kcal)	por porción	243,12	Otros	calcio	74 mg
Carbohidratos		9,74g		hierro	1,66 mg
Proteínas		10,88 g		fósforo	20,8 mg
Grasas	saturadas	2,56 g		magnesio	96,02 mg
	insaturadas	14,28 g		sodio	1,95 g
Fibra		2,08 g		zinc	1,41 mg
Fuente de vitaminas A, B, C y D. Rico en microminerales, selenio y colina.					

PASTELITOS DE CUSCÚS Y SARDINAS

Las sardinas son una fuente excelente de ácidos grasos esenciales para el cerebro en desarrollo. Estos pastelitos son de fácil elaboración y encantarán a todos los paladares, incluso de los más pequeños de la casa.

UTENSILIOS

1 cacerola

1 cuenco

1 recipiente hondo

1 sartén amplia

1 plato hondo

INGREDIENTES (para 2 personas)

1 taza de cuscús (preparado según las instrucciones del fabricante)

200 g de sardinas en aceite sin conservantes

Unas ramas de cebollino cortadas en trocitos

2 dientes de ajo finamente picados

½ cucharada sopera de aceite de oliva

Ralladura de ½ limón

Zumo de 1 limón

½ cucharada de café de pimentón (ahumado o picante, al gusto)

1 cucharada de café de comino molido

1 cucharada sopera de semillas de sésamo tostadas

3 huevos

2 cucharadas soperas de aceite de oliva para saltear los pastelitos

Unas ramitas de cilantro fresco picado

Una pizca de sal

305

PREPARACIÓN (tiempo estimado: 30 minutos+ 10 minutos en nevera)

Preparar el cuscús en agua caliente siguiendo las instrucciones del fabricante.

Añadir la ralladura y el zumo de limón, y mezclar bien.

En una sartén pequeña, saltear en el aceite el ajo para que se dore al cuscús.

Retirar del fuego e incorporar al cuscús.

Trocear las sardinas y añadirlas al cuscús, junto con el resto de ingredientes (excepto los huevos).

Batir los huevos ligeramente.

Incorporarlos a la mezcla anterior, y mezclar con el resto de ingredientes.

Con un pequeño molde dar forma a los pastelitos (salen 6-8).

Deja enfriar en nevera entre 10-15 minutos para que cojan forma.

Saltearlos con las 2 cucharadas de aceite hasta que estén dorados.

Servir calientes.

COMPOSICIÓN NUTRICIONAL		
Energía (Kcal)	por porción	424,5
Carbohidratos		15,68 g
Proteínas		19,3 g
Grasas	saturadas	3,75 g
	insaturadas	10,43 g
Fibra		0,9 g
Otros	calcio	291 mg
	hierro	2,5 mg
	fósforo	173,5 mg
	magnesio	26 mg
	zinc	1,01 mg
Fuente de vitamina D y omega-3 para el cerebro en desarrollo.		

FRIJOLES REFRITOS CON SETAS Y BERENJENAS

Las judías rojas son una fuente excelente de carbohidratos de asimilación lenta, microminerales y otros nutrientes para las neuronas. Esta receta es de inspiración mexicana pero con un toque oriental en el sabor. Se puede acompañar de panecillos de harina de arroz muy fáciles de hacer.

UTENSILIOS

1 sartén honda
1 bol
1 robot culinario para la mezcla
1 bandeja de horno para hornear los panecillos
1 bol

INGREDIENTES (para 2 personas)

Para los panecillos:

3 tazas de harina de arroz; ¼ taza de semillas de linaza; ½ cucharada sopera de aceite de oliva; 1 cucharada sopera de levadura o bicarbonato; ¼ litro de agua tibia; 1 pizca de sal

Para los frijoles:

200 gramos de judías rojas cocidas

1 berenjena sin piel y troceada

½ cebolla troceada

1 cucharada de café de jengibre fresco troceado

8-10 setas chinas secas (rehidratar en agua tibia durante 15 minutos)

1 pimiento rojo asado sin piel

1 cucharada sopera de salsa de soja

PREPARACIÓN (tiempo estimado: 30 minutos; 60 minutos para los panecillos)

Precalentar el horno a 180 °C.

Poner las semillas de linaza en el ¼ litro de agua tibia durante 15 minutos.

Rehidratar las setas en agua tibia durante 15 minutos.

Para los panecillos:

Mezclar el resto de ingredientes con las semillas de linaza en agua.

Amasar. Debe quedar una masa pegajosa pero densa.

Dar la forma de bollitos de pan de 2-3 cm de grosor.

Hornear durante 30 minutos a 180 °C.

Para los frijoles:

En la sartén, saltear en el aceite la berenjena, el jengibre y la cebolla hasta que estén blandos.

Añadir la salsa de soja. Mezclar.

Incorporar el pimiento asado y las setas. Saltear durante 5 minutos.

Añadir las judías rojas. Remover en la sartén aplastándolas con un tenedor.

Apagar el fuego.

Batir la mezcla en el robot culinario hasta que quede la consistencia de un puré.

Servir caliente acompañado de los panecillos.

En el momento de servir, se pueden añadir unas gotitas de vinagre de vino blanco.

307

COMPOSICIÓN NUTRICIONAL		
Energía (Kcal)	por porción	402
Carbohidratos		61,23 g
Proteínas		19,73 g
Grasas	saturadas	0,8 g
	insaturadas	5,01 g
Fibra		11,9 g
Rico en vitaminas A y B, selenio y colina.		

JAMONCITOS DE POLLO
CON JENGIBRE, SOJA Y LIMÓN 👨‍🍳

Deliciosos jamoncitos de pollo que contienen vitamina A y D, con jengibre (potente antioxidante y antiinflamatorio) y salsa de soja (la soja contiene fitoestrógenos que protegen las neuronas). Los jamoncitos se adoban previamente y se hornean. Se pueden aderezar el día anterior y conservar en la nevera.

UTENSILIOS
1 rallador
1 tijera de cocina
1 recipiente hondo
1 bandeja de horno

INGREDIENTES (para 2 personas)
½ kilo de jamoncitos de pollo
2 dientes de ajo rallados
½ cucharada sopera de jengibre fresco rallado
2 cucharadas soperas de salsa de soja
El zumo de ½ limón
1 cucharada sopera de miel
½ cucharada sopera de aceite de oliva

308

PREPARACIÓN (tiempo estimado: 30 minutos)
Precalentar el horno a 180 °C.
Limpiar bien los jamoncitos de pollo del exceso de piel y grasa.
En un recipiente hondo, mezclar la soja con el limón, la miel, el aceite, el jengibre y el ajo rallados.
Incorporar los jamones y embadurnarlos bien con esta preparación.
Colocarlos en una placa de horno y hornear a 180 °C durante 20 minutos. Transcurridos los primeros 10 minutos conviene darles la vuelta para que se dore por los dos lados.
Servir tibios (se puede acompañar de cuscús).

COMPOSICIÓN NUTRICIONAL					
Energía (Kcal)	por porción	354,5	Otros	calcio	16 mg
Carbohidratos		15,55 g		hierro	0,6 mg
Proteínas		17,8 g		fósforo	35,5 mg
Grasas	saturadas	9 g		magnesio	124 mg
	insaturadas	22,17 g		sodio	1,07 g
Fibra		0,4 g		zinc	0,45 mg
Fuente de vitamina D y microminerales.					

POSTRES NEUROSALUDABLES

GELATINA ACUARIO DE FRUTAS

A los pequeños de la casa les suelen gustar las gelatinas de colores. Se pueden preparar en casa con zumos de frutas naturales para que sean más nutritivas y saludables, añadiendo trocitos de fruta como si fuera un acuario frutal. Resulta atractivo y divertido.

UTENSILIOS

1 plato hondo
1 microondas
2 recipientes tipo ramequín

INGREDIENTES (para 2 personas)

6 hojas de gelatina neutra
1 ½ tazas de zumo de uva natural (o de zumo de higo chumbo si se tiene acceso)
3 cucharadas soperas de una mezcla de las siguientes frutas: piña natural, mango, fresas, arándanos, frambuesas, moras, etcétera, al gusto.

PREPARACIÓN (tiempo estimado: 15 minutos; además, hacen falta 2 horas para enfriar el postre)

En un plato hondo, colocar las hojas de gelatina y dejar hidratar en agua fría unos minutos.
Cuando estén hidratadas, retirar el agua, incorporar una cucharada del zumo de fruta y calentar en microondas durante unos segundos. De esta manera, la gelatina quedará completamente disuelta.
En un recipiente hondo, las frutas troceadas.
Añadir la gelatina disuelta y el resto del zumo y mezclar bien.
Distribuir la mezcla en los ramequines. Enfriar en nevera al menos 2 horas antes de consumir.
Para desmoldar, colocar los ramequines en agua caliente para que las paredes se calienten.
Colocarlos boca abajo sobre una superficie lisa de un golpe seco. Retirar el ramequín.
Servir en frío.

309

COMPOSICIÓN NUTRICIONAL					
Energía (Kcal)	por porción	66	Otros	calcio	6,5 mg
Carbohidratos		16,66 g		hierro	0,21 mg
Proteínas		0,8 g		fósforo	4 mg
Grasas	saturadas	9 g		potasio	136 mg
	insaturadas	0 g		magnesio	6 g
Fibra		0,1 g		sodio	5 mg
Fuente de vitamina C. Bajo en grasas.				zinc	0,1 mg

MOUSSE DE HIGO CHUMBO
(higo pico, tuno, nopal, tuna, opuntia)

Como comento en mi blog (http://www.raquelmarin.net), el higo chumbo (*Opuntia ficus-indica*) es una fruta interesante para las personas con diabetes tipo II. Mejora la actividad del páncreas para producir insulina y la captación de glucosa por las células. Si tienes acceso a esta fruta tropical puedes incorporarla a tus postres. Tiene un sabor muy agradable y es asombrosamente dulce a pesar de ser baja en carbohidratos.

UTENSILIOS

1 batidora con varillas y 1 recipiente hondo
1 rallador
1 microondas
1 recipiente hondo tipo ensaladera
1 plato hondo
2 copas de cristal para servir

INGREDIENTES (para 2 personas)

½ litro de zumo de higo chumbo
Ralladura de media naranja
½ cucharada de café de ralladura de jengibre fresco
4 hojas de gelatina neutra
4 cucharadas soperas de nata montada (sin azúcar)
2 claras de huevo montadas a punto de nieve

PREPARACIÓN (tiempo estimado: 25 minutos; además, hacen falta 2 horas para enfriar el postre)

En un plato hondo, colocar las hojas de gelatina y dejar hidratar según las instrucciones del fabricante.

Cuando estén hidratadas, retirar el agua, incorporar una cucharada del zumo de higo y calentar en microondas durante unos segundos. De esta manera, la gelatina quedará completamente disuelta.

En un recipiente hondo, colocar el zumo de higo, las ralladuras de naranja y jengibre, la nata y la gelatina disuelta. Mezclar bien y vigorosamente para que la gelatina no forme grumos.

En un recipiente, aparte montar las claras a punto de nieve.

Incorporar las claras poco a poco para que quede una crema esponjosa y aireada.

Colocar la mezcla en copas de cristal y enfriar en nevera al menos 2 horas antes de consumir.

COMPOSICIÓN NUTRICIONAL		
Energía (Kcal)	por porción	83,14
Carbohidratos		3,02 g
Proteínas		5,33 g
Grasas	saturadas	5,02 g
	insaturadas	0,9 g
Fibra		1,2 g
Fuente de vitamina C y calcio. Baja en azúcares. Recomendada para diabéticos.		

MOUSSE DE CHOCOLATE NEUROSALUDABLE

El aguacate es una fruta muy rica en omega-9 necesario para el cerebro. Además, es rico en antioxidantes y vitaminas A, C y E que ayudan a la actividad cerebral. En esta receta se utiliza como la base que da consistencia a la *mousse*, para que disfrutes del postre beneficiando las neuronas.

311

UTENSILIOS

1 recipiente hondo
1 recipiente hondo adicional
1 batidora con varillas
1 rallador

INGREDIENTES (para 2 personas)

2 aguacates muy maduros
4 cucharadas soperas de cacao puro en polvo (sin azúcar añadido)
1 clara de huevo montada a punto de nieve
1 cucharada sopera de zumo de naranja
½ cucharada de café de ralladura de piel de naranja (bien lavada)
½ cucharada de café de canela
½ cucharada de café de semillas de cardamomo molidas
½ cucharada de café de jengibre fresco finamente rallado
½ cucharada de café de esencia de vainilla
1 cucharada sopera de miel

1 pizca de paprika picante al gusto (opcional)

Pistachos, anacardos o nueces sin sal finalmente desmenuzados (opcional)

PREPARACIÓN (tiempo estimado: 20 minutos)

En un recipiente hondo, mezclar la pulpa de los aguacates con el cacao puro hasta obtener una crema homogénea.

Incorporar el resto de ingredientes, menos la clara de huevo.

Mezclar bien.

Montar la clara a punto de nieve fuerte.

Incorporar delicadamente a la mezcla anterior para que quede una crema esponjosa y de textura suave.

Servir frío en copas con los pistachos por encima.

COMPOSICIÓN NUTRICIONAL		
Energía (Kcal)	por porción	266,3
Carbohidratos		25,72 g
Proteínas		4,4 g
Grasas	saturadas	2,46 g
	insaturadas	15,08 g
Fibra		12 g
Fuente de fibra, polifenoles y omega-9.		

SUFLÉ FRÍO DE MANGO

El mango es una fruta rica en fibra y carotenos. Esta receta se basa fundamentalmente en esta fruta y no añade azúcar. Además es muy vistosa y refrescante.

UTENSILIOS

2 ramequines

1 recipiente hondo

1 batidora con varillas

1 cazo

2 tiras de papel de horno o de aluminio

INGREDIENTES (para 2 personas)

400 g de carne de mango

1 cucharada de café de miel

2 huevos (yemas y claras separadas)

50 g de nata montada

¼ cucharada de café de clavo molido

PREPARACIÓN (tiempo estimado: 15 minutos + 1 hora en congelador)

En el cazo, colocar las yemas y la miel.

Cocer a fuego medio removiendo constantemente para que el huevo no se coagule.

Cuando se haya formado una crema inglesa. Retirar del fuego y reservar.

Con el robot culinario, homogeneizar la carne de mango junto con el clavo.

Mezclar con la crema de huevo.

Añadir delicadamente la nata montada con una espátula.

Incorporar a continuación las claras montadas a punto de nieve fuerte.

Debe quedar una crema esponjosa con forma de suflé.

Rodear los ramequines con una tira de papel para aumentar la altura, como se indica en el dibujo.

Rellenar los ramequines con la preparación, procurando que cubra hasta el nivel alto del papel.

Enfriar en el congelador durante 1 hora.

Servir frío quitando el papel para que quede a modo de suflé.

La parte interna debe quedar con la textura de una crema líquida.

COMPOSICIÓN NUTRICIONAL		
Energía (Kcal)	por porción	183
Carbohidratos		32,9 g
Proteínas		6 g
Grasas	saturadas	3,5 g
	insaturadas	0,46 g
Fibra		2,7 g
Fuente de fibra, polifenoles y omega-9.		

TARTA DE ZANAHORIA Y PIÑA

Esta tarta es jugosa y sabrosa. No contiene azúcares añadidos ni harinas refinadas, por lo que resulta muy digestiva y compatible con una dieta para el cerebro.

UTENSILIOS

1 balanza de cocina

1 batidora con varillas para montar la nata y las claras a punto de nieve

1 molde para hornear tartas de aproximadamente 16 cm de diámetro

1 rallador para rallar la zanahoria, la nuez moscada y la piel de naranja

1 recipiente hondo y 1 cuchara de madera para mezclar los ingredientes

1 tabla de cortar y 1 cuchillo de cocina para hacer rodajas finas de piña

INGREDIENTES (para 4-5 personas)

200 gramos de harina de garbanzos (cien por cien de garbanzo)

1 vaso grande de zumo de higo chumbo (se puede sustituir por un vaso de zumo de uva)

Dos huevos (claras a punto de nieve)

1 cucharada sopera de yogur natural sin azúcar (eliminar el líquido sobrenadante)

1 cucharada de canela

1 pizca de nuez moscada rallada

Ralladura de 1 naranja

1 zanahoria rallada

1 sobre de levadura

2 cucharadas soperas de nata montada (sin azúcar añadido)

3 rodajas de piña fresca cortadas muy finamente

PREPARACIÓN (tiempo estimado: 60 minutos)

Precalentar el horno a 180 °C.

En un recipiente hondo, mezclar la harina de garbanzos, la yema de los huevos, la zanahoria, la levadura, la ralladura de naranja, la canela y el zumo de higo chumbo o de uva.

Trabajar la masa con una cuchara de madera para mezclar bien los ingredientes.

Batir las claras a punto de nieve fuerte.

Con la cuchara de madera, incorporar poco a poco con cuidado las claras a la masa de harina de garbanzos. Debe quedar una masa esponjosa y aireada.

Colocar en el molde para hornear 35-40 minutos (si se pincha un palillo en la masa, el palillo debe salir limpio).

Mientras tanto, montar la nata y cortar la rodajas de piña (la rodajas deben ser finas).

Cuando la tarta se haya enfriado, cortarla horizontalmente en tres partes y colocar en cada una de las partes una rodaja de piña y un poco de la nata montada.

Recolocar la forma de la tarta y servir a temperatura ambiente.

COMPOSICIÓN NUTRICIONAL		
Energía (Kcal)	por porción	198,2
Carbohidratos		29,3 g
Proteínas		13,4 g
Grasas	saturadas	1,25 g
	insaturadas	3,07 g
Fibra		1,44 g
Fuente de vitamina A, C y K.		

PASTEL EN REVERSO DE MANZANA Y MORAS

El pastel en reverso (del francés *gateaurenversé*) se prepara caramelizando frutas en el fondo de una sartén y colocando una masa pastelera por encima. Cuando la masa haya cuajado se da la vuelta y se decora al gusto. Este pastel no lleva más que una cucharada de café de azúcar integral para 4-5 porciones. Es fresca, digestiva y ligera. La manzana es rica en ácido abscísico bueno para las neuronas.

315

UTENSILIOS

1 balanza de cocina
1 batidora con varillas
1 robot culinario
1 sartén antiadherente de aproximadamente 14 cm de diámetro
1 pelador

INGREDIENTES (para 4-5 personas)

1 vaso grande de zumo de uva
300 gramos de sandía
1 taza de arándanos frescos
3 manzanas sin piel en rodajas finas
2 tazas de moras frescas
½ cucharada de café de canela molida
¼ cucharada de café de clavo molido
125 gramos de harina de arroz blanco
1 huevo

1 cucharada de café de azúcar moreno integral

375 ml de leche de avena

½ cucharada de aceite vegetal

½ cucharada de café de sal

PREPARACIÓN (tiempo estimado: 60 minutos)

En un robot culinario, mezclar el zumo de uva, la sandía, los arándanos y la canela.

Batir hasta obtener una mezcla homogénea.

En la sartén, colocar la mezcla de frutas. Cocer a fuego mediado removiendo ocasionalmente.

Cuando el zumo se haya reducido (debe quedar un sirope denso), disponer en círculos las rodajas de manzana.

Intercalar algunas moras frescas cortadas por la mitad.

Mantener a fuego moderado 4-5 minutos hasta que las manzanas estén blandas.

Mientras tanto, preparar la masa pastelera.

Para ello, mezclar en la batidora la harina, huevo, leche de avena, sal, clavo molido, aceite y azúcar.

Colocar la masa pastelera por encima de la fruta sobre la sartén.

Cocer a fuego moderado hasta que la masa esté cuajada (aproximadamente 20 minutos).

Dejar enfriar ligeramente.

Cuando el pastel esté tibio, dar la vuelta con cuidado. Dejar enfriar.

Para servir, colocar por encima mitades de moras frescas y unas gotitas de yogur natural.

Servir frío.

316

COMPOSICIÓN NUTRICIONAL		
Energía (Kcal)	por porción	276,3
Carbohidratos		50 g
Proteínas		4,8 g
Grasas	saturadas	1,23 g
	insaturadas	4,15 g
Fibra		2,7 g
Fuente de antioxidantes naturales.		

PASTEL CEREBRO

La tarta cerebro evoca la forma de este órgano. Puede ser divertida para Halloween. Tiene una base de bizcocho de masa de harina integral y yogur. La decoración se elabora a base de crema de queso y mantequilla. Por encima lleva zumo de granada imitando el color rojo sobre el blanco. Conviene tomar porciones muy pequeñas ya que la crema es rica en grasas.

UTENSILIOS

- 1 recipiente hondo
- 1 bol
- 1 rallador
- 1 balanza de cocina
- 1 manga pastelera
- 1 robot culinario
- 1 batidora con varillas
- 1 molde para hornear de aproximadamente 12 cm de diámetro

INGREDIENTES (para 6 personas)

Para el bizcocho:

- 300 gramos de miga de pan integral de masa madre
- 1 cucharada sopera de harina de arroz
- ½ taza de leche de avena
- 2 cucharadas de yogur tipo griego
- 1 cucharada sopera de miel
- 1 cucharada sopera de coco rallado
- 1 huevo
- Ralladura de 1 limón
- ½ cucharada de café de levadura o bicarbonato

Para la crema cerebral:

- 50 gramos de queso mascarpone
- 50 ml de nata montada a punto de nieve
- 1 cucharada sopera de mantequilla
- Unas gotas de extracto de vainilla
- El zumo de 1 granada para decorar (ver «Truquillos prácticos»)
- Alternativamente, se puede usar zumo natural de fresa

PREPARACIÓN (tiempo estimado: 60 minutos)

Precalentar el horno a 180 °C.

En un recipiente hondo, mezclar la miga de pan con la leche. Dejar macerar unos minutos.

En el robot culinario, mezclar todos los ingredientes del bizcocho. Debe quedar una masa homogénea y pegajosa.

Hornear durante 25-30 minutos.

Mientras tanto, preparar la crema cerebral. Montar la nata a punto de nieve.

Incorporar el resto de ingredientes de la crema (excepto el zumo de fruta).

Cuando el bizcocho se haya enfriado, colocar la crema en una manga pastelera.

Hacer formas imitando las curvas del cerebro sobre el bizcocho.

Por último, embadurnar con el zumo de granada o fresa. Servir frío.

COMPOSICIÓN NUTRICIONAL		
Energía (Kcal)	por porción	211,6
Carbohidratos		33,1 g
Proteínas		6,5 g
Grasas	saturadas	4,6 g
	insaturadas	2,42 g
Fibra		1,8 g
Rico en grasas saturadas. Consumir con moderación para celebrar el día de Halloween.		

SINFONÍA DE FRUTAS EN SIROPE DE VINO TINTO

Este postre contiene frutos del bosque, uvas y vino tinto, todos ellos ingredientes ricos en resveratrol y otros antioxidantes naturales para el riego sanguíneo. El vino tinto cuece durante un tiempo, por lo que se elimina el alcohol mientras conserva su sabor ligeramente azucarado. Es un manjar.

UTENSILIOS

Un pelador

1 sartén ancha

1 espátula

1 bandeja para servir

INGREDIENTES (para 2 personas)

Las siguientes frutas sin piel: ½ manzana, 1 melocotón, 1 pera, 1 ciruela roja

Trocearlas en forma de media luna

6 uvas negras de piel fina y sin pepitas

6 fresas

½ taza de frutos del bosque (moras, arándanos, grosellas frambuesas)

1 vaso de vino tinto

1 vaso grande de zumo de uva

1 vaina de vainilla

1 palito de canela

1 piel de limón (sin la pulpa blanca)

½ cucharada de café de canela molida

½ cucharada de café de anís estrellado molido

2 cucharadas soperas de yogur tipo griego filtrado

PREPARACIÓN (tiempo estimado: 20 minutos)

Mezclar el yogur con el anís estrellado y la canela molida.

Colocar en el congelador durante 20 minutos.

En la sartén, calentar el vino tinto junto con la vainilla, la cáscara de limón y el palo de canela.

Cocer durante 5 minutos hasta que el vino se reduzca.

Añadir el zumo de uva. Cocer durante 2 minutos más.

Incorporar los arándanos y las frambuesas. Machacar para que se mezclen con el líquido de cocción.

A continuación, añadir el resto de las frutas.

Mantener en el fuego durante 2 minutos removiendo con suavidad.

Colocar la fruta en la bandeja para servir.

Quitar la canela y la vainilla, y dejar en el fuego un poco más hasta que quede un sirope

Para servir, coloca sobre la fruta el yogur filtrado preenfriado y el sirope por encima.

319

COMPOSICIÓN NUTRICIONAL		
Energía (Kcal)	por porción	304,5
Carbohidratos		58,8 g
Proteínas		7,12 g
Grasas	saturadas	0,8 g
	insaturadas	1,03 g
Fibra		8,6 g
Rico en antioxidantes y vitamina C.		

BROWNIES CON NARANJA Y COCO

El cacao tiene componentes neurosaludables como son su alto contenido en fibra y polifenoles antioxidantes. El chocolate por encima del 70 por ciento de cacao y bajo en azúcar se considera bueno para el cerebro consumido con moderación. Esta receta de brownie no lleva azúcar y es muy atractiva para los amantes del chocolate.

UTENSILIOS

1 cazo
1 robot culinario con aspas para montar las claras a punto de nieve.
1 recipiente para la mezcla
1 rallador
1 molinillo de café
1 recipiente alargado de horno

INGREDIENTES (para 4 personas)

80 gramos de chocolate de 85 por ciento de cacao fundido
2 cucharadas soperas de nuez molida
1 cucharada sopera de coco rallado
2 huevos (claras montadas a punto de nieve)
1 cucharada sopera de miel
La ralladura de ½ naranja
1 cucharada de café de canela
1 cucharada sopera de nueces desmenuzadas

PREPARACIÓN (tiempo estimado: 60 minutos)

Precalentar el horno a 180 °C.
En un recipiente hondo, mezclar el chocolate fundido junto con el resto de ingredientes excepto las nueces desmenuzadas y las claras de huevo.
Mezclar para obtener una crema homogénea.
Añadir las nueces. Mezclar.
En otro recipiente, montar las claras a punto de nieve.
Incorporarlo a la preparación con una espátula mezclando con cuidado.
Transferir a un recipiente alargado de horno.
Hornear durante 35 minutos.

COMPOSICIÓN NUTRICIONAL		
Energía (Kcal)	por porción	207,5
Carbohidratos		15,25 g
Proteínas		5,75 g
Grasas	saturadas	6,65 g
	insaturadas	1,03 g
Fibra		0,42 g
Rico en antioxidantes naturales y ácidos grasos esenciales.		

FRANGOLLO DE DÁTILES

El frangollo es un postre tradicional canario a base de almendras, leche y harina de millo (maíz). Es fácil de elaborar y no necesita añadir azúcar. En esta sugerencia, se incorporan dátiles y leche de almendra que proporcionan endulzantes naturales que no perjudican a las neuronas.

UTENSILIOS

1 sartén para dorar las almendras
1 robot culinario para moler las almendras
1 cacerola honda para preparar la mezcla

INGREDIENTES (para 6 personas)

250 ml de leche de almendras
10 dátiles cortados en trocitos
2 cucharadas soperas de pasas sin pepitas
30 gramos de almendras crudas sin piel (puedes blanquearlas como se indica en «Truquillos prácticos»)
1 bastoncillo de canela
1 cucharada de café de granos de matalahúga (opcional)
1 corteza de limón para perfumar la leche
3 cucharadas soperas de harina de maíz fina
1 cucharada de café de mantequilla sin sal

PREPARACIÓN (tiempo estimado: 40 minutos + 2 horas para enfriar)

En la cacerola, colocar la leche, la canela, la cáscara de limón, las pasas y los dátiles en trozos. Dejar macerar durante 10 minutos.

En la sartén, dorar las almendras sin piel con la mantequilla a fuego moderado.

Cuando estén doradas, molerlas en trozos pequeños con el robot culinario.

Poner al fuego leve la mezcla de leche y frutos secos. Retirar la piel de limón y el bastoncito de canela.

Añadir las almendras y los granos de matalahúga. Cocer durante 10 minutos.

Incorporar la harina de maíz poco a poco, removiendo constantemente.

Mantener al fuego leve durante 5 minutos sin dejar de remover. La consistencia de la mezcla debe ser densa y pegajosa.

Colocar la mezcla en un molde alargado.

Dejar enfriar en la nevera durante 1-2 horas.

Servir frío o a temperatura ambiente.

Se puede conservar en la nevera durante unos días.

COMPOSICIÓN NUTRICIONAL		
Energía (Kcal)	por porción	158,2
Carbohidratos		25,09 g
Proteínas		4,65 g
Grasas	saturadas	2,34 g
	insaturadas	6,2 g
Fibra		3,6 g
Rico en ácidos grasos esenciales y vitamina A.		

Aquí encontrarás las fotos de todas las recetas

*E*l viaje de letras y páginas que emprendimos asomándonos a los entresijos del cerebro está llegando al final. ¡Ya solo nos espera el glosario! Espero que esta lectura te haya aportado herramientas útiles para tu cerebro. Al mío le ha sentado muy bien escribir el libro y puede que al tuyo también leerlo. Hemos generado un gran tándem cognitivo.

Alojamos dentro del cráneo un órgano maravilloso que nos hace admirar lo que somos y podemos ser. Conocerlo mejor contribuye a quererlo más. Quiérelo como uno de los mayores tesoros con los que cuentas. El cerebro ya se está beneficiando de ese amor.

«El cerebro da la calidad de vida, el corazón la cantidad de vida.»

VALENTÍN FUSTER

Agradecimientos

«La vida no es la que uno vivió, sino lo que uno recuerda, y cómo la recuerda para contarla.»

GABRIEL GARCÍA MÁRQUEZ

*E*n mi primer libro de divulgación, *Dale vida a tu cerebro*, me sentí incapaz de escribir este apartado. En este segundo libro, creo que voy a conseguir otro intento fallido.

Cuando pienso en el número de personas a las que tendría que agradecer tanto me siento como una surfista novata en una playa de Hawai intentado coger olas de diez metros.

Mis maravillosas y meticulosas correctoras Eva, Ana y Caty ocupan un lugar destacado. Ellas han sido en parte artífices de este texto con sus sugerencias y propuestas. A Roca Editorial, Blanca, Silvia, Octavi, Núria, Oriol, Beatriz e Ilu, por haber de nuevo confiado en mí. Mil gracias.

La comunidad científica de la que formo parte desde hace décadas ha sido una fuente constante de aprendizaje, motivación, aliciente y aportación a mi propia carrera científica. Me siento profundamente imbricada en esa inmensa red de personas que dedican su esfuerzo diario a generar ciencia de calidad para la sociedad solventando un sinfín de dificultades de todo tipo. Evocando las palabras del gran científico español D. Santiago Ramón y Cajal (Premio Nobel de Medicina en 1906), «el jardín de la neurología brinda a la investigación espectáculos cautivadores y emociones artísticas incomparables». Yo vivo permanentemente cautivada por ese gran espectáculo de la neurociencia desde hace muchos años.

Una parte complementaria que atrapa mi fascinación es la nutrición y la gastronomía. Por circunstancias del destino, tuve que compaginar durante una etapa de mi vida mi actividad investigadora con regentar un restaurante de cocina mediterránea. Se llamaba Bistro L'Olivier. Fue un momento de mi profesión altamente demandante a la par que fascinante. Tuve que combinar una actividad frenética que aunaba los experimentos del laboratorio con mi formación culinaria a través de cursos de cocina e investigaciones en los fogones de mi restaurante. Quería crear una gastronomía y repostería saludables, innovadoras y de calidad. Muchos comensales así lo recuerdan, lo cual es enormemente gratificante. El restaurante cerró sus puertas hace años, pero el legado que dejó en mi concepción y devoción por la gastronomía sigue vivo en mi actividad profesional. Ello me ha permitido unir los conocimientos de la investigación sobre las grasas y metabolitos del cerebro con la puesta en práctica cerca de los fogones.

Millones de gotas de agradecimiento a tantas personas que me acogen, me animan, me apoyan, me ayudan, me cuidan y me quieren simplemente por lo que soy. Olas de agradecimiento por hacerme sentir útil e importante en sus vidas. Soy una persona afortunada.

326

Glosario

Astrocitos. Son células que cooperan con las neuronas en las funciones del cerebro. Los astrocitos cumplen un papel primordial en la gestión de la glucosa que las neuronas necesitan para trabajar activamente. Los astrocitos también facilitan la regeneración de las conexiones neuronales en caso de déficits por causas accidentales o patológicas.

Cetona. Compuesto orgánico que se produce metabólicamente en el organismo a partir de las grasas en diversas circunstancias metabólicas. Por ejemplo, la cetoacidosis (aumento de cetonas en la sangre) puede ocurrir como consecuencia de un aumento de la glucemia en sangre debido a una infección, estrés o en personas diabéticas con bajos niveles de insulina. En los recién nacidos las cetonas se utilizan como soporte metabólico energético en las células del cerebro. Son necesarias para la biosíntesis de grasas y aminoácidos que el cerebro precisa para su desarrollo.

Engramas (o bucle neuronal). Hace referencia a una estructura neuronal y a la red de conexiones que ese grupo de neuronas establece cuando se activa ante la percepción de un estímulo. Esas estructuras pueden formar parte tanto de la actividad consciente como de la inconsciente, y provocan conductas de respuestas parecidas frente a un hecho similar posterior basado en la experiencia previa.

Fitoestrógenos. Son moléculas que producen muchos vegetales. Tienen propiedades similares a los estrógenos en el ser humano. Los más populares son las isoflavonas y los lignanos, que son abundantes en la soja, legumbres, frutas, semillas, verduras y la cerveza.

Hipocampo. Es una región del cerebro muy importante para gestionar la memoria en el largo plazo de hechos y acontecimientos, la memoria de ubicación y la orientación en el espacio. También participa en procesos mentales asociados a las emociones.

Lactato. Forma molecular del ácido láctico que se produce a partir de la fermentación láctica. La fermentación láctica ocurre por reacciones metabólicas que convierten el azúcar de la leche o el almidón en lactato gracias a la presencia de bacterias como *Lactobacillus*. En el organismo, se produce un aumento de ácido láctico en los músculos como consecuencia del ejercicio. Se libera a la sangre, incrementando momentáneamente su concentración, hasta que se metaboliza en el hígado que lo transforma en glucosa.

Neurogénesis. Término genérico para describir la formación de nuevas neuronas. En el cerebro del adulto esta neurogénesis se manifiesta principalmente en algunas regiones del hipocampo que es una zona del cerebro asociada a la actividad memorística.

Neuroplasticidad sináptica. Hace referencia a los cambios que tienen las sinapsis (conexiones) entre las neuronas. Pueden incorporar nuevas conexiones con otras neuronas. Tiene un papel central en los mecanismos de memoria y aprendizaje.

Radicales libres. Son un grupo de especies reactivas de oxígeno (residuos oxidativos) que se producen de manera natural como consecuencia de la respiración en las células. Su acumulación puede resultar tóxica para las células. El organismo cuenta con sistemas de defensa antioxidante para eliminar estos residuos. No obstante, cuando fallan estos sistemas o cuando el acúmulo es mayor que el proceso de detoxificación se pueden producir anomalías. El aumento del estrés oxidativo se ha asociado con el envejecimiento y la muerte celular.

Sustancia blanca. Conjunto de axones o fibras nerviosas que se establecen entre las neuronas, formando una inmensa red de conexiones. Tiene color blanquecino debido a las vainas de mielina que las rodean.

Bibliografía

Adami R, Pagano J, Colombo M, Platonova N, Recchia D, Chiaramonte R, Bottinelli R, Canepari M, Bottai D. «Reduction of movement in neurological diseases: effects on neural stem cells characteristics». *Frontiers in Neuroscience*. 2018. ISSN, 1662-453X.

Ballesteros S, Voelecher-Rehage C, Bherer L. Editorial. «Cognitive and brain plasticity induced by physical exercise, cognitive training, video games, and combined interventions». *Frontiers in Human Neuroscience*. 2018. ISSN: 1662-5161

Berchiccia M, Quinzib F, Dainesea A, Di Russoab F. «Time-source of neural plasticity in complex bimanual coordinative tasks: Juggling». ISSN: 0166-4328.

Bourre JM. *La nouvelle diététique du cerveau*. 2006. Editorial Odile Jacob. ISBN: 978-2-7381-1778-6.

Cardinali DP. *Manual de Neurofisiología*. 1992. Ediciones Díaz de Santos, S. A. Madrid, España.

Dispenza J. *Deja de ser tú*. 2012. Editorial Urano. ISBN: 978-84-7953-825-5.

García Aller M. *El fin del mundo tal y como lo conocemos*. 2017. Editorial Planeta. ISBN: 978-84-08-17538-4.

Goleman D. *Inteligencia emocional*. 1996. Editorial Kairos. ISBN: 9788472453715.

Gothe NP, Haye JM, Temali C, Damoiseaux JS. «Differences in brain structure and function among yoga practitioners». *Frontiers in Integrative Neuroscience*. 2018. ISSN: 16625145.

Jensen FE. *El cerebro adolescente*. Editorial RBA Libros, SA. 2015. ISBN: 9788490565704.

Kennedy G, Hardman RJ, Macpherson H, Scholey AB, Pipingas A. «How does exercise reduce the rate of age-associated cognitive decline? A Review of Potential Mechanisms». *Journal of Alzheimers Disease*. 2017. 55(1):1-18. ISSN: 2542-4823.

Kiefer I, Zifko U. *Alimenta tu cerebro. Brainfood, el cerebro en forma*. Ediciones Obelisco. 2011. ISBN: 978-84-977-7030-8.

Kozasa EH, Balardin JB, Sato JR, Taverna Chaim K, Lacerda SS, Radvany J, Eugênio L, Mello AM, Amaro E Jr. «Effects of a 7-Day meditation retreaton the brain function of meditators and non-meditators during an attention task». *Frontiers in Human Neuroscience*. 2018. ISSN: 1662-5161.

Hyde J. *Pon a punto tuintestino*. Maeva. 2018. ISBN: 978-84-17108-79-3.

Landry SP, Champoux F. «Musicians react fasterand are better multisensory integrators». *Brain and cognition*. 2017. ISSN: 0278-2626.

Larrañaga Domínguez PJ. «Un arte, todas las artes. Sobre la muerte de la música contemporánea». *Musiker – Cuadernos de música*. 2011. Nº8. ISSN: 1137-4470.

Larroya-García A, Navas-Carrillo D, Orenes-Piñero E. «Impact of gut microbiota on neurological diseases: Diet composition and novel treatments». *Critical Reviews in Food Science and Nutrition*. 2018. ISSN: 1040-8392.

Martínez Biarge M. *Mi familia vegana*. Roca Editorial. 2018. ISBN: 978-84-17092-99-3.

Mentesana F, Audureau J. *Once upon a tart...* Editorial Alfred A. Knopf. Nueva York. 2003. ISBN: 0-375-41316-2.

Nicon L. *Revivir sensorialmente*. Icaria editorial. 2016. ISBN: 978-84-9888-727-3.

Nour El Daoua BM, El-Shamieh SI. «The effect of playing chess on the concentration of ADHD students in the 2nd cycle». 2015. Procedia - Social and Behavioral Sciences. ISSN: 18770428.

Prado Lima MG, Schimidt HL, Garcia A, Daré LR, Carpes FP, Izquierdo I, Mello-Carpes PB. «Environmental enrichment and exercise are better than social enrichment to reduce memory deficits in amyloid beta neurotoxicity». Proceedings of the National Academy of Sciences. USA. 2018. ISSN: 1091-6490.

Raman M, Sirounis A, Shrubsole J. *Guía completa de prebióticos y probióticos para la salud*. 2015. Editorial Sirio. ISBN: 978-84-17030-24-7.

Qing L. *El poder del bosque Shinrin-Yoku*. Roca Editorial. 2018. ISBN: 978-84-17305-06-2.

Rauscher FH, Shaw GL, Levine LJ, Wright EL, Dennis WR, Newcomb RL. «Music training causes long-term enhancement of preschool children's spatial-temporal reasoning». *Neural research*. ISSN · 1673-5374.

Rodrígue, M. Neurocoaching. *30 días para transformar tu vida.* Guía Burros. 2018.

Semon R. Themneme.1921. Cornell University Library.

Smith LM, Parr-Brownlie LC. «A neuroscience perspective of the gut theory of Parkinson's disease». *European Journal of Neuroscience.* 2019. ISSN: 1460-9568.

Sonnenburg J y R. *El intestino feliz.* Penguin Random House. Grupo Editorial. 2016. ISBN: 978-84-03-01501-2.

Steiner CM. *Educación emocional.* 2011. Editorial Jeder. ISBN: 978-84-937032-6-4.

Van Dam NHM. *21st Century Corporate Learning & Development.* Bookboon. ISBN: 978-87-403-1881-4.

Verdaguer X. *Transforma tu salud.* 2017. Penguin Random House. Grupo Editorial. ISBN: 978-84-253-5382-6.

Vranich B. Breathe: *The Simple, Revolutionary 14-day Programme to Improve Your Mental and Health.* 2017. Hay House UK. ISBN: 978-1781807538.

Este libro utiliza el tipo Aldus, que toma su nombre
del vanguardista impresor del Renacimiento
italiano, Aldus Manutius. Hermann Zapf
diseñó el tipo Aldus para la imprenta
Stempel en 1954, como una réplica
más ligera y elegante del
popular tipo
Palatino

Pon en forma tu cerebro
se acabó de imprimir
un día de verano de 2022,
en los talleres gráficos de QP Print
Miquel Torelló i Pagès 4-6
Molins de Rei
(Barcelona)